Mosaik
bei GOLDMANN

Buch

Cornelia Nitsch zeigt, wie Eltern Kinderkrankheiten vorbeugen und ihrem kranken Kind mit der richtige Diagnose, liebevollem Trost und sanften Therapien helfen können. In Zusammenarbeit mit Ärzten verschiedener Fachrichtungen gibt die Autorin Antworten auf die wichtigsten Fragen rund um die Gesundheit und die Entwicklung des Kindes. Sie informiert über die häufigsten Erkrankungen im Säuglings- und Kindesalter und vermittelt den Eltern, dass sie ihrer Intuition, ihrer Sensibilität und ihrem Wissen trauen können. Der Zeichner Janosch hat das Buch liebevoll illustriert. So nehmen der Tiger und seine Freunde den kleinen Patienten die Angst vor dem Kranksein.

Autorin

Cornelia Nitsch studierte Sozialwissenschaften und arbeitet heute als Autorin und freie Journalistin. Sie lebt mit ihrem Mann und ihren vier Söhnen bei Bad Tölz.

Von Cornelia Nitsch außerdem
bei Mosaik bei Goldmann

Kindern Grenzen setzen – wann und wie? (16585)
Jungen sind einfach anders (16425)

Cornelia Nitsch
Dr. Mama!
Das andere Buch der Kinderkrankheiten

Mit Zeichnungen von Janosch

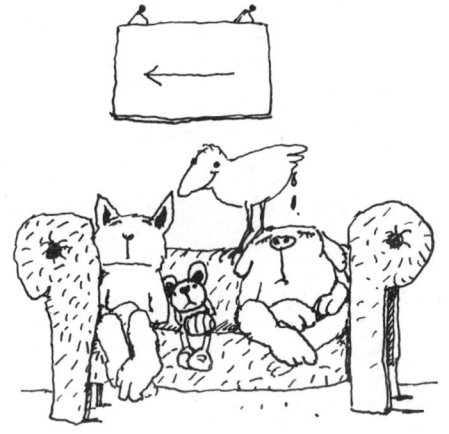

Mosaik
bei GOLDMANN

Dieses Buch ist mit ähnlichem Inhalt
unter dem Titel »Kinderkrankheiten« (16136)
bei Goldmann erschienen.

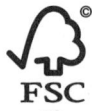

FSC

Mix

Produktgruppe aus vorbildlich
bewirtschafteten Wäldern und
anderen kontrollierten Herkünften

Zert.-Nr. SGS-COC-1940
www.fsc.org
© 1996 Forest Stewardship Council

Verlagsgruppe Random House FSC-DEU-0100
Das für dieses Buch verwendete FSC-zertifizierte Papier *Munken Print*
liefert Arctic Paper Munkedals AB, Schweden.

3. Auflage
Vollständige Taschenbuchausgabe August 2003
Wilhelm Goldmann Verlag, München,
in der Verlagsgruppe Random House GmbH
© 2000 Mosaik Verlag, München,
ein Unternehmen in der Verlagsgruppe Random House GmbH
Umschlaggestaltung: Design Team München
Umschlagfoto: photonica
Satz: Barbara Rabus
Druck und Bindung: GGP Media GmbH, Pößneck
Kö · Herstellung: Ina Hochbach
Printed in Germany
ISBN 978-3-442-16551-3

www.goldmann-verlag.de

Inhalt

Vorwort 7

1. Wenn sich Eltern Sorgen machen 9

2. Das Kind ist krank: mit Fieber im Bett liegen 31

3. Mit dem Kind zum Arzt gehen 71

4. Für Kinder ein lästiges Übel:
   Medikamente einnehmen 97

5. Manchmal nicht zur vermeiden: die Klinik 113

6. Der Kopf: ein besonders sensibler Bereich 131

7. Die Atemwege: Husten und Schnupfen,
   was außerdem dazugehört 173

8. Magen und Darm: wenn der Bauch wehtut 217

9. Nieren und Harnwege: besonders anfällig 243

10. Geschlechtsorgane: worauf Eltern achten sollten 251

11. Der Bewegungsapparat macht manchmal
    lästige Beschwerden 265

12. Die Haut: gleichzeitig robust und empfindlich 287

13. Kinderkrankheiten: nicht mehr
    das Hauptthema beim Kinderarzt 319

14. Allergien: wenn das Immunsystem
    verrückt spielt 341

15. Unfälle, Verletzungen: Ruhe bewahren,
    Erste Hilfe leisten 353

16. Vorsorgeuntersuchungen: damit sich das Kind
    gesund entwickelt 407

17. Impfen: der beste Schutz vor gefährlichen
    Krankheiten 413

18. Was Kinder brauchen, um gesund zu bleiben 429

Anhang

Tees und andere Rezepte für Hausmittel 453

Register 457

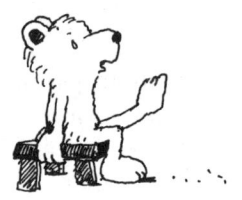

Vorwort

Das Kind fiebert, klagt über Halsweh – nur ein kleiner, akuter Infekt oder Vorboten einer gravierenderen Krankheit? Wenn ihr Kind sich nicht wohl fühlt, geraten Eltern schnell aus der Balance: »Was tun? Gleich zum Arzt gehen oder besser erst einmal abwarten? In der Hausapotheke nach entsprechenden Medikamenten fahnden oder den kleinen Patienten streicheln, trösten und auf seine Selbstheilungskräfte vertrauen?«

Dieses Buch nimmt Eltern viele ihrer Zweifel. Es stärkt ihr Selbstvertrauen, vermittelt Sicherheit. Es macht ihnen bewusst, dass sie über Kräfte verfügen, die helfen, ihr Kind schnell wieder gesunden zu lassen, und zeigt ihnen, wo ihre besonderen Stärken liegen:

▶ Mütter und Väter verfügen über eine gute Intuition. Sie kennen den kleinen Patienten besser als jeder andere, merken mit sicherem Instinkt oft schon an kleinsten Hinweisen im Vorfeld, dass sich eine Krankheit anbahnt, denn sie haben nicht nur ein gutes Gespür für das, was in ihrem Kind vorgeht, und eine große Sensibilität für seine Belange, sondern auch eine genaue, zuverlässige Beobachtungsgabe. Mit dieser »Begabung« können sie zur Gesundheit ihres Kindes beitragen.

▶ Eltern sind wunderbare Tröster, Mutmacher, die ihr Kind nach Strich und Faden verwöhnen und mit Zärtlichkeit zudecken. Damit verfügen sie über wirkungsvolle Heilmittel – manchmal viel wirkungsvoller als Medikamente.

Ist ein Kind krank, gilt es nicht nur seinen Körper zu stärken, sondern auch seine Seele, und hier haben Mütter und Väter den wichtigsten Part. Wie sie ihn zum Wohle ihres Kindes optimal nutzen können, erfahren sie hier.

Mütter und Väter erhalten in diesem Buch viel Zuspruch und erfahren Verständnis für ihre Ängste und Nöte. Sie lernen aber auch, wo ihre Grenzen sind, wann und wo sie nicht nach eigenem Gutdünken herumdoktern sollten.

Wer mit Kindern lebt, braucht medizinische Grundkenntnisse, muss wissen, wann ein Schnupfen noch ein ganz normaler Infekt ist oder wann er dabei ist, sich zu einer Nebenhöhlenentzündung auszuwachsen, wann ein Bauchgrimmen harmlos ist oder ein erster Hinweis auf Blinddarmentzündung, muss also die wichtigsten Symptome und Alarmzeichen deuten können.

In 18 Kapiteln finden Eltern Antworten auf ihre Fragen: Informationen darüber, was Kinder krankmacht, und die wichtigsten Vorsorgemaßnahmen.

In diesem Buch ist aber nicht nur von Krankheit und Vorsorge die Rede, sondern auch von den kleinen, meist harmlosen gesundheitlichen Problemchen, von den ganz alltäglichen Zipperlein – angefangen vom aufgeschlagenen Knie bis zum Splitter im Finger, von den vielen Wehwehchen, die Kinder zum Weinen bringen und die zu Hause verarztet werden müssen.

Das Buch ist mehr als ein klar gegliedertes, übersichtliches Nachschlagewerk – »Was tue ich, wenn …«. Es ist ein interessantes Sachbuch, das Eltern hilft, sich eine eigene Meinung zu bilden. Es macht sie zu gut informierten, kompetenten und selbstbewussten Gesprächspartnern des Arztes.

Cornelia Nitsch

1. Kapitel

Wenn sich Eltern Sorgen machen

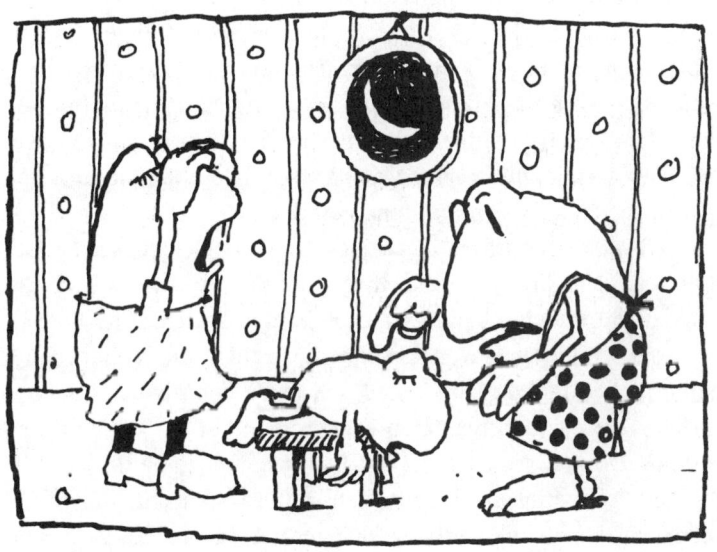

Keine Lust auf Spaghetti und Pudding – ist das Kind krank?

Die täglichen Mahlzeiten – ein leidiges Thema in vielen Familien. Was auch auf dem Tisch steht – und wenn's noch so herrlich duftet –, viele Kinder stochern lustlos im Essen herum. Ihre Eltern können sie damit ganz schön auf die Palme bringen. Zunehmend besorgt sehen sie sich das Herumgestochere an, vor allem wenn die Kinder zart sind und wenig auf den Rippen haben. Die Folge: Das Kind wird ermahnt, zum Essen ermuntert: »Du musst mehr essen! Nun iss doch noch ein bisschen!«

Damit beginnt häufig ein erbitterter Machtkampf. Denn je mehr die Eltern bitten und drohen und belohnen und loben, umso sturer beharren die meisten schlechten Esser darauf, auch weiterhin nur ganz kleine Häppchen zu sich zu nehmen.

Wenn Mütter und Väter es schaffen, nicht zu drängen und zu überreden, wenn sie kein großes Tamtam ums Essen machen, sondern sich darauf beschränken, gesunde Nahrungsmittel anzubieten, und ihre Kinder selbst bestimmen lassen, was und wie viel sie essen, dann hat der Machtkampf bald ein Ende. Die Appetitlosigkeit gibt sich meistens von alleine.

Weil *gut essen* oft mit *guter Gesundheit* gleichgesetzt wird, können viele Erwachsene schwer akzeptieren, dass nicht alle Kinder mit Freuden beim Essen reinhauen. Viele Kinder begnügen sich einfach mit wenig. Solange sie fidel und lebhaft dabei sind, nicht abnehmen und wachsen, muss sich niemand Sorgen machen. Manchmal reagieren Kinder auch auf das Wetter (Wetterumschwung, große Hitze) mit mangelndem Appetit.

Weil Appetitlosigkeit aber auch auf Krankheiten hinweisen kann, ist es wichtig, mit dem Kinderarzt darüber zu sprechen.

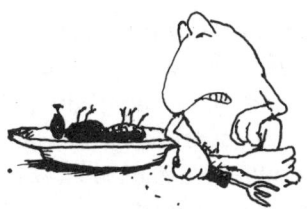

Vor allem, wenn sich das Verhalten des Kindes in puncto Essen plötzlich verändert. Harmlosere Krankheiten, wie zum Beispiel ein fieberhafter Infekt, können sich durch Appetitlosigkeit ankündigen, aber auch chronische Krankheiten oder Magersucht und Bulimie.

Ein paar Pfund zu viel – ein Problem?

In Deutschland ist jedes dritte Kind zu dick. Als Ursache haben Mediziner vor allem zwei Faktoren ausgemacht:

▶ *Ungesunde Ernährung.* Pommes mit Mayo, Nudeln mit Ketchup, Schokoriegel, Weißbrot – alles »in« bei vielen Kindern. Quark, Müsli, frisches Obst und Gemüse, also das, was gesund ist, steht bei vielen längst nicht so hoch im Kurs.

▶ *Zu wenig Bewegung.* Stunden verbringen Kinder heute vor dem Bildschirm: vor dem Fernseher, vor dem Computer. Draußen spielen ist manchem Fünf- oder Siebenjährigen längst langweilig geworden.

Kinder kommen nicht mit Speckfältchen und Pausbacken auf die Welt. Fettpölsterchen futtern sie sich dank der Ernährungsgewohnheiten ihrer Eltern erst im Laufe der Zeit an. Wenn zu Hause »Wir machen's uns gemütlich« mit Kuchentablett oder Chipstüte gleichgesetzt wird, dann ist vorprogrammiert, dass ein Kind ordentlich zugreift, wenn's was zu essen gibt.

Übergewicht ist mehr als ein Schönheitsfehler. Kinder, die zu viel wiegen, haben weniger Abwehrkräfte gegen Infektionen, haben auch häufiger mit Haltungsschäden zu tun und werden oft als Außenseiter von Gleichaltrigen gemieden. Die Störungen können sich bis ins Erwachsenenalter auswirken.

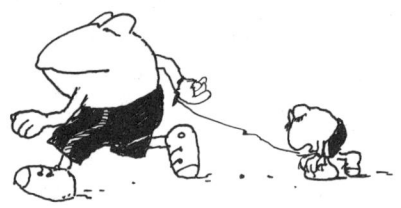

Also fasten oder weniger essen?

Kinder dürfen nicht einseitig ernährt werden, dürfen also keine Fasten- und Diätkuren mitmachen. Weil sie wachsen, noch in der Entwicklung sind, müssen sie regelmäßig und ausreichend mit den nötigen Nähr- und Wirkstoffen versorgt werden. Was ist zu tun?

Bei ausgewogener, maßvoller Ernährung verlieren Kinder die überschüssigen Pfunde auf Dauer (Seite 445ff.).

Wenn das Schlafen nicht klappen will

Viele Babys brauchen eine Weile, bis sie ihren Schlafrhythmus gefunden und sich an den Wechsel von Tag und Nacht gewöhnt haben. In dieser Phase haben sie noch Schwierigkeiten mit dem Durchschlafen. Das ist ganz normal und gibt sich mit der Zeit.

Schläft ihr Kind nachts nicht durch, machen sich viele Eltern Sorgen: Bekommt das kleine Wesen genug Schlaf? Wie viel Schlaf braucht ein Kind eigentlich in welchem Alter?

Das Schlafbedürfnis der Kinder ist so unterschiedlich wie das der Erwachsenen: Die einen kommen mit wenig Schlaf aus, die anderen brauchen viel.

Für lebhafte, neugierige Kinder sind die Tage randvoll mit aufregenden Erlebnissen. Mit Ereignissen, die sie erst einmal verkraften müssen. Oft reicht der Tag dazu nicht aus, und sie haben abends im Bett noch damit zu tun, die Dinge auf die Reihe zu bringen – das, was tagsüber auf sie eingestürmt ist. Wenn das zu aufregend, zu beängstigend war, klappt das Einschlafen nicht immer.

Kleine Kinder haben manchmal Angst, sich abends von den Eltern, den Geschwistern zu trennen. Deshalb wehren sie sich unbewusst gegen das Einschlafen.

Oder sie schlafen friedlich ein, wachen jedoch Stunden später wieder auf. Viele Eltern wissen schon im Voraus: War der Tag aufregend, so wird auch die Nacht unruhig sein.

Wie kann man einem Kind das Ein- und Durchschlafen erleichtern?

► *Auf gesunde Ernährung achten.* Fehlen bestimmte Vitamine oder Spurenelemente in der Nahrung, reagieren viele Kinder nervös und unruhig.
► *Milch mit Honig* als Schlaftrunk (vorm Zähneputzen!) kredenzen. Oder auch einen Tee, der beruhigt (zum Beispiel Melissentee, Rezept Seite 455).
► *Ein Kräuterbad* bereiten, mit Lavendelöl-Badezusatz. Das beruhigt und entspannt.

▶ *Heißes Fußbad* anbieten, denn mit warmen Füßen schläft sich's besser. Eventuell mit Fichtennadelzusatz, das erhöht die Wirkung noch.

▶ *Streicheln und Schmusen* beim Abtrocknen. Nicht nur die ganz kleinen, auch die etwas größeren Kinder lassen sich gerne abtrocknen. Sich zwischendurch für ein Momentchen als »Kleiner« fühlen zu dürfen, das kann ein Kind manchmal gut gebrauchen – besonders vorm Einschlafen.

▶ *Für ein gemütliches Bett sorgen.* Mit einer festen Matratze, einer leichten Daunen-, Woll- oder Seidendecke (außen Seide, innen Seidenwatte). Mit Bettwäsche aus Baumwolle (ein- oder zweimal vorm ersten Gebrauch waschen, weil Baumwolle oft viele Schadstoffe enthält.) Naturfasern gleichen die Wärme und Feuchtigkeit gut aus.

▶ *Gut lüften.* Die richtige Zimmertemperatur: 16 bis 18 °C. Lieber häufiger und kurz lüften als lange, wenn's draußen frostig ist.

▶ *Regelmäßigkeit* in die Ins-Bett-Geh-Zeremonie bringen. Das Ganze nicht zu strikt handhaben. Dennoch: Klare, eindeutige, auch zeitliche Begrenzungen helfen Kindern, sich zu orientieren und zur Ruhe zu kommen.

▶ *Ein Ritual* beim Gutenachtsagen einführen. Lieder singen oder Geschichten erzählen kann ein liebevoller Schlusspunkt für den Tag sein.

▶ *Der Gutenachtkuss.* Einfach unentbehrlich. Am schönsten ist es, wenn die Eltern beim Gutenachtsagen noch ein Momentchen an der Bettkante sitzen, Zeit haben und sich nicht auf die Schnelle zwischen Tür und Angel verabschieden. Dann kommen in der Regel auch eher die Dinge zur Sprache, die sonst nicht unbedingt mitgeteilt werden. Die meisten Kinder genießen es außerordentlich, wenn sie vor dem Einschlafen noch das loswerden, was ihnen im Kopf herumgeht oder auf der Seele liegt.

▶ *Schlafmittel.* Mit Medikamenten lassen sich Schlafprobleme nicht lösen. (Auch wenn es manchmal verständlich ist, dass Eltern danach fragen, wenn ihr Sprössling nie und nimmer durchschläft.) Nur im äußersten Notfall, wenn ein Kind schwer krank ist, kann ein Schlafmittel nützen. (Mit dem Kinderarzt reden.)

Spiele, die müde machen

Fantasiereise. In Gedanken mit einem Raumschiff durch den Weltraum gleiten. Von einem Stern zum anderen. Sich dabei vorstellen, wie es auf den verschiedenen Sternen zugehen, wer da wohnen könnte.

Wüstenwanderung. In Gedanken durch eine Wüste wandern. Sich die Sandhügel, viele Kamele, die Hitze in der Fantasie vorstellen. Ganz langsam durch den Sand auf eine Oase zugehen.

Tipp: Beim Spielen nicht ans Ziel, an das Einschlafen denken, sondern nur an den Inhalt der Geschichten.

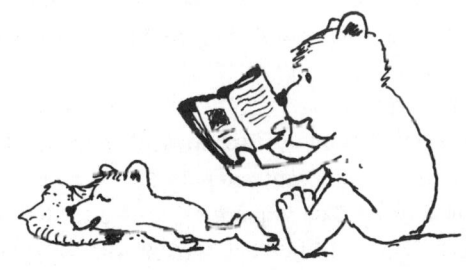

Matt und lustlos – was steckt dahinter?

Alle fünf Minuten trabt der Dreijährige an, will auf den Arm genommen werden und sein Schnubbeltuch haben. Wenn er nicht gerade auf dem Arm seiner Mutter sitzt, hockt er matt und müde vor seinem Spielzeug und weiß nichts damit anzufangen.

Bleibt die Müdig- und Lustlosigkeit über Tage, sollten Eltern mit ihrem Kind zum Arzt gehen. Denn wenn Kinder keinen Schwung haben, energielos sind, obwohl sie gut und ausreichend geschlafen haben, kann das ein Hinweis auf eine gesundheitliche Störung sein, zum Beispiel:

▶ auf eine Erkältung, die im Anmarsch ist
▶ auf eine Nebenhöhlenentzündung (bei älteren Kindern)

Oft sind Kinder aber auch müde und matt, weil sie ganz einfach zu wenig an die frische Luft kommen, zu wenig Bewegung haben und nicht gesund ernährt werden (zu wenig Milch, zu wenig Obst und Gemüse).

Oft haben Kinder mit Dauermüdigkeit zu kämpfen, wenn sie einen Entwicklungsschub tun – zum Beispiel zu schnell wachsen.

Auch das Wetter kann müde machen. Viele Kinder leiden unter bestimmten Wetterlagen ebenso wie Erwachsene.

Was belebt die Kräfte?
▶ *Armbäder* beleben und erfrischen und machen sogar Spaß, weil man dabei herumplantschen kann
▶ *Sport.* Zum Beispiel Schwimmen
▶ *Hagebuttentee* erfrischt (Rezept Seite 454)
▶ *Rosmarinbad* macht munter (Rezept Seite 455)

Gut zu wissen

Kreislaufstörungen schon bei Kindern?

Auch Kinder können mit Kreislaufstörungen, mit zu niedrigem Blutdruck zu tun haben. Sie gähnen, kommen nicht richtig in Gang, weil sie dauernd müde, oft auch schwindelig sind.

Ein bisschen Frühsport, zum Beispiel »Rad fahren« morgens im Bett, bringt den Kreislauf in Schwung.

Oder eine Massage mit Bürste oder Massagehandschuh, damit die Haut gut durchblutet wird.

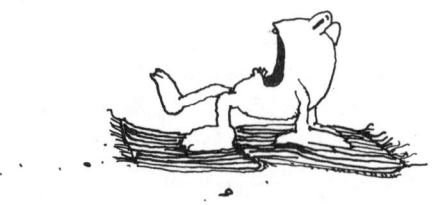

Überdreht und zappelig – wie kann man Kinder zur Ruhe bringen?

»Nun bleib doch endlich sitzen … mal bei einer Sache …« Immer mehr Kinder bekommen solche Ermahnungen immer häufiger zu hören. Im Kindergarten, wenn sie sich keine Minute aufs Malen konzentrieren können. Zu Hause, wenn sie nicht die Ruhe haben, ein Bilderbuch von Anfang bis Ende durchzublättern. In der Schule, wenn sie vor lauter Aufregung und Unruhe die Mathearbeit versieben. Die Kinder ermahnen, sie bestrafen – das alles hilft nicht. Im Gegenteil: Anschließend wird umso mehr gehampelt, gezappelt, intensiv an den Fingernägeln gekaut. Warum sind heute so viele Kinder angespannt, unkonzentriert und nervös? Das kann verschiedene Gründe haben:

▶ *Probleme mit Eltern, Geschwistern, Freunden.* Eine unbeschwerte, fröhliche Kindheit erleben immer weniger Kinder. Viele leiden unter Verlassenheitsängsten, erleben nicht die Wärme, emotionale Sicherheit, die sie für eine gesunde Entwicklung brauchen.

▶ *Überforderung.* Viele Kinder haben schon im Kindergartenalter perfekt zu funktionieren, Leistungen en masse zu erbringen – im Sportverein, beim Flötenunterricht, in der Bastelgruppe. Dabei geraten viele unter Druck: Das Programm wird ihnen zu anstrengend und erst recht die Erwartungshaltung der Eltern, die Perfektionismus erwarten.

Kinder, die von morgens bis abends verplant sind, haben keine Zeit mehr zum Spielen. Damit fällt gerade das weg, was sie für ihre Entwicklung dringend brauchen: im Spiel und ohne Druck in aller Ruhe auszukundschaften, was das Leben zu bieten hat.

▶ *Mangel an Bewegung.* Viele der Vier- bis Zwölfjährigen toben sich nicht mehr draußen aus – weil die Gegend, in der sie wohnen, nicht nach Draußen-Spielen ist oder weil andere Beschäftigungen attraktiver sind. Nach sechs Stunden Schule am Vormittag begnügen sie sich auch am Nachmittag mit Stillsitzen: vor dem Fernseher, vor dem Computer, vor den Hausaufgaben.

▶ *Immer neue Reize.* Auf der Straße, im Fernsehen – überall lautes Getöse, Unruhe, Hektik, neue Reize. Kinder müssen heute Unmengen von Geräuschen, Bildern und Wörtern in sich aufnehmen – Wahrnehmungen, die sie verarbeiten, verkraften müssen.

Meistens sind die Lebensumstände, die Lebensgewohnheiten dafür verantwortlich, dass ein Kind herumzappelt und unkonzentriert ist. Selten sind organische Störungen der Grund – zum Beispiel eine minimale Funktionsstörung oder ein hyperkinetisches Syndrom (HKS, Aufmerksamkeitssyndrom). Das lässt sich jedoch beim Kinderarzt abklären.

Mithilfe von Medikamenten sind die Schwierigkeiten, die sich im Alltag mit hibbeligen, nervösen Kindern ergeben, nicht in den Griff zu kriegen. Im Gegenteil: Dann besteht nämlich die Gefahr, dass Kinder immer wieder nach Pillen greifen, wenn sie im Alltag nicht klarkommen. Kinder müssen wissen bzw. die Eltern müssen ihnen verständlich machen, dass Medikamente für den Ausnahmefall, für die Behandlung von Krankheiten gedacht sind und nicht, um Schul-, Familien- und andere Probleme zu bewältigen.

Was hilft hibbeligen Kindern?

▶ *Ein gutes Familienklima,* das sich leider nicht herbeizaubern lässt. Kinder brauchen Eltern, die Rückhalt geben und Selbstsicherheit vermitteln. Die sich Zeit für sie nehmen und sich mit ihnen beschäftigen. Die Mitgefühl und Verständnis zeigen, mit ihnen reden und ein möglichst positives Vorbild abgeben.

▶ *Ein klar gegliedertes Alltagsprogramm* mit einigen Fixpunkten (zum Beispiel gemeinsamen Mahlzeiten). Ein gleichmäßiger Trott hilft Kindern, sich zu orientieren. Sie brauchen Ruhepausen zum Kräftetanken. So spannend das auch sein mag: Immer in Aktion sein, überfordert Kinder.

▶ *Ausreichend Schlaf.* Ein Kunststück, Kinder zu vernünftigen Zeiten Richtung Bett zu dirigieren! Es lohnt sich, das zu lernen, denn Kinder brauchen ihren Schlaf. Aber keine zu starren Regeln aufstellen.

▶ *Genug Zeit zum Spielen.* Kaum zu glauben, aber auch wilde, lebhafte Kinder sind manchmal für stille, leise Spiele zu begeistern, die nicht aufheizen, sondern Fantasien anregen.

▶ *Massieren, streicheln.* Zärtlichkeit ist das beste aller »Beruhigungsmittel«. Eltern haben hier eine Naturbegabung. Mit sanftem Druck Nacken, Schultern, Arme, Beine und Rumpf massieren.

▶ *Autogenes Training.* Für Kinder ab sieben Jahre geeignet. Unter Anleitung können sie lernen, sich von Kopf bis Fuß zu entspannen.

▶ *Yoga.* Dabei lernen Kinder sich selbst kennen, lernen ihre Bewegungen, ihre Haltung zu kontrollieren und sich zu konzentrieren.

▶ *Musik.* Untersuchungen haben belegt, dass Babys gerne Musik hören (übrigens auch schon vor der Geburt). Die Vorliebe bleibt. Kinder kommen bei leiser Musik innerlich zur Ruhe.

▶ *Angenehmer Duft.* Lavendel-, Orangenblüten-, Rosen-, Jasmindüfte wirken beruhigend und angenehm. (Vorsicht bei Allergiekindern!)

Ruhige, sanfte Spiele zum Entspannen

Am Lagerfeuer. Ein einfaches Fantasiespiel, das hilft, innerlich zur Ruhe zu kommen: Eine brennende Kerze mitten ins Zimmer stellen. Mit Kindern ganz entspannt davorsitzen und ins Kerzenlicht schauen. Gleichzeitig eine Minigeschichte zum Thema Lagerfeuer erzählen. Danach die Augen schließen und sich in Gedanken das Ganze noch einmal vorstellen.

Der Hüpfbär. Auf dem Rücken liegen und alle viere von sich strecken. Sich einen Teddybären auf den Bauch legen, tief Luft holen, tief die Luft ausatmen und dabei den Teddy beobachten.

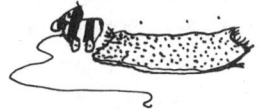

Gut zu wissen

Ticks: keine dumme Angewohnheit

Das Mädchen streicht sich die Haare aus dem Gesicht, wirft dann die lange Mähne mit Schwung nach hinten. Und nach ein paar Minuten wiederholt sich das Ganze. Immer wieder und wieder. Zunehmend genervt beobachten die Eltern ihre Tochter: »Was soll das? Was steckt bloß dahinter?«

Bei einem Tick wiederholt ein Kind die immer gleichen Bewegungen. Es gibt Ticks, die man sehen kann: mit den Augen rollen, Grimassen schneiden, Haare um einen Finger zwirbeln. Und Ticks, die man hören kann: schnalzen, schniefen, räuspern, hüsteln.

Ticks sind keine Seltenheit und auch keine Marotte, die sich ein Kind mit ein bisschen Zusammenreißen und Disziplin abgewöhnen könnte, sondern eine Erkrankung. Oft sind sie ein Hinweis auf psychische Probleme, auf Überforderung, auf große innere Anspannung, unter der das erkrankte Kind steht. Sie können ein Alarmzeichen sein, das signalisiert: »Mir geht's nicht gut!«

Wie sollen sich Eltern verhalten?

▶ Sie sollten kein Thema aus dem Tick machen. Ihn möglichst übersehen (was nicht einfach ist, weil ein Tick nervt). Ermahnen, wie

»Nun lass das doch mal!«, hilft nicht. Zurechtweisungen bewirken höchstens, dass sich das Kind verunsichert fühlt. Es sehnt sich nach dem sicheren Gefühl, meine Eltern akzeptieren mich, wie ich bin! Wenn sich Eltern ihrem Sohn, ihrer Tochter liebe- und verständnisvoll zuwenden, können sie am meisten erreichen.

▶ Oft hilft auch eine Verhaltenstherapie oder eine Beratung in einer Familienberatungsstelle. Wichtig ist es, die Ursache des Ticks zu klären.

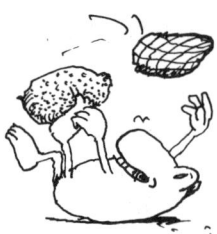

Immer blass um die Nase

Alle Eltern haben diesen Seitenblick: schnell und möglichst unauffällig das Aussehen des Kindes überprüfen: »Alles in Ordnung?«

Ist ein Kind häufig blass, muss das nicht unbedingt ein Grund zur Sorge sein. Manches ist einfach ein blasser Typ mit hellen Haaren und heller Haut und ist trotz seiner Blässe leistungsfähig, fidel und munter. Hier besteht kein Grund zur Sorge.

Während der Pubertät sehen Jugendliche oft blass und abgespannt aus, zum einen, weil sie in dieser Entwicklungsphase von frischer Luft und Bewegung meist wenig halten, zum anderen, weil sie jetzt manchmal unter Kreislaufstörungen leiden.

Ist nicht nur das Gesicht blass, sondern sind auch die Fingerspitzen, die Lippen, die Zunge sehr blass, kann das ein Hinweis auf Blutarmut sein, auf Eisenmangel. Dazu kommen häufig noch weitere Symptome wie Müdigkeit, Kopfschmerzen, Ohrensausen, Mangel an Konzentration. Der Arzt verordnet in diesem Fall eventuell Eisenpräparate.

Eltern können hier auch einiges in puncto Ernährung tun: Fleisch, Hülsenfrüchte enthalten zum Beispiel viel Eisen. Vor allem Vollkornprodukte sind zu empfehlen. Der hohe Vitamin-B-Gehalt im vollen Getreidekorn ermöglicht es dem Körper, das Eisen besser aufzunehmen. Genau darin liegt nämlich die Schwierigkeit bei vielen Kindern, die unter Eisenmangel leiden. Übrigens hilft auch Brennnesselsaft (aus dem Reformhaus). Aber es ist die Frage, ob sich Kinder damit anfreunden können.

Blässe kann aber auch ein Hinweis auf ernste Erkrankungen sein. Wer sich unsicher fühlt, sollte also sicherheitshalber zum Arzt gehen.

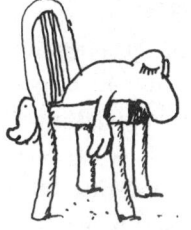

Schmerzen: Wenn's scheußlich wehtut

»Der Bauch tut weh«. Mehr ist aus dem Siebenjährigen nicht herauszukriegen. »Wo tut's denn weh – mehr oben, mehr unten?« Schmerzen zu beschreiben, ist immer ein schwieriges Unterfangen – egal, ob man sieben, vier, zehn Jahre alt ist oder noch älter. Es ist nicht nur schwierig, sie genau zu beschreiben, sondern auch, sie genau zu orten. Schmerzen können ausstrahlen, verlagert sein. Ein Beispiel: Wenn sie Mandelentzündung haben, klagen manche Kinder über Kopf- und nicht über Halsschmerzen. Dazu kommt, dass Schmerzen immer eine sehr subjektive Angelegenheit sind. Was dem einen scheußlich wehtut, ist für den anderen kaum von Belang. Es ist also nicht einfach für Eltern, sich zurechtzufinden, wenn ihr Kind weint und über Schmerzen klagt.

Weil sie mitleiden, weil sie sich unsicher fühlen, weil sie nicht wissen, wie sie helfen können, versuchen Eltern in ihrer Not, dem Kind die Schmerzen auszureden: »Ist doch alles nicht so schlimm! Hört gleich wieder auf!« Viele greifen auf das zurück, was sie selbst schon in ihrer Kinderzeit zu hören bekamen, auf Durchhaltesprüche wie: »Komm, beiß die Zähne zusammen!« oder »Ein Indianer kennt keinen Schmerz!« Dadurch wird die Sache nicht besser, sondern schlimmer: Das Kind fühlt sich nicht ernst genommen und allein gelassen in seinem Leid: »Warum hilft mir keiner?«

»Ist das Bauchweh eine Strafe dafür, dass ich zu viel gegessen habe?« oder »Ist es gefährlich, wenn mein Knie blutet?« – Weil Kinder Schmerzen nicht einordnen können, haben sie Angst. Und diese Angst macht ihnen manchmal mehr zu schaffen als der Schmerz. Umso wichtiger, dass jemand da ist zum Liebhaben und Streicheln.

Kinder haben unbegrenztes Vertrauen in die Macht von Müttern und Vätern: »Helft mir, damit das Wehtun aufhört!« Bei starken, lang andauernden Schmerzen – zum Beispiel bei einer Mittelohrentzündung – müssen Eltern in der Regel passen. Da ist der Arzt zuständig. Bei vorübergehenden, nicht allzu gravierenden Schmerzen zeigen ihre speziellen Mittel schon eher Wirkung:

► *Trösten.* Schmusen und Streicheln – dieses Zaubermittel wirkt meistens bei Kindern. Auch wenn sie Schmerzen haben. Allerdings ist nicht jedem Kind nach Nähe zumute, wenn es sich mies fühlt. Manches Kind möchte viel lieber seine Ruhe haben und nicht überfallen werden mit Zärtlichkeiten. Es möchte selbst bestimmen, ob ihm nach Schmusen ist oder nicht.

► *Ablenken.* Wenn ihr Kind wimmert und weint, greifen Mütter und Väter instinktiv auf alte, magische Beschwörungsformeln zurück, wie »Heile, heile, Segen…«. Sie pusten den Schmerz weg, bekämpfen ihn mit Handauflegen, und erstaunlicherweise fühlen sich kleine Kinder danach meist schon um ein Quäntchen besser.

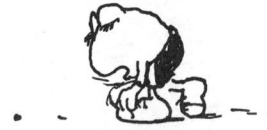

Auch bei älteren Kindern können Ablenkungsmanöver Wunder wirken. Wort- und Gedankenspiele, Rechen- und Zählaufgaben, gemeinsames Pläneschmieden, Bilder betrachten, Geschichten erzählen oder vorlesen, Musik hören, Rätsel raten, zusammen vor dem Fernseher sitzen – alles, was die Aufmerksamkeit in eine andere Richtung lenkt – weg von den Schmerzen –, kann Linderung bewirken.

Manchmal lassen sich Schmerzen mithilfe von Fantasiespielen auch »wegdenken«. Ein Thema wird vorgegeben, zum Beispiel: »Ich gehe über einen Rummelplatz« oder »Ich komme auf eine einsame Insel«. Der Rest wird dazugeträumt.

Verse zum Trösten und Mutmachen

Heile, heile Kätzchen,
das Kätzchen hat vier Tätzchen
und einen langen Schwanz –
morgen ist alles wieder ganz.

Dreiblättrig Kraut,
heil mir die Haut,
still mir das Blut,
dass mir's nimmer wehtut.

Heile, heile Segen,
drei Tage Regen,
drei Tage geht der Wind:
heile – heile, liebs Kind.

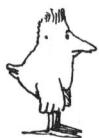

Wie Kinder sich ablenken können

▶ *Die Schmerzen »weitergeben«:*
  – die Hand der Mutter, des Vaters drücken (zart bei schwachen, fest bei starken Schmerzen)
  – ein Bild malen, die Schmerzen aufzeichnen
  – fest in ein großes Stofftaschentuch beißen
▶ *Ruhen und entspannen.* Ältere Kinder lassen sich manchmal überreden, Entspannungsübungen zu machen – zum Beispiel:
  – auf ruhiges, gleichmäßiges Atmen konzentrieren

- sich hinlegen, alle viere von sich strecken, von Kopf bis Fuß entspannen
- in Gedanken nach Worten suchen, die für Ruhe stehen – etwa wolkenloser Himmel, Wiese – und auf sich wirken lassen

▶ *Gegensteuern.* Das Kind zu Aktionen animieren, die den Schmerz überdecken:

- zusammen gymnastische Übungen machen
- den Schmerz draußen »überspielen«: zusammen rennen, hüpfen

▶ *Über die Schmerzen reden.* Auf die Ursachen der Schmerzen hinweisen, sich die Schmerzen beschreiben lassen, erklären, warum es wehtut und wann das Ganze ein Ende haben wird. Das Kind aber nicht unnötig auf die Schmerzen aufmerksam machen, nur seine Fragen beantworten. Vor allem keine falschen Versprechungen machen nach dem Motto: »Ist bald wieder gut«, wenn das nicht mit Sicherheit zu erwarten ist.

▶ *Loben.* Lob tut immer gut – vor allem, wenn man sich klein und malade fühlt.

Zu viel des Guten schadet und nützt nicht. Es ist nicht immer einfach, das richtige Maß an Zuwendung zu finden beim Trösten und Loben, beim Ablenken und Mutmachen. Weil Eltern selbst unter Spannung stehen, wenn ihr Kind über Schmerzen klagt, gehen sie manchmal zu sehr darauf ein und verstärken damit den Jammer. Es ist eine Sache der Erfahrung, die richtige Balance zu finden zwischen Zuwenden und Ignorieren.

Noch einmal: Schmerzen sind immer ein wichtiges Symptom, ein Warnsignal. Sie können auf eine harmlose gesundheitliche Störung hinweisen oder auch auf eine ernsthaftere Erkrankung. Eltern nehmen dieses Signal ernst. Vernünftigerweise gehen die meisten zum Arzt, wenn ihr Kind über andauernde Schmerzen klagt. Schmerzhafte Erkrankungen werden in der Regel also frühzeitig erkannt und behandelt, schmerzlose Erkrankungen wesentlich später.

Gut zu wissen

Merkzettel für den Arztbesuch
Oft ist es hilfreich, die Schmerzen eine Weile zu beobachten, ein paar Notizen dazu zu machen und die Stichworte später mit dem Arzt zu besprechen:

▶ Waren die Schmerzen plötzlich da oder haben sie sich allmählich entwickelt?

▶ Kommen und gehen die Schmerzen oder sind sie permanent vorhanden?

▶ Kommen sie in regelmäßigen Abständen?

▶ Treten sie immer in Zusammenhang mit anderem auf – zum Beispiel mit Essen, mit Niesen, mit Einatmen, mit Wasserlassen?

Liebe und Zuwendung: wunderbare Heilmittel

Wenn sich ihr Kind nicht wohl fühlt oder richtig krank ist, leiden Mutter und Vater mit – und wie. Am liebsten würden sie das Wehweh, den Schnupfen, den Husten, die Schmerzen einfach wegzaubern. Aber leider können Eltern nicht zaubern, über besondere Heilkräfte verfügen sie dennoch – über Mittel, die durchaus Wunder wirken können. Diese Mittel heißen: Liebe und Zuwendung.

Wissenschaftliche Untersuchungen dokumentieren, dass positive, zwischenmenschliche Gefühle die Heilmechanismen wesentlich aktivieren, unterstützen und das Immunsystem stärken können, und das natürlich besonders bei Kindern, die viel Geborgenheit und Zärtlichkeit brauchen, um sich gesund zu entwickeln.

Gezielt und wirkungsvoll können Eltern zur Gesundheit und zum Wohlbefinden ihres Kindes beitragen, indem sie:

▶ sich ausreichend Zeit für ihr Kind nehmen,

▶ gerne in seiner Nähe bleiben und sich interessiert auf Gespräche mit ihm einlassen,

▶ ihm ihre Liebe, ihre Freude an seiner Entwicklung und an seinem Wesen zeigen. Spielen, lachen und reden sie viel mit ihrem Sprössling, gehen sie zärtlich und einfühlsam mit ihm um, können Eltern seinen Gesundungs- und den Entwicklungsprozess positiv beeinflussen.

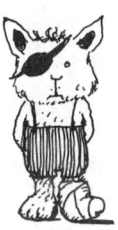

2. Kapitel

Das Kind ist krank: mit Fieber im Bett liegen

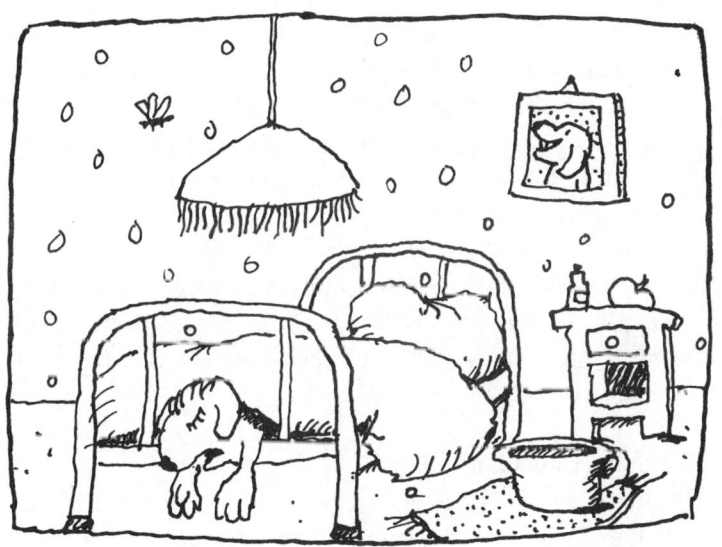

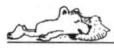

Keine Angst vor hohem Fieber

Alle Eltern kennen das: Gerade noch putzmunter, verliert ihr Kind plötzlich die Lust am Herumtoben, die Lust am Spielen. Es mag nur noch auf dem Schoß sitzen, sich streicheln lassen und sonst gar nichts.

Am lichten Tage Sehnsucht nach Ruhe? Ein Alarmzeichen für Mütter und Väter: »Was ist mit dir? Wirst du krank? Hast du Fieber?«

Heiße Stirn und glasige Augen

Erfahrenen Eltern genügt in der Regel ein Blick, um sich Gewissheit zu verschaffen. Glasige Augen, ein rotes Gesicht, das ist die Bestätigung: ganz eindeutig Fieber.

Dieser erste Eindruck wird dann nach bewährter Methode überprüft: Hand auf die Stirn legen. Wie fühlt sich die Stirn an? Wusste man ja schon vorher, dass sie heiß sein würde. Das Fieberthermometer bleibt erst einmal im Kasten.

Fieber – kein allzu großer Schrecken für Mütter und Väter, die schon etliche Infekte und Kinderkrankheiten mit ihren Sprösslingen durchgestanden haben. Sie bleiben in der Regel gelassen, denn aus Erfahrung wissen sie, dass sich das möglicherweise schnell und von allein wieder gibt. Die Devise lautet: »Wird schon nicht so schlimm werden! Noch besteht kein Grund, sich größere Sorgen zu machen. Jetzt gleich zum Arzt gehen? Das hat Zeit. Erst einmal abwarten.«

Auf Nummer sicher gehen

In Ruhe abwarten, gelassen bleiben – dieses Kunststück fällt unerfahrenen und ängstlicheren Eltern alles andere als leicht.

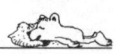

Für sie ist Fieber durchaus ein Grund zur Sorge: »Was machen wir, wenn das Fieber steigt? Die Atmung ist schneller und flacher als sonst, das Kind hat Herzklopfen – was hat das zu bedeuten? Was können wir tun, um unserem Kind die Situation zu erleichtern?«

Schon eine Temperatur um 38 °C lässt sie an Fieberkrämpfe und schlimme Krankheiten denken. Sie spüren die eigene Unsicherheit und fühlen sich in dieser Situation häufig überfordert: »Müssen wir mit unserem fiebernden Kind gleich zum Arzt gehen? Oder sollten wir den Arzt besser nur anrufen? Oder sind wir einfach überängstlich und sollten erst einmal gar nichts unternehmen?«

Auch um sich selbst zu beruhigen, wird alle naselang Fieber gemessen. Nicht selten bekommt der Sohn oder die Tochter gleich ein Fieberzäpfchen verpasst, und das schon bei leichtem Fieber. Denn wenn sich endlich wieder das erlösende 36,5 °C zeigt, fühlt sich nicht nur das Kind besser, sondern auch seine besorgten Eltern.

Warum gibt's eigentlich Fieber – was hat das zu bedeuten? Und was ist dann zu tun? Abwarten oder gleich zum Arzt gehen? Nachfolgend die wichtigsten Informationen dazu.

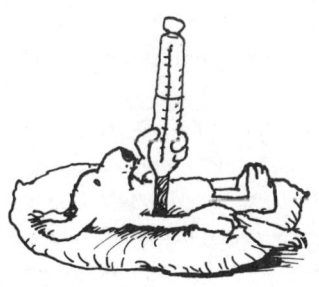

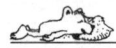

Gut zu wissen

Plötzlich ist das Fieber da

Fieber zeigt sich nicht immer auf die gleiche Art und Weise. Ein paar typische Beispiele, wie es sich bemerkbar machen kann:

▶ Seit Tagen schon fühlt sich Marie (vier Jahre alt) müde und schlapp. Sie leidet unter Kopfweh, fröstelt und hat zu nichts Lust. Schließlich macht sie sogar freiwillig und sehr ausgiebig einen Mittagsschlaf und wacht mit Fieber wieder auf: 38,5 °C. Jetzt ist keine Rede mehr von Frieren. Marie fühlt sich – trotz Fieber – wieder ganz wohl. Das ändert sich auch nicht, als das Fieber auf 39 °C ansteigt. Nach zwei Tagen ist die Sache passé. Und alles wieder in Ordnung.

▶ Ein ganz normaler Tag geht für Michael (sechs Jahre alt) zu Ende. Die Abendzeremonie läuft nach gewohntem Muster ab: Vorlesen, Gutenachtlied-Singen – alles wie immer. Als die Eltern später noch einmal nach Michael schauen, fällt ihnen auf, dass er unruhig schläft und schwitzt. Auch die Stirn ist ganz heiß. Zwei Stunden später wacht Michael auf und weint nach den Eltern. Mit großen Augen – der Blick wirkt ganz anders als sonst – sitzt er im Bett und hat Schwierigkeiten, sich zu orientieren. Jetzt wird Tee gekocht und vor allem Fieber gemessen. 40 °C zeigt das Thermometer. Am nächsten Morgen: kein Fieber mehr. Kaum zu glauben, dass der Junge noch vor ein paar Stunden im Fieber Fantasiegeschichten erzählt hat.

▶ Eine Woche schon schnieft Kathrin (sieben Jahre alt) vor sich hin, seit zwei Tagen hat sie außerdem einen dicken Husten, und jetzt kommt auch noch Fieber dazu – 39,7 °C laut Fieberthermometer. Ein paar Tage Bettruhe, und das Fieber gibt sich wieder.

▶ Fabian (neun Jahre alt) klagt über Magenkrämpfe. Alle naselang

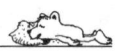

wiederholen sie sich. Schließlich kommt Durchfall dazu und dann auch noch Fieber (um die 38 °C). Nach einem Tag erholt sich Fabian wieder: »Kein Bauchweh mehr.« Und von Fieber ist auch nicht mehr die Rede.

Was ist Fieber eigentlich?

Fieber ist nichts Unheimliches, Unbestimmtes, sondern eine Reaktion des Organismus, Krankheitserreger zu bekämpfen – also kein Anlass für Angst und Schrecken. Wenn ein Kind fiebert, sind vor allem zwei Punkte zu beachten:

▶ Klären, was hinter dem Fieber steckt (eine Erkrankung von Ohren, Hals, Nebenhöhlen, Darm, Niere, Blase?).

▶ Mit dem Kinderarzt absprechen, was jetzt zu tun ist.

Wann spricht man überhaupt von Fieber?
Die *normale Körpertemperatur* liegt zwischen 36,5 und 37 °C, gemessen unter der Achsel. Im Po gemessen beträgt sie 0,5 °C mehr. Bei einem Baby und Kleinkind kann die Temperatur allerdings im Laufe des Tages um 1 °C schwanken. Je älter ein Kind, desto konstanter seine Temperatur.

Der Bereich zwischen 37 und 38 °C wird als *erhöhte Körpertemperatur* bezeichnet. Von *leichtem Fieber* ist bei etwa 38 °C die Rede, über 39 °C gilt als *hohes Fieber*.

Wenn sich die Körpertemperatur leicht erhöht, etwa in Zusammenhang mit Schnupfen oder Husten, wird das häufig von

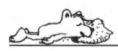

dem Betroffenen kaum wahrgenommen. Das wird weggesteckt: »Das bisschen Erkältung!« Erhöhte Körpertemperatur ist aber bei einem Baby unter sechs Monaten und auch bei einem Kleinkind immer ernst zu nehmen.

Auch »richtiges« Fieber zwischen 38 und 39,5 °C wird von den meisten Kindern normalerweise noch gut verkraftet.

Selbst hohes Fieber zwischen 40 und 41 °C toleriert ein Kind in der Regel noch einigermaßen. Munter ist es nun allerdings nicht mehr: Der kleine Patient fühlt sich matt. Ist oft unruhig und unzufrieden, mag nichts essen, mag nur schlafen, kann in diesem Zustand aber oft nicht einschlafen.

Manchmal sitzt das kranke Kind plötzlich mit großen Augen im Bett und fängt an zu fantasieren. Oder es hat auf einmal Schwierigkeiten, sich zu orientieren: »Seit wann bin ich schon krank?«

Steigt das Fieber über 41 °C an, besteht zwar noch kein Grund zur Panik. Das Thema Fieberkrampf oder Hitzschlag kann jetzt allerdings akut werden (Seite 51ff.). Und diese Gefahr beunruhigt Eltern natürlich.

Warum fiebern kleine Kinder häufiger als große?
Ein Baby muss sich erst Schritt für Schritt an seine Umwelt gewöhnen. Sein Immunsystem ist nicht gleich von Anfang an stabil, sondern baut sich erst langsam, mit jedem Lebensmonat mehr auf.

Weil das Immunsystem noch nicht perfekt funktioniert, steht bei einem Baby, aber auch bei einem Kind im Kleinkind-, im Kindergarten-, im ersten Schulalter das Thema Krankheit in der Regel häufiger an als bei einem älteren Kind. Alle naselang steckt sich ein kleines Kind an: zum Beispiel in der Babykrab-

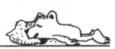

belgruppe oder bei Geburtstagsfeiern mit Gleichaltrigen oder durch ältere Geschwister, die den Kindergarten oder die Schule besuchen.

Das Kind ist noch nicht ausreichend gewappnet gegen die Krankheitserreger, mit denen es in Berührung kommt. Und es dauert seine Zeit, bis das Abwehrsystem stark genug ist, um mit Krankheitserregern aus eigener Kraft fertig zu werden. Bis dahin braucht ein Baby und Kleinkind noch die besondere Fürsorge seiner Eltern.

Jedes Kind hat seine eigene Art zu fiebern. Bei dem einen erhöht sich die Temperatur selbst bei kleineren Zipperlein – da genügt manchmal schon ein Hauch von Halsweh. Bei dem anderen ist im gleichen Fall von Fieber noch lange keine Rede.

Erwachsene sind längst immun

Erwachsene haben im Gegensatz zu Kindern ein gut funktionierendes Abwehrsystem. Sie sind weniger anfällig und gegen viele Krankheitserreger längst immun.

Sie bekommen deshalb viel seltener Fieber, und wenn, dann werden sie nicht so gut damit fertig wie Kinder. (Vor allem alte Menschen fühlen sich besonders elend bei Fieber und leiden unter der Kreislaufbelastung.)

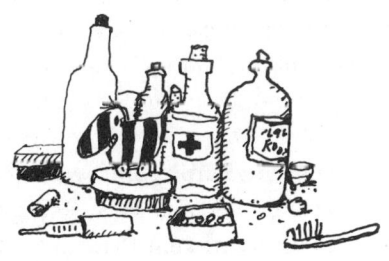

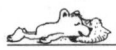

Warum Fieber wieder schnell gesund macht

▶ Fieber ist keine Krankheit, sondern eine Begleiterscheinung. Ein Alarmzeichen, das signalisiert: Da stimmt was nicht.

▶ Fieber ist aber vor allem ein Zeichen dafür, dass der Organismus eine Krankheit nicht einfach mit sich geschehen lässt, sondern sich mit dieser Krankheit auseinander setzt, und zwar mit allen Kräften.

▶ Fieber ist also ein äußerst brauchbares Hilfsmittel, über das der Körper verfügt, um mit Krankheitserregern fertig zu werden. Es mobilisiert die Abwehr-, die Selbstheilungskräfte und bringt diese Kräfte auf Hochtouren.

▶ Fieber regt die Stoffwechseltätigkeit des Körpers an und dient auch damit der Gesundheit.

Wenn ein Kind fiebert, sollte deshalb nicht gleich und in jedem Fall diese hilfreiche und sinnvolle Reaktion des Körpers bekämpft werden, sondern erst einmal nach der Ursache gefragt werden, die dahinter steckt: eine Infektion, die durch Viren oder durch Bakterien ausgelöst wurde?

Die Höhe der Körpertemperatur sagt übrigens nichts über die Krankheit aus, die das Fieber hervorruft: So kann ein gewöhnlicher, harmloser Infekt Fieber um 39,5 °C auslösen und eine ernsthafte Erkrankung beim gleichen Kind eine leichte Temperaturerhöhung auf 37,5 bis 38 °C bewirken.

Ursachen von Fieber

Fieber ist also ein Mittel des Körpers, sich gegen Krankheitserreger zur Wehr zu setzen. Dieses (Heil-)Mittel setzt der Körper gegen ganz verschiedene Erreger ein.

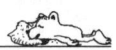

▶ *Besonders häufig: Viruserkrankungen.* Die Herbst- und die Frühlingsschniefnase, das Kitzeln und Kratzen im Hals – das, was an Infekten üblicherweise anfällt, wird in den meisten Fällen durch Viren verursacht. Mit zirka 200 verschiedenen Viren kommt ein Kind in seinen ersten Lebensjahren in Berührung. Das wirksamste Mittel gegen Viruserkrankungen kommt von innen: Fieber verhindert nämlich, dass sich die Viren schnell vermehren und im Körper ausbreiten.

▶ *Hohes Fieber durch Bakterien.* Seltener wird Fieber durch Bakterien hervorgerufen. Wenn Bakterien Fieber verursachen, dann steigt die Körpertemperatur meist schnell und kräftig an (zum Beispiel bei einer eitrigen Mittelohrentzündung). Auch Pilzerkrankungen können Fieber verursachen.

▶ *Fieber durch Impfen?* Auch die abgeschwächten Erreger eines Impfstoffes können Fieber auslösen – ein Hinweis, dass im Organismus die Abwehrkräfte aktiviert werden.

Fieber und Ansteckung – hängt das zusammen?

Die Krankheiten, die Fieber auslösen, müssen durchaus nicht immer ansteckend sein (zum Beispiel Nieren-, Blinddarm-, Harnwegsentzündungen).

Auch der umgekehrte Fall gilt: Ansteckende Krankheiten müssen nicht unbedingt Fieber verursachen (zum Beispiel Gelbsucht).

Wo entsteht das Fieber?

Die Temperatur des Körpers wird in einem Bereich des Zwischenhirns, im Hypothalamus, geregelt. Und dieser Regler kann zum Beispiel die Schweißdrüsen veranlassen, mehr Flüssigkeit zu produzieren, um durch Verdunstung die Körpertemperatur zu senken: Das Fieber gibt sich wieder.

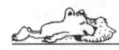

Wie stärkt Fieber die Abwehrkräfte?

Fieber kann das Wachstum ganz verschiedener Krankheitserreger hemmen. Das geschieht auf folgende Weise:

Durch die erhöhte Temperatur wird der Körper veranlasst, mehr weiße Blutkörperchen und Abwehrstoffe zu produzieren, die dann in der Lage sind, die krankheitserregenden Keime unschädlich zu machen. Die »Fresszellen« werden aktiviert, um die Erreger zu beseitigen (am besten funktioniert das bei einer Temperatur um 39 °C).

Oft fängt Fieber mit Frösteln an

Das Fieber beginnt häufig mit Frieren. Blass und fröstelnd, mit kalten Füßen verzieht sich der kleine Patient unter eine Decke. Aber auch unter der warmen Decke will das Frieren oft nicht aufhören.

Meist geht das Frösteln dann in richtigen Schüttelfrost über (die Muskeln bewegen sich ganz automatisch und versuchen auf diese Weise den Körper aufzuwärmen). In diesem Stadium hält sich das Fieber meist noch in Grenzen.

Nach dem Frieren das Schwitzen

Später schaltet der innere Temperaturregler auf Hitze um. Die Blässe verschwindet, die Haut rötet sich. Jetzt wird geschwitzt, und das kann unangenehm werden: Schrecklich heiß ist es jetzt unter der Decke.

Eltern trösten, machen Wadenwickel (nur wenn die Füße warm sind!) und kochen Tee. Auch wenn sie wissen, dass Fieber eine heilsame Angelegenheit ist, fürchten sich die meisten dennoch vor Komplikationen. Deshalb behalten sie ihr Kind während der Fieberphase besonders wachsam im Auge.

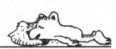

Ein Entwicklungsschub durch Fieber?

Komplikationen ergeben sich selten in Zusammenhang mit einem fiebrigen Infekt. Viel häufiger nehmen Eltern wahr, dass sich ihre Tochter, ihr Sohn mit dem Fieber verändert. Irgendwie scheinen sie in den Fiebertagen größer geworden zu sein – sogar ein bisschen reifer? Körperliche Vorgänge, etwa Fieber bei einer Infektion, wirken sich oft positiv auf die Seele, die Entwicklung eines Kindes aus.

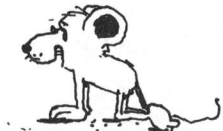

Gut zu wissen

Fieber hat nicht immer mit Viren und Bakterien zu tun

Nicht in jedem Fall muss Fieber ein Hinweis auf eine Krankheit sein. Manchmal stecken andere Ursachen dahinter:

► Große Anstrengung kann bei einem Baby die Körpertemperatur in die Höhe treiben (Schreifieber).

► Wenn Kinder wüst herumtoben, dauernd in Bewegung sind, bekommen sie manchmal Fieber.

► Besonders sensible Kinder reagieren nicht selten mit »Fieber« auf große Aufregung (Lampenfieber).

► Wachsen ist eine anstrengende Angelegenheit für den Körper. Bei manchen Kindern führt diese Anstrengung zu einem leichten Temperaturanstieg.

► Seelische Belastungen – wie etwa die Scheidung der Eltern – stecken Kinder nicht einfach weg. Viele reagieren sehr empfindsam darauf.

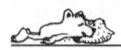

Wenn ein Kind einfach so – ohne sichtbaren Anlass – Fieber bekommt, sollte das ein Hinweis für Eltern sein, sich den Sprössling ganz genau anzuschauen: »Was ist los? Ist was nicht in Ordnung?« So schnell wie es ansteigt, sinkt das Fieber übrigens in vielen Fällen auch wieder.

Was tun bei Fieber?

Da sitzt ein Häufchen Elend mit heißem Kopf und dickem Fieber im Bett und erwartet, dass sofort und auf der Stelle ein Wunder geschieht: »Macht mal was, damit's mir wieder besser geht!« Was können Eltern jetzt für ihr Kind tun?

Ausreichend zu trinken anbieten

Weil ein Fieberkind viel schwitzt und damit viel Flüssigkeit verliert, sollte es ausreichend trinken:

Mineralwasser (ohne Kohlensäure) ist verträglich. Oder Saft (am besten frisch gepresster Saft). Oder Kräutertee kochen und mit Traubenzucker süßen (erhöht den Nährwert).

Milch (Fett, Eiweiß) ist dagegen ungeeignet: Sie führt zu Verschleimung und ist schwer verdaulich.

Warum ist das Trinken besonders wichtig?

Der Flüssigkeits- und Salzhaushalt muss in Ordnung sein, denn Störungen in diesem System können sich schädlich auf die Nieren auswirken. Die Nieren sind empfindlich – besonders beim Baby und Kleinkind.

Wenn also – etwa durch Fieber bedingt – viel Flüssigkeit verloren geht, muss der Verlust wieder ausgeglichen werden.

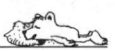

Gut zu wissen

Sofort zum Arzt

Wann droht Gefahr bei Fieber, wann sollte man sich sofort mit einem Arzt in Verbindung setzen?

► Wenn die Temperatur plötzlich stark ansteigt.

► Wenn das Fieberkind Kopfschmerzen hat.

► Wenn es hoch fiebert und die Haut trotzdem kühl ist.

► Wenn es plötzlich aufschreit, dann ohnmächtig wird.

► Wenn es fantasiert.

► Wenn es plötzlich blass, steif und ohnmächtig wird (Fieberkrampf).

► Wenn Zuckungen auftreten: im Gesicht oder am ganzen Körper.

► Wenn das Kind Schmerzen hat.

► Wenn der Bauch bei Druck stark schmerzt.

► Wenn das Schlucken schrecklich wehtut.

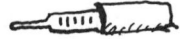

Appetitlos – das ist ganz normal

Die Freude am Essen hält sich jetzt in Grenzen. Keine Lust auf Pudding oder Häppchen. Höchstens auf etwas Gemüsebrühe.

Die Appetitlosigkeit bei Fieber hat ihren Grund: Alle Kräfte werden jetzt für das Immunsystem, für die Abwehr der Krankheitserreger gebraucht. Für Essen und Verdauen bleiben keine Kräfte mehr. Wenn das Fieber nachlässt, gibt sich auch die Appetitlosigkeit meist schnell wieder.

Dick oder dünn anziehen?

Zu Beginn des Fiebers fröstelt ein krankes Kind häufig. Wenn ihm ungemütlich ist, wenn sich seine Haut kalt anfühlt, braucht

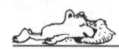

es Wärme: einen warmen Schlafanzug, eine warme Decke und eine Wärmflasche oder sogar zwei Wärmflaschen (unter jeden Fuß eine).

Fühlt sich die Haut dagegen warm an, genügen ein leichter Schlafanzug und eine leichte Decke. Nicht zu warm zudecken, denn das kann zu Überhitzung führen.

Steigt das Fieber auf 39,5 °C und mehr und fühlt sich die Haut heiß an, reicht ein Bettlaken als Zudecke. Die richtige Raumtemperatur: 18 bis 21 °C.

Für frische Luft sorgen
Ein Fieberkind braucht viel frische Luft: Deshalb das Zimmer zwischendurch immer wieder gut durchlüften. Außerdem für ausreichende Luftfeuchtigkeit sorgen – zum Beispiel feuchte Handtücher über den Heizkörper oder eine Stuhllehne legen.

Nicht ohne Aufsicht lassen
Auch wenn im Augenblick vielleicht alles nach Besserung aussieht und das Fieber schon wieder sinkt, kann sich die Situation eines Fieberkindes doch schnell verändern. Das Kind deshalb besser nicht allein lassen, wenn es krank ist.

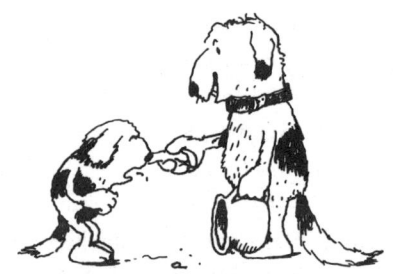

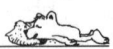

Spiele, die ablenken

> *Der rote Drachen*
> *kann nix machen.*
> *Er sitzt nur rum,*
> *müd und stumm.*
> *Kommen zwei Feen,*
> *wollen ihn seh'n*

(Zwei Hände verwandeln sich in zwei Feen. Die Feen tänzeln Richtung Kind, krabbeln an ihm hoch und kitzeln es.)

> *Ein paar Clementinen,*
> *dazu Apfelsinen*
> *etwas Honig und ein Ei,*
> *fertig ist der Gesundheitsbrei.*

(Mit der linken Hand eine Schüssel bilden. In die Schüssel alle Zutaten geben. Das Ganze mit dem Zeigefinger verrühren.)

Nicht gleich ein Zäpfchen geben

Ein Zäpfchen ist schnell verabreicht: Das kranke Kind legt sich auf die Seite und zieht die Beine an. Das Zäpfchen wird vorsichtig und tief in den Po eingeführt – mit der Spitze voran und einem Tupfer Creme auf der Spitze. (Umgekehrt halten die Zäpfchen manchmal sogar besser, aber angenehm ist diese Handhabung nicht unbedingt.) Dann die Gesäßbacken kurz zusammenhalten, damit sich das Zäpfchen nicht wieder herausschiebt.

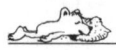

Schnell und verblüffend ist auch seine Wirkung: Schon nach kurzer Zeit sinkt das Fieber, dem kleinen Patienten geht's meistens sichtlich besser und damit auch seinen Eltern, die erleichtert aufatmen.

Fieber senkende Medikamente sind auch als Tabletten zu haben. Mit einem Zäpfchen kann sich ein Kind jedoch meist eher anfreunden.

Nicht gleich zu Fieber senkenden Medikamenten greifen

Sind Fieber senkende Medikamente zu empfehlen? Im Normalfall sicherlich nicht, denn sie hemmen die Abwehrmaßnahmen des Körpers, die durch das Fieber aktiviert werden (Seite 40).

Ein Kind – auch ein kleines Kind – verkraftet Fieber in der Regel, ohne Schaden zu nehmen. Auch hohes Fieber. Solange es sich nicht zu elend und schlapp fühlt, muss man nichts gegen die erhöhte Temperatur tun.

Aus der Höhe der Körpertemperatur kann der Arzt Rückschlüsse auf die Krankheit ziehen, die das Fieber entfacht hat. Wird das Fieber per Medikament gesenkt, fehlt dem Arzt ein wichtiger Anhaltspunkt bei der Diagnose der Krankheit.

Nur zur Not ein Zäpfchen geben

In Ausnahmesituationen kann ein Fieberzäpfchen jedoch hilfreich sein:

▶ *Im Notfall.* Wenn die Körpertemperatur beängstigend in die Höhe steigt; wenn Kind und Eltern nicht mehr auf die Wirkung von Wadenwickeln usw. vertrauen und einfach nur noch in großer Sorge sind. Vor allem noch unerfahrene Mütter und Väter leiden mit, wenn ihr Kind fiebert. Sie bekommen Angst. Haben die Sorge, dass sich ein Fieberkrampf anbahnen könn-

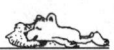

te. Fühlen sich überfordert. Die Anspannung und Angst können sich schnell auf das kranke Kind übertragen. Die Folge: Der Patient fühlt sich noch elender.

▶ *Nachts,* wenn das fiebernde Kind immer wieder aufwacht; wenn es sich mit aller Kraft gegen andere Maßnahmen wehrt – zum Beispiel gegen Wadenwickel –, sich mit hohem Fieber durch die Nachtstunden quält und auch seine Eltern zur Verzweiflung bringt.

▶ *Auf Reisen,* wenn es keine andere Möglichkeit gibt, seine Beschwerden zu lindern.

▶ *Als vorbeugende Maßnahme* für ein Kind, das schon mal einen Fieberkrampf durchstehen musste (ab 38,5 °C).

Fazit: Zäpfchen möglichst selten und möglichst nur nach Rücksprache mit dem Arzt verabreichen.

Fieberzäpfchen machen müde und beruhigen. Danach ist Bettruhe angesagt. Noch ein Wort zur richtigen Dosierung: Zäpfchen genau nach Verordnung geben.

Wirksame Hausmittel

Fieber senkende Medikamente sollten also nur im Ausnahmefall verabreicht werden. Und was ist im Normalfall zu tun?

Auch viele Kinderärzte empfehlen, auf die bewährten, wirksamen Hausmittel zurückzugreifen, die nicht nur das Fieber senken, sondern auch lästige Begleiterscheinungen, wie zum Beispiel Kopfweh oder Unruhe und Schlaflosigkeit, lindern.

Ein Nachteil dieser Mittel: Sie kommen bei vielen Kindern nicht an. Wenn sie krank sind und sich elend fühlen, wollen die

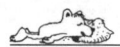

meisten ihre Ruhe haben. Es ist nicht immer ganz einfach, hier abzuwägen: Was ist zu tun – dem Kind seinen Frieden gönnen oder es mit allen Künsten überreden?

Klar machen, dass der Körper jetzt Vorrang hat, auch wenn das auf wenig Verständnis stößt, weil nämlich die Fieber senkenden Prozeduren als reichlich lästig empfunden werden.

Kaltwaschung

Angenehm und erfrischend für ein Fieberkind: lauwarme Waschungen. Den Rücken und den Bauch, die Arme und die Beine, den ganzen Körper abwaschen. Kein kaltes Wasser nehmen. Sonst ziehen sich die Blutgefäße zusammen, und die Körpertemperatur steigt an, statt zu sinken. Der Körper wird durch die Waschungen mit lauwarmem Wasser angeregt zu schwitzen, also die Wärme abzugeben und die Haut zu entgiften.

Waschungen sind auch schon für Babys und Kleinkinder geeignet.

Einreiben

Nach dem Baden oder Waschen lassen sich die meisten Kinder ganz bereitwillig einreiben – von Kopf bis Fuß, vorne und hinten. Zum Beispiel mit Lavendelöl. (Vorsicht bei Allergiekindern!)

Wadenwickel

Das klassische Hausmittel, das hilft, hohes Fieber zu senken. Nur anwenden, wenn die Füße, die Beine – wenn der ganze Körper warm ist. Nicht bei Schüttelfrost.

▶ Vier Handtücher bereitlegen. Eine Gummiunterlage als Nässeschutz ins Bett geben oder ein doppelt gelegtes Badehandtuch als Unterlage für die gewickelten Beine.

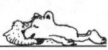

▶ Zwei Tücher in handwarmes Wasser tauchen, Temperatur bis 30 °C. Je kälter das Wasser, desto größer die Wahrscheinlichkeit, dass sich das Kind gegen die Wickel wehrt. Deshalb bei kleinen Kindern lieber etwas wärmeres Wasser nehmen.

▶ Die Tücher vor dem Anlegen gründlich auswringen.

▶ Das eine Tuch um das rechte Bein, das andere Tuch um das linke Bein des Patienten wickeln. Bis zu den Knien und nicht zu straff wickeln. Die Füße frei lassen.

▶ Die trockenen Tücher um die feuchten wickeln.

▶ Den Wickel wechseln, wenn er warm geworden ist. Oder noch besser: Den Wadenwickel nach zehn Minuten erneuern. Noch einmal wiederholen und anschließend Fieber messen. Zu weiteren Wiederholungen sind Kinder dann allerdings selten bereit.

▶ Nach einer längeren Pause versuchen, die gesamte Prozedur zu wiederholen, bis das Fieber um etwa ein bis zwei Grad sinkt. Jedoch nicht unter 38,5 °C, denn sonst werden die Abwehrkräfte gemindert.

▶ Falls das Fieber aber trotz der Wadenwickel weiter ansteigt, mit dem Arzt Kontakt aufnehmen.

Wadenwickel sind auch schon für Babys geeignet (mit Fieber ab 38,5 °C). Sie wehren sich allerdings meistens entschieden mit aufgeregtem Strampeln dagegen.

Lindenblütentee

Viele schwören bei Fieber auf Lindenblütentee (Rezept Seite 455): Er wirkt schweißtreibend und fiebersenkend, zugleich beruhigt und besänftigt er das Kind. In normaler Stärke ist selbst der häufige Genuss dieses Tees unbedenklich.

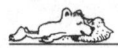

Eltern wollen ihrem Kind Gutes tun

Nur darauf warten, dass das Fieber sinkt und es langsam wieder aufwärts geht, das kann Eltern reichlich kribbelig machen, denn das erfordert Geduld und eine große Portion Gelassenheit. Und diese Geduld und innere Ruhe haben nicht alle Eltern.

Die Stimmung im Krankenzimmer verbessert sich meist merklich, wenn es einiges zu machen und tun gibt: Tücher holen, Wasser in die Wanne einlassen, Tee kochen, Umschläge machen usw. Mit jedem Handgriff fühlt sich der Erwachsene weniger hilflos. Es fällt leichter, optimistisch zu sein: »Das Fieber haben wir bald im Griff!«

Zuversicht steckt manchmal an

Sind Mutter und Vater in Aktion, macht das Eindruck auf den kleinen Patienten: »Sie wissen, was zu tun ist!« Ihr Kind entwickelt Vertrauen in das, was mit ihm geschieht, und fühlt sich gleich um ein Quäntchen besser. Gut aufgehoben und geborgen. Bewährte Hausmittel haben so eine positive Nebenwirkung: Sie tun auch der Seele gut.

Deshalb lässt sich ein krankes Kind in der Regel auf Wadenwickel oder Abkühlbad einigermaßen bereitwillig ein, auch wenn beides nicht unbedingt nach seinem Geschmack ist.

Gut zu wissen

Eine Atempause für Eltern
Ein krankes Kind will getröstet, beschäftigt, umsorgt und abgelenkt werden. Es hält seine Eltern rund um die Uhr auf Trab und das kann nervös machen.

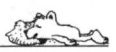

Ein Mittel dagegen: Zwischendurch tief Luft holen und ein paar Minuten abschalten. Längere Verschnaufpausen sind jetzt kaum möglich, kürzere Atempausen deshalb umso wichtiger.

Und wie erholen sich Eltern auf die Schnelle? Ein paar Tipps:

▶ Vor die Tür gehen, tief durchschnaufen.
▶ Sich kurz zurückziehen vom Familiengeschehen. Die Tür fest zumachen. Aufs Bett legen. Alle viere von sich strecken und in sich hineinhorchen: »Bin ich gelassen und ruhig oder gestresst und angestrengt?«
▶ Eine Pause einplanen – zum Beispiel zehn Minuten Musik hören oder Zeitung lesen.
▶ Nachts bei der Betreuung abwechseln.

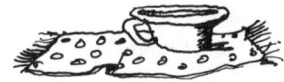

Fieberkrampf – schnell reagieren, richtig handeln

Ein Fieberkrampf – eine Krisensituation, vor der alle Eltern Angst haben. Eins vorweg: Fieberanfälle sind selten. Etwa vier von hundert Kindern machen einen Fieberkrampf in ihrem Leben durch, meist zwischen dem sechsten Lebensmonat und fünften Lebensjahr. Jungen erleiden ihn häufiger als Mädchen. Die Neigung zu Fieberkrämpfen liegt oft in der Familie.

Wie kommt es zu einem Fieberkrampf?

Das kindliche Gehirn verkraftet die Umstellung der Körpertemperatur von normal auf Fieber nicht, es reagiert anomal. Ein Irr-

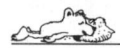

tum zu glauben, ein Fieberkrampf könne nur bei hohem Fieber (um 42 °C) auftreten. Es kann auch (jedoch nur selten) passieren, dass die Temperatur zu steigen beginnt, wenn der kleine Patient gerade noch fit und fidel war. Nicht die Höhe, sondern die Änderung der Temperatur löst den Krampf aus. Ein Fieberkrampf tritt in der Regel in den ersten 24 Stunden auf, wenn das Fieber plötzlich sehr schnell ansteigt.

Das Kind wird plötzlich ohnmächtig, verdreht die Augen, krampft und zittert. Nach Sekunden oder wenigen Minuten löst sich der Krampf. Ein Fieberkrampf kann sich aber auch anders zeigen: Das Kind sackt schlaff in sich zusammen, ist einen Moment nicht ansprechbar, kann sich aber später an nichts erinnern.

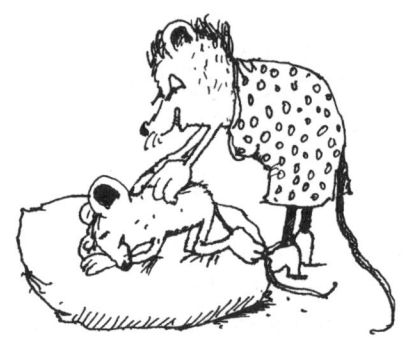

Wie reagieren im Notfall?

Ein Krampfanfall versetzt Eltern in Panik. Es ist also nicht einfach, in solchen Momenten Ruhe zu bewahren. Was ist zuerst zu tun?

▶ Ein Baby oder Kleinkind übers Knie legen, oder das Kind auf die Seite betten, damit es sich nicht verschluckt oder eventuell Erbrochenes einatmet.

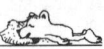

▶ Das Kind in Ruhe, aber auf keinen Fall allein lassen. (Das gilt auch dann, wenn sich der Krampf gelöst hat.) Der Krampf gibt sich von allein, auch wenn es eine Ewigkeit zu dauern scheint.

▶ Den Arzt benachrichtigen. Er kann die Ursache für das Fieber abklären, das Fieber senken und vorsorglich ein Medikament verschreiben, das den Krampf unterbrechen kann. Nach ein paar Tagen wird dann zur weiteren Abklärung meist eine Hirnstrommessung (EEG) gemacht.

Es ist für Eltern schwer nachzuvollziehen, dass ein Krampf, der sich so schwerwiegend, so beängstigend zeigt, harmlos und folgenlos sein soll. Ein Fieberkrampf hinterlässt aber wirklich in der Regel keine bleibenden Schäden.

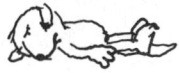

Gut zu wissen

Hirnhautreizung, Hirnhautentzündung

Bei hohem Fieber schleicht sich die Angst vor einer Hirnhautreizung, einer Hirnhautentzündung ein. Der Arzt, der bei hohem Fieber in jedem Fall nach dem Patienten sehen sollte (bei einem Baby schon bei 38 °C), kann Eltern diese Sorge meist nehmen: Diese Komplikationen sind schnell zu diagnostizieren und kommen außerdem selten vor. Eine schnelle Möglichkeit, zu Hause einen ersten Verdacht zu überprüfen, ist der **Kniekuss:** Kopf vorbeugen. Knie anziehen. Einen Kuss aufs Knie geben. Gelingt das ohne Kopfschmerzen und steifen Nacken, ist eine Hirnhautreizung oder -entzündung nicht sehr wahrscheinlich. Trotzdem zum Arzt gehen.

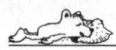

Bettruhe – muss das wirklich sein bei Krankheit?

Nicht jedes Kind fühlt sich bei Fieber schachmatt und reif fürs Bett. »Hinlegen?« Was für ein Ansinnen. »Nein!« heißt die Antwort nur zu oft.

Soll man sich den Zweijährigen einfach schnappen und dann ab in die Falle? Oder mit der Fünfjährigen ein langes Palaver beginnen?

Die meisten Kinderärzte verzichten heute darauf, strikte Bettruhe bei Fieber zu verordnen. Sie raten, dem Kind selbst zu überlassen, ob es ins Bett gehen mag oder nicht.

Ein bisschen Ruhe sollte sein

Will das Kind partout nicht ins Bett, so ist nichts dagegen einzuwenden, dass es im warmen (nicht heißen) Zimmer spielt.

Wichtig: Es sollte sich einigermaßen ruhig verhalten. (Was wahrscheinlich eher klappt, wenn sich Mutter oder Vater ihrem Sprössling zuwenden und Spiele sanfterer Gangart vorschlagen.)

Ruhe ist angesagt, weil das Kind jetzt seine Kräfte braucht, um mit der Krankheit fertig zu werden, die das Fieber verursacht, und weil Fieber den Kreislauf belastet.

Die häufigere Variante: Das fiebernde Kind zieht sich bereitwillig in sein Bett zurück. Hier kann es am besten in aller Ruhe neue Kräfte sammeln und sich ausschlafen.

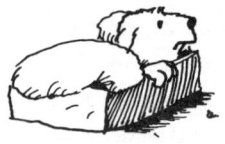

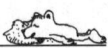

Damit's im Bett gemütlich wird

Verse, die beim Gesundwerden helfen

Eine kleine süße Ratte
liegt hier auf der Matte.
Ich küsse sie auf den Bauch
mag das die Ratte auch?
Ich kitzel sie am Knie
merkt das die Ratte nie?
Ich beiß sie in den Zeh
tut das der Ratte weh?

Ein kleiner Hase
liegt auf der Nase.
Will gar nichts tun.
Will nur noch ruh'n.
Liegt lang und flach.
Ist krank und schwach.
Ich küss ihn gesund.
Küss ihn auf den Mund.

Du weiches Federkissenhuhn
was hast du hier im Bett zu tun?
Ich nehm dich auf den Arm
da hast du es schön warm.

Wer liegt im Himmelreich
schlafwarm und herrlich weich?
Wen knuffe ich gleich sehr?
Den Futzel-Fieberbär.

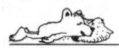

Krank sein heißt: richtig verwöhnt werden

Fiebertage sind grau und trist. Die Stunden schleichen dahin. Nichts rührt sich. Wenn doch ein bisschen Abwechslung wäre!

Wer krank ist, möchte verwöhnt werden. Richtig nach Strich und Faden. Und dieser verständliche Wunsch wird von vielen Eltern natürlich gern erfüllt. Da werden extra Akzente gesetzt. So bekommen die Tage Glanzlichter, und das Kranksein hat neben allem Übel doch einigen Reiz.

▶ Das Krankenlager im Elternschlafzimmer aufschlagen. (Vor allem ein kleines Kind fühlt sich dort besonders geborgen.) Das ist anders als das Übliche und gibt dem Tag einen besonderen Akzent.

▶ Orangensaft (frisch gepresst), heißen Zitronensaft oder ein anderes Lieblingsgetränk servieren (nicht immer zu empfehlen, zum Beispiel nicht bei Halsschmerzen) und daraus ein Ritual machen: Das Getränk zur immer gleichen Zeit servieren. Das gleiche Glas mit Strohhalm bringen. Kinder mögen solche Fixpunkte, auf die sie sich freuen können.

▶ Ein Extrabilderbuch in petto haben, das nur bei Krankheit zum Vorschein kommt und danach wieder verschwindet. (Oder ein bestimmtes Spielzeug oder Spiel.)

▶ Paten, Großeltern dazu animieren, eine Karte oder einen Brief zu schreiben, denn angenehme Post bekommt jeder gern.

▶ Im Bett ein Geschenk(chen) verstecken.

▶ Eine Überraschungskette: Sechs Kleinigkeiten einpacken: Gummibärchen, Kekse und dergleichen. Die Päckchen an ein Band knoten. Aus dem Band eine Kette binden und am oder hinter dem Bett aufhängen. Zu jeder neuen Stunde oder an jedem neuen Tag darf ein Päckchen abgeschnitten werden.

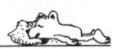

▶ Einen »Tisch« fürs Bett bauen: Einen rechteckigen Karton, nicht zu hoch, nicht zu breit, umstülpen, die Seitenteile so ausschneiden, dass Platz für die Bettdecke und die Beine ist.

▶ Eine neue Kassette besorgen.

Gut zu wissen

Wann wieder zur Schule?

Nach einer schwereren Krankheit sollte sich ein Kind noch zwei, drei Tage zu Hause erholen, bevor es sich wieder dem Schulstress stellt. Und nach einem harmlosen kleinen Infekt? Ist das Fieber passé, und fühlt sich das Kind einigermaßen fit, ist wieder Schule angesagt.

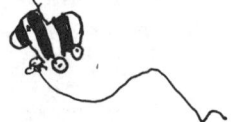

Beim Spielen das Kranksein vergessen

Das Kranksein hat auch ein paar gute Seiten: Jetzt bleibt genug Zeit zum Spielen. Zwar ist nicht gerade Action und Aufregung angesagt, aber auch ruhigere Spiele haben ihren Reiz (vor allem wenn Vater oder Mutter mitmachen).

Spiele, die man allein machen kann

Autorennen. Ein Miniauto mit Steg auf Papier malen. Ausschneiden und den Steg umknicken. Das Auto auf ein 10-Cent-Stück kleben. Auf Pappe eine Zickzackstraße malen. Das 10-Cent-Stück samt Auto auf die Straße setzen. Einen Magneten unter die Pappe halten, das Auto damit über den Zickzackkurs dirigieren.

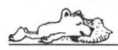

Zoo. Zootiere mit einem breiten Steg auf einen Karton malen. Die Tiere ausschneiden und den Steg jeweils umknicken. Einen Zoo damit aufbauen.

Rotkäppchen. Das Märchen Rotkäppchen vorlesen. Dann alle Figuren daraus auf dünnen Karton zeichnen, wieder mit breitem Steg unten. Die Märchengestalten ausschneiden und den Steg jeweils umknicken. Dann das Märchen mit den Figuren nachspielen. (Oder eine andere Geschichte nachbasteln.)

Geschichten erzählen. Kinder erwarten nicht, dass selbst gehäkelte Geschichten so spannend, so knallbunt sind wie Fernsehdramen. Es kommt ihnen vor allem auf das Erzählen an, auf die Nähe und Zuwendung der Erwachsenen.

Fingerfuzzis. Aus einfarbigen Stoffresten lange, schmale Tüten nähen – für jeden Finger eine Tüte. Aus den Tüten Fingerfuzzis machen: Gesichter aufsticken oder aufmalen.

Fußball verkehrt. Sechs Fußballer auf dünnen Karton zeichnen und ausschneiden. Einen Schuhkartondeckel besorgen. Zwei Fußballer an die Quer-, vier Fußballer jeweils in einigem Abstand voneinander an die Seitenteile des Deckels kleben. Einen Knopf als »Ball« auf den Deckel legen. Das Spiel kann beginnen: Das »Fußballfeld« sachte kippeln, den Knopf hin- und herrutschen lassen. Wie oft trifft er einen Fußballer?

Spiele, die man zu zweit machen kann

Monstermischmasch. Monster zeichnen, die ineinander verknäult sind. Das Bild an den Mitspieler weitergeben, der herausfinden darf, wie viele Monster an der Keilerei beteiligt sind.

Rätsel ausdenken. Ein paar Rätsel ausdenken, aufschreiben, und das Papier an den Mitspieler weiterreichen, der sein Glück damit versuchen und selbst neue Rätsel aufgeben darf.

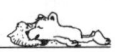

Geistergeschichten. Eine Geistergeschichte ausdenken. Mitten in der Geschichte stoppen und den Mitspieler weitererzählen lassen. Immer hin und her erzählen.

Würfelwörter. Irgendeinen Buchstaben vorgeben. Der Mitspieler würfelt daraufhin. Wer jetzt zuerst ein Wort findet, das mit dem vorgegebenen Buchstaben beginnt und dessen Buchstabenanzahl den vorgegebenen Würfelaugen entspricht, darf in der nächsten Runde den Anfangsbuchstaben vorgeben. Wer eine 1 wirft, darf noch einmal würfeln.

Städteraten. Gespielt wird mit einer Landkarte. Auf der Karte eine Stadt suchen und die Lage der Stadt vage beschreiben: »Meine Stadt liegt im Norden Deutschlands, in der Nähe von Hamburg ...« Der Mitspieler versucht, sie zu finden. Die Karte ist ihm dabei eine Hilfe. Ist die Stadt entdeckt, werden die Rollen getauscht.

Ich sehe was, was du nicht siehst? Ein Klassiker! Im Zimmer einen Gegenstand aussuchen und die Farbe dieses Gegenstandes nennen: »Mein Gegenstand ist blau!« Nennt der Mitspieler nach einigen vergeblichen Versuchen den richtigen Gegenstand, darf er die nächste Sache ausgucken.

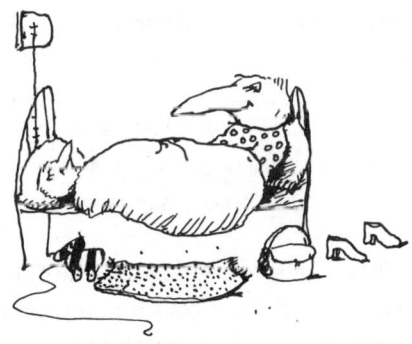

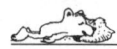

Womit im Bett spielen?

Nicht jedes Spielzeug ist im Bett zu gebrauchen. Folgende Spielsachen haben sich bewährt:

- ▶ Mobile überm Bett
- ▶ Stecksteine – zum Beispiel Legos. Karton mit Rand (zu hoch darf der Rand nicht sein) als Unterlage nehmen
- ▶ Heft- oder Magnetspiele
- ▶ Karten- und Steckspiele
- ▶ Gesellschaftsspiele (samt Tablett)
- ▶ Farbstifte (die sich auswaschen lassen) und ein dicker Malblock
- ▶ Puzzles aus kleinen Steinen (samt Tablett)
- ▶ Handarbeitssachen (sticken, stricken, häkeln)
- ▶ Webrahmen
- ▶ Fotos zum Einkleben in ein Fotoalbum

Trösten und zärtlich sein

Nichts macht Eltern so zu schaffen wie das Weinen ihres Kindes. Besonders schlimm, wenn das Weinen bedeutet: »Ich habe Schmerzen, fühle mich elend!« Glücklicherweise steht Eltern ein wirkungsvolles Mittel zur Verfügung, Beschwerden zu lindern: Sie trösten ihr Kind, zeigen ihm ihre Zärtlichkeit und Liebe.

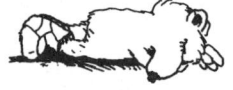

- ▶ Weint das Baby, nimmt es die Mutter auf den Arm, wandert mit ihm durchs Zimmer, wiegt es, singt ihm vor. Das Baby entspannt sich. Es geht ihm besser.

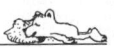

▶ Klagt die kleine Tochter über Bauchweh, nimmt sie der Vater auf den Schoß und erzählt ihr eine Geschichte – zum Beispiel von einem kleinen kranken Hund.

Mit der Stimme beruhigen

Intuitiv machen Mütter und Väter genau das Richtige: Sie reden beruhigend auf ihr Kind ein. Oder singen ihm vor: »Heile, heile Segen«, in leichtem Singsang vorgetragen, kann Wunder wirken. Mütter und Väter wissen, dass sanftes, rhythmisches Wiegen die Wirkung des Singsangs noch verstärkt.

Auf den Tonfall kommt es dabei an. Ein Kind nimmt genau wahr, was es zu hören bekommt: Es nimmt die Zärtlichkeit der Stimme in sich auf, die liebevolle Zuwendung, die sich darin ausdrückt, und fühlt sich getröstet: Da ist jemand, der auf mich aufpasst.

Die richtigen Worte finden

Neben der Zärtlichkeit, die sich in der Stimme mitteilt, sind auch die Worte wichtig, die gesagt werden. Die richtigen Worte im Zusammenhang mit Krankheit zu finden, ist gar nicht so einfach.

Natürlich möchte man dem kranken Kind versprechen, dass das Kranksein bald ein Ende haben wird. Man möchte dem Fünfjährigen, der sich mit einem üblen Husten herumquält, sagen: »Noch einen Tag, und dann geht's dir besser!« Oder der Siebenjährigen, die kreidebleich mit Bauchweh und Fieber im Bett liegt: »Jetzt wird alles gut!«

Keine falschen Versprechungen machen

Mit Versprechungen sollte man jedoch vorsichtig sein. Wer weiß, ob sich der Husten wirklich schnell geben, ob die Tablet-

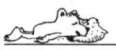

ten schnell helfen werden. Ein Kind nimmt Worte wörtlich, vertraut auf Zusagen. Es fühlt sich betrogen und ist bitter enttäuscht, wenn Versprechungen nicht eingelöst werden: »Wieso haben sie gesagt, mir würde es besser gehen? Wollen sie mir vielleicht nicht helfen?«

Weil eine Krankheit nicht berechenbar ist, lieber keine Versprechungen machen, sondern stattdessen in einfachen Worten erzählen, was sich im Körper eigentlich tut. Dem Kind zum Beispiel erklären, welche Funktion das Fieber hat. Warum der Patient in diesem oder jenem Fall Medikamente braucht. Warum Wadenwickel einen Sinn haben. Warum viel Trinken angesagt ist.

Wird der kleine Patient als (Gesprächs-)Partner ernst genommen, tut das seinem Selbstbewusstsein gut. Die Folge: Auch ein Kind ist in der Lage zu verstehen, dass es mithelfen muss und mithelfen kann beim Gesundwerden. Eltern können die Bereitschaft verstärken, indem sie den Sohn oder die Tochter immer wieder loben: »Du bist ganz schön tapfer!«

Streicheln und ganz sanft massieren

Noch wichtiger als miteinander reden ist für das Kind das Schmusen. Zärtlichkeit und Liebe helfen beim Gesundwerden. Wenn Eltern ihr Kind in den Arm nehmen, küssen und liebkosen, dann heißt das: »Wir sind da. Wir helfen dir!«

Der Himmel auf Erden für ein Baby: Eng an die Mutter geschmiegt, ihre Haut, ihre Wärme zu spüren und ihre Hände wahrzunehmen. Hände, die trösten, die zärtlich den Bauch streicheln, die sanft durchs Haar fahren.

Babys und Kleinkinder brauchen Schmusen, Hautkontakt, die Nähe der Eltern als Nahrung für die Seele. Das gilt auch später noch.

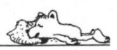

Eltern wissen ganz instinktiv, was gut ist für die Seele und damit auch für den Körper. Seit je wenden sie diese suggestiven Heilkräfte an.

Was einem Baby und Kleinkind gut tut

Egal, ob im Baby-, Kleinkind- oder im Schulkindalter – ein Kind, das sich nicht wohl fühlt, ist unruhig und angespannt. Durch sanftes Streicheln und Massieren gelingt es Eltern oft, diese Anspannung zu mildern oder zu lösen. Jede Mutter, jeder Vater hat sein eigenes Streichelprogramm. Zur Bestätigung oder Ergänzung ein paar Tipps dazu:

Womit sich ein kleines Kind beruhigen lässt

- ▶ Das Baby auf den Unterarm legen und herumtragen. In dieser »Fliegerhaltung« hört es in der Regel auf zu weinen.
- ▶ Haut an Haut liegen. Sich das Kind auf die Brust legen, damit es den Herzschlag von Mutter oder Vater spürt. Das gleichmäßige Pochen wirkt beruhigend.
- ▶ Den Kopf des Kindes mit beiden Händen umfassen und mit den Handflächen sanft massieren. Dem Baby über die Stirn streichen.
- ▶ Das Kind auf den Arm nehmen – Köpfchen auf der Schulter. Ihm leise vorsingen und im Wiegeschritt durchs Zimmer gehen. Oder mit dem Baby auf dem Arm (vorsichtig) tanzen.
- ▶ Mit dem Daumen die Fußsohlen und Handflächen sanft kitzeln und mit leisem Druck massieren.
- ▶ Den nackten Rücken, den Bauch, die Beine und Arme streicheln. Mit warmen Händen vorsichtig massieren.
- ▶ Schmerzen sanft »wegpusten«.
- ▶ Den Nacken erst ganz leise, dann etwas fester kraulen.

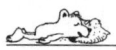
▶ Eine Hand leicht auf das Gesicht des Kindes legen. Ganz still halten. Die Hand riecht nach Mutter oder Vater, und darunter ist es dunkel. Das hilft manchmal beim Einschlafen.

▶ Das Kind auf den Schoß nehmen und wie ein Baby wiegen. (Auch ältere Kinder mögen noch Schmusespiele!)

▶ Den Sohn oder die Tochter fest in den Arm nehmen. Einfach nur still liegen. Das wirkt manchmal beruhigender als sanftes Streicheln.

▶ Den Körper massieren. Mit den Füßen beginnen und mit knetenden, kreisenden Bewegungen die Beine hochstreichen, Po und Rücken massieren, Bauch und Brust und zum Schluss die Arme. Die Reihenfolge kann auch anders sein.

Allerdings ist nicht jedem Kind nach einer Massage zumute, wenn es sich krank fühlt. Und man darf auch nicht erwarten, dass eine Vierjährige oder ein Siebenjähriger mucksmäuschenstill und ruhig eine Massage mit sich geschehen lässt. Die meisten Kinder verlieren schnell die Lust und zappeln lieber herum.

Oft tut es jetzt einfach gut, sich auf den Schoß von Mutter oder Vater zu verkriechen und die Streicheleinheiten zu genießen.

Hält sich die Freude an Zärtlichkeiten aber in Grenzen, sollten Eltern das respektieren. Das fällt nicht immer leicht, schließlich möchte man sein krankes Kind doch so gerne in den Arm nehmen.

Alle Kinder – die kleinen und die großen – brauchen eine Riesenportion Zuwendung. Wenn sich Eltern Zeit nehmen für ihr krankes Kind, ist das allein schon Balsam für die Seele (und damit für die Gesundheit). Das Kind fühlt sich beschützt und geborgen.

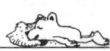

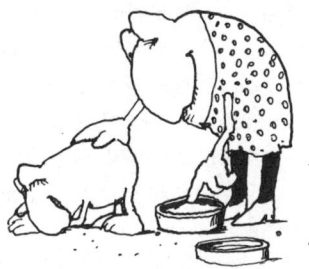

Gut zu wissen

Zur Ruhe kommen und entspannen

Zwei Übungen für Mutter oder Vater und Kind. Oft enden sie zum Spaß aller in großem Gelächter.

▶ *Atemübung.* Nebeneinander liegen (auf dem Rücken). Die Finger spreizen. Beide Hände auf den Unterbauch legen. Tief durch die Nase in den Bauch atmen. Beim Einatmen bläht sich der Bauch auf. Beim Ausatmen wird er flach. Ganz ruhig atmen. Die Übung ein paarmal wiederholen.

▶ *Fantasiereise.* Nebeneinander liegen (auf dem Rücken) – ruhig und entspannt. Sich vorstellen, man hätte Ferien, läge am Strand in der Sonne und würde von Kopf bis Fuß allmählich warm werden.

Ein krankes Kind pflegen – wie denn eigentlich?

Neben Liebe und Zärtlichkeit braucht ein Fieberkind auch eine gute, liebevolle Pflege. Wichtige Tipps dazu:

▶ Die Zähne häufiger putzen als sonst.
▶ Die Lippen gut fetten, damit sie nicht austrocknen.

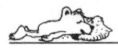

▶ Ab und an einen feuchten Waschlappen zum Kühlen auf die heiße Stirn legen.

▶ Wenn das Kind friert, das Bett mit zwei Wärmflaschen vorwärmen. Bei hohem Fieber reicht ein Laken als Zudecke.

▶ Dem Patienten einen Baumwoll-Schlafanzug oder ein -Nachthemd anziehen und oft wechseln und gegebenenfalls alles auf der Heizung vorwärmen.

▶ Wenn die Luft im Zimmer trocken ist, ein feuchtes Handtuch ausgebreitet über die Heizung legen. Oder Wasser verdampfen lassen. Eventuell ein ätherisches Öl auf das Handtuch oder ins Wasser geben.

Ätherische Öle duften nicht nur gut, sie wirken sich auch anregend auf die Atmung aus (zum Beispiel Eukalyptus bei Erkältungskrankheiten). Viele haben einen beruhigenden Effekt (zum Beispiel Lavendel). Im Reformhaus oder auch in der Apotheke nachfragen. (Vorsicht bei Allergiekindern!)

▶ Solange sich der Kranke elend fühlt, ihn, wenn das sein Wunsch ist, abseits vom Familientrubel betten – zum Beispiel im Elternschlafzimmer (Zimmertemperatur etwa 18 °C).

Später, wenn die Kräfte wieder erwachen, fühlt er sich mitten im Familiengetriebe wahrscheinlich wohler – zum Beispiel auf dem Sofa im Wohnzimmer, möglichst mit Blick auf die Tür oder aus dem Fenster. Ein Fernseher in der Nähe oder ein Radio und Kassettenrecorder ist jetzt auch nicht übel.

▶ Musik beflügelt die Seele – vor allem, wenn es um die Laune nicht zum Besten steht.

▶ Das Krankenzimmer häufig lüften (auch im Winter) und Zugluft vermeiden.

▶ Das Bettzeug oft wechseln. Nichts ist angenehmer, als in frische Bettwäsche zu steigen.

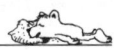

Krankes Kind und Beruf –
wie ist das zu vereinbaren?

Beruf und Kind unter einen Hut zu bringen – wahrlich ein Kunststück. Erst recht bei Krankheit des Kindes. Sonst vielleicht bestens funktionierende Betreuungsmodelle – zum Beispiel Tagesmutter oder Ganztagskindergarten – fallen jetzt aus. Was nun?

Der Staat versucht zu helfen
Verheiratete, die in der gesetzlichen Krankenversicherung sind, können sich pro Kind und Jahr 20 Tage von der Arbeit freistellen lassen. Bei zwei Kindern erhöht sich der Anspruch auf 40 Tage, ab drei Kindern auf 50 Tage. Diese Regelung betrifft nicht nur Mütter, sondern auch Väter (die sie allerdings selten in Anspruch nehmen).

Alleinerziehende dürfen bei einem Kind 20 Tage zu Hause bleiben, ab zwei Kindern bis zu 40 Tage, ab drei bis zu 50 Tage.

Voraussetzung: Das Kind ist jünger als zwölf Jahre, und es liegt ein Attest vom Arzt vor.

Grundsätzlich ist der Arbeitgeber zur Entgeltfortzahlung in dieser Zeit verpflichtet – es sei denn, im Arbeits- oder Tarifvertrag ist der Anspruch auf Lohnfortzahlung bei der Erkrankung von Kindern ausgeschlossen. Dann können gesetzlich Versicherte bei der Krankenkasse Kinderpflegegeld beantragen (etwa in Höhe des Nettolohns). Private Krankenversicherungen ersetzen den Lohn in der Regel nicht.

Von den Ängsten, Sonderurlaub zu nehmen
Kleine Kinder werden häufig krank. Vor allem, wenn sie neu im Hort oder im Kindergarten sind und sich laufend anstecken. Ihr

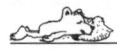

Immunsystem muss die nötigen Abwehrkräfte erst noch entwickeln.

In diese Phase fällt häufig auch der Wiedereintritt in den Beruf: Sind die Kinder dem Babyalter entwachsen, denken viele Mütter wieder an eine Berufstätigkeit.

Häufiger Sonderurlaub zu nehmen mit der Begründung »Mein Kind ist krank« bereitet vielen ein schlechtes Gewissen: »Das geht einfach nicht.« Auch Angst vor Arbeitsplatzverlust spielt hier eine Rolle.

Oft sehen Mütter keine andere Möglichkeit, als ihre Kinder mithilfe Fieber senkender Medikamente schnell wieder »gesund« zu machen. Andere opfern lieber einen Teil ihres Jahresurlaubs.

Ein krankes Kind muss in Ruhe gesund werden dürfen! Es darf sich nicht schuldig fühlen: »Weil ich krank bin, haben meine Eltern eine Menge Stress.«

Deshalb suchen Berufstätige nach akzeptablen Lösungen, die jedoch immer noch schwer zu finden sind.

Einen Plan für den Notfall parat haben

▶ Zur Erinnerung noch einmal: Auch ein Vater hat Anspruch auf Sonderurlaub, wenn das Kind krank ist. Wechseln sich Eltern ab, halbiert sich auch der Ärger am Arbeitsplatz.

▶ Mit Großmüttern, Patentanten, Freundinnen, Nachbarn ein Hilfsprogramm überlegen: Wer hat die Möglichkeit, wann einzuspringen, wenn Not am Mann ist? Dieses Hilfsprogramm rechtzeitig abklären und nicht erst ansprechen, wenn es akut ist. Hilfe auf Gegenseitigkeit verabreden.

▶ Falls möglich: Dem Arbeitgeber anbieten, einiges an Arbeit zu Hause zu erledigen. Damit verringert sich das schlechte Gewissen.

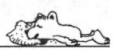

► Per Zeitungsannonce oder in der Nachbarschaft eine Pflege-großmutter suchen, die einspringen kann. Frühzeitig darum kümmern, damit man sich in aller Ruhe kennen lernt und nicht erst im Notfall.

► In vielen Landkreisen und Städten wird ambulante Familien-pflege angeboten. Beim Jugendamt, bei Caritas oder Diakonie nachfragen. Inzwischen gibt es auch private Betreuungsdiens-te (nicht ganz billig), die im Ernstfall einspringen.

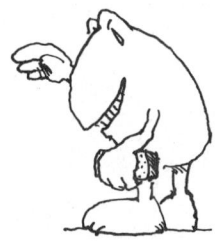

3. Kapitel

Mit dem Kind zum Arzt gehen

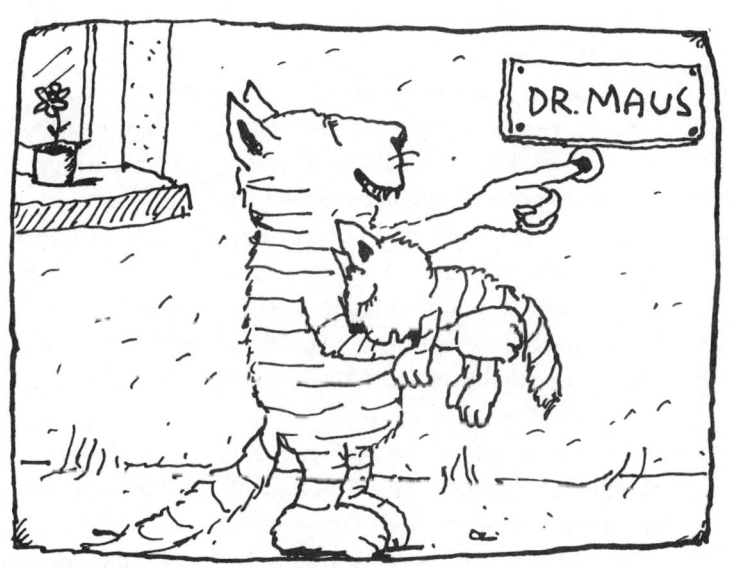

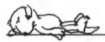

Zu welchem Arzt mit dem Kind?

Überfüllte Wartezimmer, lange Wartezeiten, eine hektische Atmosphäre in der ganzen Praxis – oft Gründe, den Kinderarzt zu wechseln. Ein schwieriges Kapitel, denn es ist nicht einfach, den Arzt zu finden, den man sucht. Wie soll dieser Arzt eigentlich sein?

▶ Bin ich auf eine bestimmte medizinische Richtung festgelegt
  — auf Homöopathie, auf Naturheilkunde oder auf anthroposophische Medizin,
  — auf klassische Schulmedizin,
  — auf Schulmedizin, ergänzt durch alternative Methoden wie Naturheilkunde.
▶ Gehe ich lieber
  — zu einem Mediziner,
  — zu einer Medizinerin.
▶ Was erwarte ich von dem Arzt?
  — Dass er eine Autorität ist, der ich mich vertrauensvoll unterordnen kann: Er soll entscheiden, welche Therapien, welche Vorsorgemaßnahmen nötig und richtig sind.
  — Dass er mich in Sachen Kind und Gesundheit als wichtigen Partner betrachtet und über alle Belange und Maßnahmen, die anstehen, genau informiert. Dass er mich bei allen Entscheidungen mit einbezieht, sich Zeit nimmt für Gespräche, mit mir Behandlungsalternativen bespricht und mich nicht mit einem Rezept abspeist.
▶ Wie soll sich der Kontakt zum Kinderarzt gestalten?
  — Möglichst persönlich. Er soll sich nicht nur um den Körper meines Kindes kümmern, sondern auch um seine Seele, unser soziales Umfeld kennen – wie zum Beispiel unsere

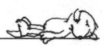

Wohn-, unsere Kindergarten- oder Schulsituation –, uns also nicht nur als Karteikarte wahrnehmen.

— Auf einen persönlichen Kontakt lege ich nicht viel Wert. Ein distanziertes Verhältnis auf möglichst sachlicher Ebene ist mir ganz recht. Ich habe keine Lust, mir in mein Privatleben gucken zu lassen.

Einige praktische Gesichtspunkte

▶ Ist es mir wichtig, zu einem Arzt in der Nähe zu gehen?

▶ Muss die Praxis
 — mit öffentlichen Verkehrsmitteln gut zu erreichen sein?
 — Lege ich Wert auf gute Parkmöglichkeiten?
 — Ist das alles nicht so wichtig?

▶ Suche ich einen Arzt,
 — der Hausbesuche macht,
 — den ich notfalls auch am Abend oder am Wochenende erreichen kann?

▶ Die Wartezeiten:
 — Ist mir eine Bestellpraxis mit festen Terminen lieber – auch wenn ich mich dann vielleicht lange vorher anmelden muss?
 — Ist mir eine Laufpraxis mit offener Sprechstunde lieber – auch wenn ich dann vielleicht länger warten muss?

Gut zu wissen

Einsicht in ärztliche Unterlagen
Eltern können Einblick in die ärztlichen Akten ihres Kindes verlangen und darum bitten, diese Unterlagen zu fotokopieren (auf eigene Kosten). Das betrifft auch Arztbriefe.

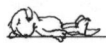

Keine Angst vor dummen Fragen

Viele gehen nervös mit ihrem Sprössling zum Kinderarzt: »Ist alles in Ordnung? Denke ich an alles? Hoffentlich hält er mich nicht für übervorsichtig …« Tipps, die die Nervosität nehmen:

▶ Alle Fragen vorher in Ruhe aufschreiben und den Zettel beim Arzt Punkt für Punkt abhaken.

▶ Viel fragen und keine Angst vor »dummen« Fragen haben. Nach Zusammenhängen und nach der Bedeutung von Fachausdrücken fragen. Keine überflüssigen Bedenken haben, wie: »Der Arzt denkt sicherlich, ich misstraue ihm.«

▶ Zügig das ansprechen, was ansteht, und nicht ununterbrochen an das volle Wartezimmer denken.

▶ Ehrlich sein. Die eigenen Ängste ansprechen oder auch Probleme in der Kindererziehung.

Gut zu wissen

Gut vorbereiten auf den Besuch beim Kinderarzt
Ein paar Tipps, die hilfreich sind:

▶ Den Kinderarzt nicht mit zu vielen Fragen überfallen. Ein paar Schwerpunkte setzen, sich auf die wichtigsten Fragen beschränken.

▶ Nicht erwarten, dass der Kinderarzt im Schnellkurs ganz nebenbei jede Menge Informationen zu etlichen »Kinder«-Themen, wie Ernährung, Schlafschwierigkeiten oder Problemen mit Geschwistern, liefern kann.

▶ Zu Hause ab und an Protokoll führen, wenn sich Besonderes im Kinderalltag tut. Die Beobachtungen in Stichworten notieren und die wichtigsten Notizen als Merkzettel mit zum Arzt nehmen.

▶ Den Arzt fragen, warum er welche Untersuchung macht.

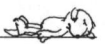

Das ganze Kind sehen, nicht nur die Krankheit

Die meisten Mütter und Väter haben ähnliche Vorstellungen von dem Mediziner, zu dem sie mit ihrem Kind gehen möchten: Er soll nicht nur ein medizinischer Experte sein, sondern ein Vertrauter für die Familie. Ein Vertrauter, bei dem sie ihr Kind in guten Händen wissen.

Sie wünschen sich einen Arzt, der Bescheid weiß über Kind und Kegel und den ganzen Familienbetrieb zu Hause. Und der die Entwicklung des Kindes vom Babyalter bis zur Pubertät engagiert begleitet.

Diese hohen Erwartungen erfüllen sich nicht immer. In der Praxis haben Eltern, Kind und Arzt oft Schwierigkeiten miteinander. Jeder geht auf seine eigene Art an das Thema Kind und Gesundheit heran. Dabei kommt es leicht zu Missverständnissen.

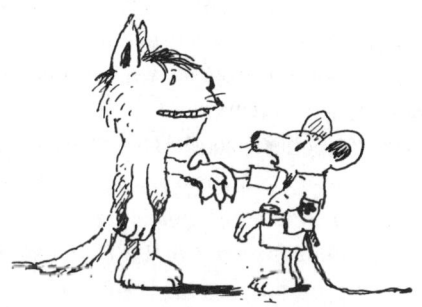

**Wenn Arzt und Eltern miteinander reden,
ohne sich zu verstehen**

Drei typische Beispiele, die zeigen, wie schnell die Eltern und der Arzt aneinander vorbeireden können:

► Florian tut das Schlucken weh. Der Arzt schaut dem Vierjäh-

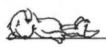

rigen in den Hals, schaut in die Ohren, schreibt ein Rezept, sagt: »Das gibt sich bald wieder!« Und das war's dann auch schon.

Mit einem unguten Gefühl verlässt Florians Mutter die Praxis. Sie wollte nicht nur über das Thema Halsschmerzen sprechen und über die Infekte, die sich in letzter Zeit häuften. Sie wollte mit dem Arzt eigentlich auch darüber sprechen, dass Florian in letzter Zeit so schlecht schläft und furchtbar zappelig ist. Und dann ist da noch etwas: Es gibt eine Menge Probleme zu Hause. Eheprobleme. Geldsorgen. Ob dieser Stress Auswirkungen auf Florians Gesundheit hat?

Aber sie hat einfach nicht gewagt, ihre Sorgen anzusprechen. Die Atmosphäre im Sprechzimmer war nicht danach. Sie hatte den Eindruck, sich kurz fassen zu müssen.

Jetzt steht sie da – mit einem Rezept in der Hand. Eigentlich will sie ihrem Sohn gar keine Pillen gegen Halsweh geben. Nicht wegen des Rezepts ist sie gekommen, sondern in der Hoffnung, dass sich der Arzt den ganzen Jungen etwas gründlicher anschauen würde. Auf ein etwas umfassenderes Gespräch hatte sie gehofft. Auf mehr als nur das Thema Halsschmerzen.

Ein Tipp: Bei der Anmeldung gleich die Themen angeben, die zu besprechen sind. Dann wird in der Praxis mehr Zeit für ein ausgiebigeres Gespräch eingeplant.

Oder:

► Maria, sieben Jahre alt, hat Husten und Schnupfen. Schon den dritten Infekt in kurzer Zeit hat sie sich eingehandelt. Der Arzt bemüht sich, Husten und Schnupfen in den Griff zu bekommen. Die Frage, warum Maria plötzlich so viel anfälliger ist als früher, stellt er nicht.

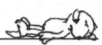

Maria ist in letzter Zeit nicht nur anfälliger als sonst, sie hat sich verändert. Sie will plötzlich nachmittags zu Hause bleiben, mag sich nicht mehr mit Freundinnen verabreden. Sie ist blasser, zurückhaltender als sonst.

Ihrer Mutter sind diese Verhaltensänderungen aufgefallen. Sie kann sich aber keinen rechten Reim darauf machen. Vielleicht hat Maria Schwierigkeiten mit ihren Freundinnen. Aber das Kind erzählt nur wenig aus der Schule.

Gerne würde Marias Mutter mit dem Kinderarzt über ihre Beobachtungen sprechen, lässt es aber: »Wer weiß, ob da ein Zusammenhang besteht?« Sie will den Arzt nicht aufhalten. »Der hat in dem Gewusel in der Praxis kein Ohr für meine Vermutungen«, sagt sie sich.

▶ Philip, sieben Jahre alt, hat Schmerzen am Knie. Seine Mutter beschränkt sich nicht darauf, dem Arzt das Symptom zu schildern, sondern erzählt ausführlich von früheren Knieverletzungen, von Fahrradstürzen und vom Fußballspielen. Der Arzt ist verwirrt von den vielen Geschichten, kann sich nur schwer auf die Untersuchung konzentrieren und fragt nicht weiter nach.

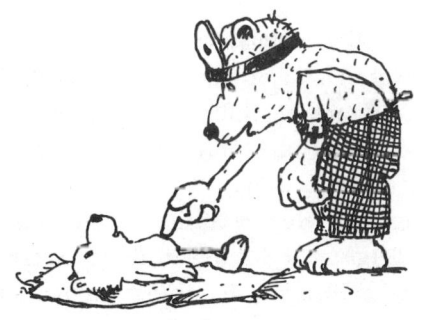

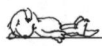

Keine Zeit für ein umfassenderes Gespräch?

Viele Mütter oder auch Väter machen ähnliche Erfahrungen, wenn sie mit ihrem Kind zum Arzt kommen. Weil es in der Praxis meistens hektisch zugeht, beschränken sie sich nicht selten darauf, beim Arzt nur die akuten Probleme anzusprechen. Ein längeres Gespräch kommt oft nicht zustande, weil der Arzt zwischen mehreren Behandlungszimmern hin und her hetzt und vor allem das Gefühl vermittelt: Jede Minute ist kostbar.

Dabei hätten die meisten Eltern viel zu sagen. Denn Mütter und Väter sind gute Beobachter. Sie nehmen an ihrem Kind Veränderungen wahr – oft ganz minimale Veränderungen –, die andere noch lange nicht sehen. Und gerade diese Beobachtungen können bei der Beurteilung einer Krankheit wichtig sein.

Warum interessieren sich viele Mediziner nur für das einzelne Symptom und nicht für das ganze Kind, für seine Lebensumstände, für seine Familien- und Schulsituation? Warum beziehen sie diese Faktoren nicht in ihre Therapien mit ein? Sicherlich selten aus Desinteresse oder Unkenntnis, häufiger aus Mangel an Zeit begnügen sie sich oft damit, nur die akuten Beschwerden zu behandeln.

Eltern suchen nach Alternativen

Immer mehr Mütter und Väter sind inzwischen nicht mehr gewillt, jede banale Erkrankung ihres Sprösslings mit Medikamenten behandeln zu lassen (oft werden gleich schwere Geschütze verschrieben).

Weil bei der traditionellen Medizin die medikamentöse Behandlung im Vordergrund steht, weil die sozialen und seelischen Hintergründe von Krankheit in der Alltagspraxis – aus der Sicht vieler Eltern – zu selten zur Sprache kommen, sind viele darauf

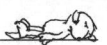

aus, Alternativen zu finden. Sie suchen nach einem Hausarzt, der das Kind während seiner Entwicklung begleitet. Nach einem Arzt, der mit Kindern umgehen, der zuhören kann, der die Geduld hat, sich seinen Patienten gründlich anzuschauen.

Viele Eltern sind heute an Naturheilverfahren interessiert, an unterschiedlichen Therapieformen und Methoden, die jedoch alle auf folgenden Punkten basieren:

▶ Krankheit hat immer mit Körper und Seele zu tun. Die Seele wird in Mitleidenschaft gezogen, wenn ein Kind körperlich erkrankt. Oder umgekehrt: Die Gesundheit leidet, wenn ein Kind seelisch erkrankt.

▶ Der Mensch verfügt über Selbstheilungskräfte, die es zu wecken und zu unterstützen gilt.

Naturheilverfahren werden meistens als eine Ergänzung, nicht als Ersatz der Schulmedizin betrachtet.

Bei vielen Müttern und Vätern sind die Erfolge der Schulmedizin – gerade im Bereich der schweren Erkrankungen – unbestritten. Sie wissen, dass es der modernen Kinderheilkunde zu verdanken ist, dass unzählige schwere Krankheiten, an denen Kinder früher qualvoll leiden mussten oder sogar starben, heute zu behandeln sind.

Sie möchten das Thema Kind und Gesundheit nicht mehr von A bis Z an die Schulmedizin delegieren, sondern mehr Selbstverantwortung übernehmen.

Eltern gewinnen an Selbstsicherheit. Die Scheu vor der großen Autorität in Weiß gibt sich. Junge Eltern artikulieren ihre Erwartungen heute deutlich. Sie verstehen sich als Partner des Arztes.

Immer mehr Mediziner stellen sich auf diese Veränderungen

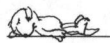

ein. Sie ergänzen die schulmedizinischen Verfahren durch andere Heilmethoden, zum Beispiel durch Homöopathie oder Akupunktur.

Homöopathie: von der Kunst, das richtige Mittel zu finden

Von der traditionellen Medizin oft als Hokuspokus bezeichnet, erzielt die Homöopathie – aller Kritik zum Trotz – erstaunliche Erfolge. Vor allem im Bereich chronischer Krankheiten, wie Hautausschläge oder Asthma, auch und gerade bei der Behandlung kranker Kinder. Langsam verändert sich die Einstellung zur Homöopathie: Als gut verträgliche, ganzheitliche Methode findet sie inzwischen auch bei vielen Schulmedizinern mehr Anerkennung.

Wichtig: das Einführungsgespräch
Sinn dieser Heilmethode ist die Aktivierung der Selbstheilungskräfte. Nur wer seinen Patienten sehr genau kennt, kann sich auch ein Bild von seinen Kräften machen.

Deshalb fragt der Homöopath nicht nur nach den akuten Beschwerden. Er interessiert sich für das Temperament und das Wesen seines kleinen Patienten. Für seine Konstitution, seine Lebensumstände und Lebensgeschichte. Er bemüht sich, das Kind in diesem ersten Gespräch, das nicht selten an die zwei Stunden dauert, kennen zu lernen. Und in diesem Gespräch ergeben sich Fragen, die auf den ersten Blick weniger mit der Krankheit als mit dem Alltag des Kindes zu tun haben: »Hast du früher schon mal Hautausschlag gehabt?« – »Was sind deine Lieblingsspei-

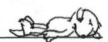

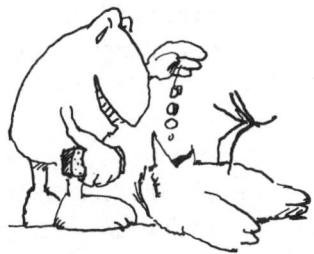

sen?« Ergänzt wird diese mündliche Erstbefragung in der Regel noch durch einen umfangreichen Fragebogen, der auszufüllen ist.

Aus der Sicht eines Homöopathen können ganz verschiedene Menschen mit ganz verschiedenen Lebensläufen nicht ein und dieselbe Krankheit haben. Jeder ist immer auf seine eigene Art und Weise krank. Fazit: Jeder Patient ist ein besonderer, ein einmaliger Fall. Und darauf ist bei der Behandlung einzugehen.

Charakteristisch für den Homöopathen ist, dass er unter Hunderten von Substanzen das Mittel zu finden versucht, das der Konstitution seines Patienten am besten entspricht.

Wenn zehn Kinder mit Bronchitis in seine Praxis kommen, wird wohl jedes Kind die Praxis mit einem anderen Mittel verlassen.

Wer Sohn, Tochter homöopathisch behandeln lässt, der muss Geduld aufbringen, denn es braucht Zeit, um wieder gesund zu werden. Das Ziel der Homöopathie ist nicht eine schnelle, sondern eine dauerhafte Verbesserung des Gesundheitszustands.

Wie wirkt Homöopathie?

Die klassische Homöopathie ist eine klar beschriebene Heilmethode, die auf eigenen, strengen Regeln basiert. Das Grundprin-

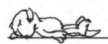

zip heißt: Ähnliches mit Ähnlichem heilen. Substanzen, die Gesunde krank machen, machen – umgekehrt – Kranke wieder gesund.

Mit welchen Substanzen arbeitet die Homöopathie?
Die Homöopathie arbeitet vor allem mit natürlichen Heilmitteln, die nach ganz speziellen Verfahren (Potenzieren) geschüttelt und x-mal verdünnt werden. Dass die Wirkung der Substanzen von der Verdünnung abhängen soll, ist für viele schwer begreiflich. An diesem Punkt macht sich die Kritik an der Homöopathie vor allem fest.

Anthroposophie: heilen mit Malen und Musik

Anthroposophische Ärzte verstehen sich nicht nur als Mediziner und Naturwissenschaftler. Sie haben auch Kenntnisse in der Philosophie und Pädagogik Rudolf Steiners. Und die brauchen sie auch, denn die anthroposophische Medizin hat einen ganz anderen Ansatzpunkt als die traditionelle Medizin.

Sie betrachtet Krankheit nicht als Defekt eines bestimmten Organs, sondern als Störung des harmonischen Gleichgewichts von Körper, Seele und Geist.

Die Selbstheilungskräfte anregen
Ein anthroposophisch orientierter Arzt bemüht sich also, das ganze Kind im Blick zu haben und nicht nur die Beschwerden zu sehen, die dem kleinen Patienten zu schaffen machen (etwa eine Mittelohrentzündung oder ein fiebriger Infekt). Er sieht seine Aufgabe vor allem darin, dem Kind zu helfen, aus eigener Kraft

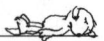

mit seiner Krankheit fertig zu werden. Er beschäftigt sich intensiv mit der Lebensgeschichte seines Patienten, mit seinen Lebensbedingungen. Nur wenn es unbedingt sein muss, greift er von außen in diesen Prozess ein.

Anthroposophische Heilkunst verzichtet also nicht grundsätzlich auf die Erkenntnisse der Schulmedizin und auf die Segnungen moderner Diagnose-Apparate. Bei bestimmten Krankheiten greift der Mediziner auf schulmedizinische Behandlungsmethoden zurück.

Krankheiten nicht wegdrücken, sondern durchstehen

Für eine sanfte Therapie sprechen aus der Sicht anthroposophischer Mediziner vor allem folgende Argumente:

▶ Krankheit, die nicht ausgelebt, sondern mithilfe eines Medikaments verdrängt wird – zum Beispiel mithilfe von Antibiotika –, kehrt irgendwann in gleicher Weise oder veränderter Form wieder. Denn sie ist nur unterdrückt, aber nicht beseitigt worden.

▶ Krankheit hat einen Sinn. Sie bringt das kranke Kind in seiner Entwicklung einen Schritt weiter. Durch die Überwindung von Krankheit gewinnt es neue Kräfte und Fähigkeiten. Körper, Seele und Geist wachsen an dieser Erfahrung.

Weil die Anthroposophie den Menschen in Einklang mit der Natur sieht, wird der natürliche Gesundungsprozess, die Selbstheilungskraft mit Naturheilmitteln angeregt und unterstützt. Mit Substanzen, die meist nach homöopathischen Verfahren aus Pflanzen, Tieren, Metallen und Mineralien gewonnen werden.

Wichtig bei der anthroposophischen Therapie ist die Ernährung. Die Zusammensetzung der Ernährung wird individuell auf

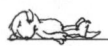

die besonderen Bedürfnisse des kranken Kindes abgestimmt. Jeder bekommt seinen eigenen Ernährungsplan.

Positive Eindrücke unterstützen die Heilung
In einer anthroposophischen Klinik oder Praxis versucht man, auf ganz unterschiedliche Art und Weise, Sinne und Gefühle des kranken Kindes positiv zu beeinflussen und auch damit seine Selbstheilungskräfte zu unterstützen und anzuregen: durch liebevolle Zuwendung und viel Anteilnahme. Durch Musik und Musizieren. Durch Malen und Modellieren. Durch Tanz oder Gymnastik (Heileurythmie). Durch Werken und Handarbeiten.

Ergänzt werden alle diese Aktivitäten durch ausführliche Gespräche zwischen Patient und Arzt.

Naturheilverfahren

Die Mehrzahl der Eltern gibt ihren Kindern lieber ein »natürliches« Mittel als ein »unnatürliches«, chemisch hergestelltes Präparat, wohl meistens in der Annahme, dass ein Naturheilmittel weniger »gefährlich« sei als ein Medikament aus dem Bereich der Schulmedizin. Das kann, muss aber nicht so sein: Viele »natürliche« Arzneien sind häufig alles andere als harmlos. Auch sie können eine starke Wirkung und damit eine starke Nebenwirkung entwickeln. Naturheilmittel sind also nicht in jedem Fall sanft und schonend. Niemand sollte damit nach eigenem Gusto herumdoktern, sondern lieber auf Nummer sicher gehen und mit dem Hausarzt absprechen, welche pflanzlichen Arzneien in welcher Form und Dosierung als Vorbeuge- oder Behandlungsmaßnahme geeignet sind.

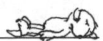

Immer mehr Kinderärzte bevorzugen Naturheilmittel. Und das aus gutem Grund. Denn gerade bei den alltäglichen Krankheiten, wie Husten, Schnupfen und Heiserkeit, lässt sich der Gesundungsprozess mit »natürlichen« Mitteln wirkungsvoll unterstützen. Auch bei Kindern, die jeden Infekt aufschnappen, die eine schwache Konstitution haben, lässt sich der Allgemeinzustand mit Hilfe von Naturheilmitteln stabilisieren. Nicht nur die vielen kleineren und größeren Infekte, sondern auch Magen-Darm-Erkrankungen oder banalere Blasenbeschwerden werden mit pflanzlichen Arzneien oft erfolgreich behandelt.

Pflanzliche Arzneien kann ein Kind häufig als Tee zu sich nehmen. Ein Kräutertee versorgt den Körper zusätzlich mit ausreichend Flüssigkeit und enthält wertvolle Vitamine.

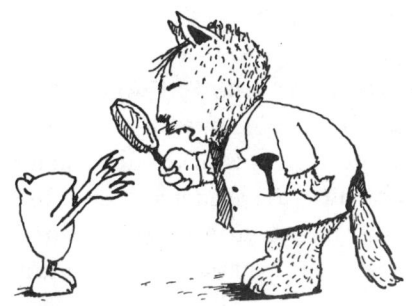

Was sind eigentlich Naturheilmittel?

Laut Bundesgesundheitsamt dürfen nur solche Medikamente als Naturheilmittel bezeichnet werden, die ausschließlich natürliche Substanzen enthalten: Bestandteile von Pflanzen, Tieren, Mikroorganismen und Mineralien.

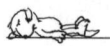

Gut zu wissen

Wann zum Heilpraktiker gehen?

Das Kind wird krank – was tun? Zum Heilpraktiker gehen, weil man vielleicht selbst gute Erfahrungen gemacht hat mit alternativen Heilmethoden? Oder sich doch lieber an einen Kinderarzt wenden?

Dank seiner umfassenden Ausbildung ist der Kinderarzt ein kompetenter Partner für Kind und Eltern und besonders in puncto Diagnostik unentbehrlich. Außerdem ist laut Heilberufegesetz nur ein Arzt berechtigt, die Vorsorgeuntersuchungen durchzuführen.

Über Heilmethoden jenseits der Schulmedizin lassen nicht alle, aber viele Ärzte mit sich reden. Sie sind bei der Therapie verschiedener Krankheiten (zum Beispiel bei chronischen Erkrankungen) vielleicht sogar bereit, mit einem Heilpraktiker zusammenzuarbeiten.

Akupunktur: ganz bestimmte Punkte reizen

Die Chinesen entdeckten, dass sich die Gesundheit durch Reizung ganz bestimmter Körperpunkte positiv beeinflussen lässt. Ein ausgefeiltes Regelsystem liegt diesem Verfahren zugrunde. Auch außerhalb Chinas vertrauen immer mehr Patienten auf dieses Verfahren.

Es geht auch ohne Piksen

Die Körperpunkte, auf die sich bei dieser Methode alles konzentriert, werden auf unterschiedliche Art und Weise gereizt:

▶ Durch *Stiche* mit haarfeinen Nadeln. Nachteil dieses Verfahrens bei Kindern: Viele reagieren mit Angst und Schrecken und vielen Tränen auf die Nadeln.

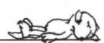

▶ Durch *Massage* (Akupressur).

▶ Durch *Laserstrahlen*. Die Akupunkturpunkte werden 15 bis 30 Sekunden bestrahlt. Der Vorteil dieses Verfahrens bei Kindern: Die Behandlung ist schmerzlos, verursacht also auch keine Angst.

Bei welchen Störungen kann Akupunktur zur Besserung führen?

Beschwerden lassen sich mithilfe von Akupunktur nicht immer beseitigen, jedoch häufig mildern. Erfolge kann die Akupunktur vor allem bei folgenden Beschwerden bringen:

▶ Schlaflosigkeit

▶ Migräne

▶ Konzentrationsprobleme, Müdigkeit

▶ Asthma

▶ Heuschnupfen

▶ Nebenhöhlenentzündungen

▶ Magen-Darm-Beschwerden (auch bei psychisch bedingtem Bauchweh)

▶ Neurodermitis

▶ Bettnässen

Gut zu wissen

Fußmassage – hilft manchmal bei Schlaflosigkeit

Oft hilft bei Schlafstörungen eine einfache Fußmassage. Der Akupunkturpunkt zum besseren Einschlafen befindet sich auf dem Fuß: Von der Spalte zwischen großer und zweiter Zehe zwei Zentimeter auf dem Fuß nach oben wandern. Diesen Punkt sanft mit der Fingerkuppe massieren.

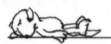

»Ich will nicht zum Doktor gehen!«

Kleine Kinder haben oft ein Supergedächtnis. Den Besuch beim Kinderarzt vergessen sie nicht. Erst recht nicht, wenn sie eine unangenehme Erinnerung daran haben: ans Impfen zum Beispiel oder die Untersuchung im Rachenbereich. Dem nächsten Termin sehen sie daraufhin mit Schrecken entgegen: »Ich will nicht wieder zum Arzt!«

Ebenso oft sehen nicht die Kinder, sondern ihre Eltern dem nächsten Arzttermin mit Bangen entgegen. Sie machen sich Sorgen: Was ist, wenn der Nachwuchs ein Affentheater beim Kinderarzt inszeniert? Was tun, wenn der Sprössling gar nicht daran denkt, sich untersuchen zu lassen? Wenn er dem Doktor einen Tritt gegen das Schienbein verpasst, weil der mit der Spritze naht?

Vor allem Kinder im Trotzalter haben häufig nicht die geringste Lust, das zu machen, was von ihnen erwartet wird. Das wissen Eltern.

Dazu kommt bei vielen Müttern und Vätern ein mulmiges Gefühl, sie machen sich Gedanken: »Hoffentlich ist gesundheitlich alles in Ordnung!«

Erwachsene neigen häufig dazu, beruhigend auf ihr Kind einzureden: »Wird schon nicht so schlimm werden!« Jedes Kind wird spätestens jetzt hellhörig: »Wird nicht so schlimm werden – was soll das heißen?«

Wenn es gleichzeitig spürt, dass die Eltern angespannt sind, vielleicht sogar anders reden als sonst – besorgter, lauter oder atemloser –, dann macht es sich seinen Reim darauf: »Beim Doktor kommt nichts Gutes auf mich zu!« Klar, dass es spätestens jetzt ängstlich wird.

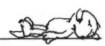

Gut zu wissen

Fünf Tipps gegen die Angst

Was Eltern tun können, wenn Kinder Angst vorm Doktor haben:

▶ Zu Hause Doktor spielen. Plüschhunde und Stoffkatzen, Puppen verbinden, abhorchen.

▶ Vor dem Arzttermin darüber sprechen, was an Untersuchungen ansteht. Die Sache aber nicht beschönigen, sondern ehrlich sagen, was unangenehm sein, was wehtun wird.

▶ Schmusetier oder Schmusedecke zum Arzttermin mitnehmen. Diese Trostspender sind ein Stück Vertrautheit in der fremden Umgebung.

▶ Die Wartezeit im Sprechzimmer nutzen, denn oft dauert's eine Weile, bis der Arzt kommt: Dem Kind Instrumente und Apparaturen und verschiedene Untersuchungsmethoden erklären.

▶ Das Kind bei der Untersuchung auf den Arm nehmen oder auf den Schoß. Leise und beruhigend reden und loben.

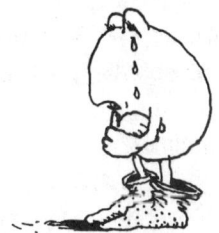

Die eigenen Worte auf die Goldwaage legen

Ein weiterer Fehler, den Erwachsene in dieser Situation leicht begehen: Die eigene Angst drückt sich nicht nur in ihrem Tonfall aus, sondern auch in den Worten, die sie im Zusammenhang mit Krankheit benutzen: Von *grauenhaften* Bauchschmerzen

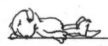

wird zum Beispiel erzählt. Oder von einer *gefährlichen* Operation. Oder von *üblen* Kopfschmerzen. Solche Schreckensgeschichten zum Thema Krankheit prägen sich Kindern ein, können die Angst noch verstärken.

Ein weiterer Fehler schleicht sich im Alltag gerne ein: Der Doktor wird von den Eltern zu einer Respektsperson erhoben, zum großen weißen Mann, mit dem sich gut drohen lässt. Zum Beispiel: »Wenn du deine Gummistiefel nicht anziehst, bekommst du Schnupfen, und dann schimpft der Doktor mit dir!« Oder: »Wenn du deine Pillen nicht schluckst, dann bekommst du was zu hören vom Doktor!«

Für den Arzt oder die Ärztin wird es dann schwierig, aus dieser Rolle wieder herauszukommen.

Was tun gegen die Angst?

Ein Arztbesuch sollte eine ganz alltägliche Angelegenheit und keine aufregende Sonderaktion sein. Also kein Brimborium darum machen, sondern den Termin möglichst locker angehen: »Ach, übrigens, wir müssen nachher noch zum Arzt!«

Außerdem gibt's noch ein Wundermittel, das viele Ärzte für Kinder parat haben: eine Dose mit Gummibärchen (oder mit anderen Kinkerlitzchen). Daraus darf sich der kleine Patient zum Schluss bedienen. Die Aussicht auf Belohnung bringt Kinder dazu, eine Untersuchung oder Impfung einigermaßen tapfer durchzustehen.

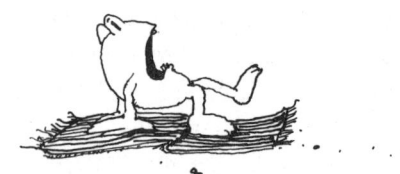

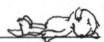

Mit jedem Zipperlein zum Doktor?

In den Baby- und Kleinkindzeiten sind Mütter und Väter immer in Alarmbereitschaft. Vor allem Eltern, die noch unerfahren im Umgang mit einem Kind sind und sich schwer tun mit der Verantwortung, die auf ihnen lastet.

Jedes Hüsteln, jedes Schniefen wächst sich in ihrer Fantasie zu einer handfesten Krankheit aus. Und wenn sich dann das Hüsteln wirklich zum Husten und das Schniefen zum Schnupfen entwickelt, melden sie sich schnellstens beim Arzt an. Sicherheitshalber! Schließlich sind Kinder keine kleinen Erwachsenen, für sie gelten eigene Regeln.

Viele Ärzte reagieren ungeduldig auf ängstliche Eltern. Sie vergessen, was sie Eltern voraushaben: Sie sind Experten in Gesundheitsdingen, wissen genau, was ein Wehwehchen von einem Weh unterscheidet.

Aber woher sollen Eltern das wissen? Da gibt's – außer dem Arzt – oft keinen, den sie um Rat fragen könnten. Die Familie wohnt weit weg. Die Freunde sind Singles, die Nachbarn tagsüber nicht zu Hause. Da bleibt oft nur der Arzt als Anlaufstelle, um die Angst zu nehmen.

Eltern dürfen deshalb kein schlechtes Gewissen haben, wenn sich der Arzttermin aus medizinischer Sicht im Nachhinein als überflüssig herausstellen sollte. Wenn der Arzt in einem Gespräch ein bisschen mehr Sicherheit vermitteln kann, dann kommt das auch dem Kind zugute. Bleibt er gelassen und ruhig, fällt es auch den Patienteneltern leichter, tief durchzuatmen und Ruhe zu bewahren: »Hier sind wir in guten Händen!«

Ein guter Kinderarzt behandelt nicht nur Kinder, sondern auch Mütter und Väter. Er macht sie selbstsicherer und verhin-

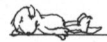

dert so, dass sich die Anspannung der Eltern auf das Kind überträgt. Gelobt wird eine Mutter selten für das, was sie tut. Für ihre Seele ist es Balsam, wenn der Kinderarzt sagt – denn er ist schließlich Experte –, dass sie gut sorgt für ihr Kind. Oft reicht schon ein kurzes Telefonat, um Müttern und Vätern die Besorgnis zu nehmen.

Gut zu wissen

Wartezeit beim Arzt
Lange Wartezeiten sind bei den Kinderärzten – laut Statistik – kein Thema: Länger als 30 Minuten muss man in der Regel nicht warten.

Alarmzeichen, die ernst zu nehmen sind

Als Faustregel gilt: Wenn Beschwerden – das können auch leichtere Beschwerden sein – immer wiederkehren, sollten Eltern mit ihrem Kind zum Arzt gehen. Zum Beispiel bei:
▶ leichten Ohrenschmerzen
▶ schwachen Kopfschmerzen
▶ anhaltendem Bauchweh
▶ leichten Gliederschmerzen
▶ hartnäckigem Husten
▶ anhaltenden Halsschmerzen

Wenn Beschwerden *plötzlich auftreten* und *große Schmerzen* verursachen und (oder) das Kind *eindeutig krank* ist, dann wissen Eltern, dass sie jetzt schnellstens einen Arzt einschalten sollten. Ein paar Beispiele:

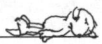

► Wenn das Kind unter Atemnot leidet und nach Luft ringt.

► Wenn es nicht richtig durchatmen kann.

► Wenn es starken Brechdurchfall, Blut im Stuhl hat und (oder) unter mehrfachem Erbrechen leidet.

► Wenn es starke Bauchschmerzen, Bauchkrämpfe hat, die sich auch nach einer Stunde nicht geben.

► Wenn der Urin blutig aussieht.

► Wenn es mehr als 39 °C Fieber hat und sich das Fieber – trotz Wadenwickel – nach ein paar Stunden nicht wieder gibt.

► Wenn Kopfschmerzen zusammen mit einem steifen Nacken (das Kind kann das Kinn nicht auf die Brust pressen) und Erbrechen auftreten.

► Wenn nach einem Unfall die Schmerzen nicht nachlassen.

► Wenn sich der Sprössling ordentlich den Kopf gestoßen hat.

► Wenn sich sein Bewusstsein eintrübt, es nicht richtig ansprechbar oder leicht verwirrt ist. Wenn es Krämpfe bekommt (Seite 51 f.).

Für ein Baby gelten Extraregeln: Wenn sich sein Verhalten ändert, es zum Beispiel matter ist oder vielleicht unruhiger als sonst, auch schon bei leichtem Fieber zum Arzt gehen.

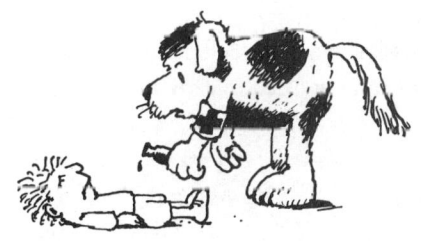

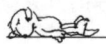

Spiele, die die Wartezeit verkürzen

Das Warten beim Arzt wird schnell langweilig, vor allem einem Baby und Kleinkind. Hier ein paar Spiele, die sich als Ablenkungsmanöver eignen:

Turm bauen. Aus vier Händen einen Turm in die Luft bauen. Die unteren »Bausteine« rausziehen und oben wieder auflegen.

Schatzsuche. Auf die rechte Hand ein Gummibärchen legen, die Hand zur Faust ballen. Wer schafft es, die Faust aufzubrechen, um an den Schatz zu gelangen?

Handbilder. Mit dem Zeigefinger »unsichtbare« Bilder in die Kinderhand malen. Eine Sonne, ein Gesicht, einen Baum usw. Kleineren Kindern erzählen, was da gemalt wird. Ältere Kinder raten lassen, welche Bilder entstehen.

Nacken pusten. Das Kind auf den Schoß nehmen. Ihm in den Nacken pusten: erst sanft, dann fester. Oder umgekehrt. Immer neue Puste-Variationen ausprobieren.

Geschichte erzählen. Eine Geschichte erzählen. Wenn's spannend wird, abbrechen. Wem fällt eine Fortsetzung der Erzählung ein?

Farben suchen. Ein rotes Ding im Wartezimmer ausgucken. Das Ding vage beschreiben. Wer findet es? In der nächsten Spielrunde wird ein blaues Ding gesucht oder ein grünes. Zwischendurch die Rollen tauschen.

Suchbilder. Zusammen ein Bilderbuch anschauen. Bestimmte Details vorgeben und dann auf den Bildern, quer durch das Buch, danach suchen.

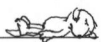

Hausbesuche – ja oder nein?

Der fünfjährige Daniel liegt schlapp und zittrig mit hohem Fieber im Bett, klagt über Glieder- und Kopfschmerzen. Den Kleinen jetzt anziehen, ins Auto packen und bei Sommerhitze durch den Großstadtverkehr in die Praxis des Kinderarztes bringen – mit dieser Vorstellung kann sich Daniels Mutter nicht anfreunden: »Das kann ich dem Jungen nicht zumuten!« Sie bittet den Arzt um einen Hausbesuch. Er ist bereit, vorbeizukommen.

Die Mehrzahl der Kinderärztinnen und Kinderärzte macht Hausbesuche. Ganz klar, wenn sich ein Kind so schlecht fühlt wie Daniel, erspart man ihm gerne jede zusätzliche Anstrengung.

Ein anderes Kind fühlt sich – trotz hohen Fiebers – stark genug, zum Arzt zu gehen. Fazit: Bei hohem Fieber muss ein Hausbesuch nicht unbedingt und in jedem Fall sein.

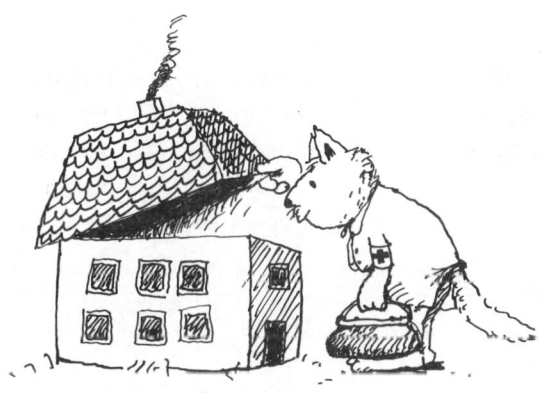

Besser in die Praxis kommen – warum?
In den meisten Fällen rät der Arzt den Eltern, wenn eben möglich, mit ihrem Kind in die Praxis zu kommen:

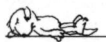

► In der Regel dauert es eine Weile, bis der Hausbesuch stattfindet. Wer in die Praxis geht, kommt eher an die Reihe (gleich sagen, wie akut die Sache ist).

► In der Praxis können sofort eventuell nötige Laboruntersuchungen oder apparative Untersuchungen in die Wege geleitet werden.

Im Notfall ist es meist möglich, den Arzt auch außerhalb der Sprechstunde, in der Nacht und am Wochenende anzurufen (vorsorglich in der Praxis nachfragen).

4. Kapitel

Für Kinder ein lästiges Übel: Medikamente einnehmen

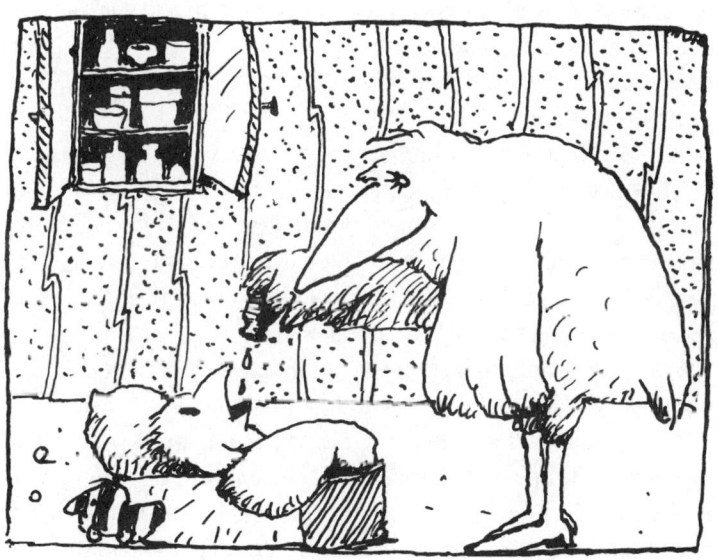

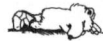
Arzneimittel – keine Zauberpillen

Gesund sein heißt heute nicht mehr: »Ich bin nicht krank«, sondern bedeutet für viele: »Ich fühle mich bestens! Total und rundherum fit!« Dieses hoch gesteckte Ziel ist nur mit Anstrengung zu erreichen. Noch nie wurde so viel Sport getrieben, so viel über gesunde Ernährung und über das ganze Thema Vorsorge nachgedacht.

Perfekte Gesundheit um jeden Preis?

Je größer die Anstrengung, diesem Bild von perfektem Wohlergehen und strahlender Gesundheit zu entsprechen, desto größer gleichzeitig bei vielen auch die Angst, dieses Ziel zu verfehlen. Der harmloseste gesundheitliche Knacks kann dann zum Problem werden. Aus dieser Sorge heraus wird in vielen Familien der Gesundheitszustand sämtlicher Familienmitglieder sorgsam beobachtet, jede gesundheitliche Störung sofort wahrgenommen und vor allem behandelt.

Wer Beschwerden hat und sie schnell loswerden will, greift in der Regel nach einem Arzneimittel. Im Durchschnitt werden an die 18 Arzneimittelpackungen pro Patient und Jahr gekauft. Und er greift nicht immer nach einem Medikament, das der Arzt verschrieben hat, sondern schluckt häufig eine Pille, die er sich selbst verordnet. Sich selbst oder seinem Kind.

Selbstverständlich müssen gravierende Beschwerden ernst genommen und schnellstens behandelt werden.

Aber mancher Erwachsene greift nicht nur bei Krankheiten, die sich nicht anders behandeln lassen, sondern bei jedem kleinen Unwohlsein zur Pille: Bei einem Hauch von Kopfweh zur Kopfschmerztablette. Bei Unruhe zur Beruhigungstablette. Bei

Schlaflosigkeit zur Schlaftablette. Auch die alltäglichsten, die banalsten Zipperlein werden sofort therapiert. Auf Selbstheilung zu vertrauen und zu warten – dazu fehlt oft die Geduld.

Wie gehen die Eltern mit ihren Beschwerden um?

Wenn Kinder miterleben, dass die Erwachsenen bei jedem körperlichen und seelischen Wehwehchen Medikamente zu sich nehmen, ziehen sie daraus ihre Schlüsse: »Wenn's den Eltern schlecht geht, nehmen sie eine Pille. Und damit ist das Problem gelöst.« Sie halten einen hohen Tablettenkonsum für ganz normal, denn sie kennen nichts anderes.

Kinder und Jugendliche orientieren sich am Verhalten der Erwachsenen. Eltern, die selber schnell zum Medikament greifen, sind meist auch schnell dabei, dem Nachwuchs eine Tablette zu geben. Ein Beispiel: Die neunjährige Daniela kommt müde und lustlos aus der Schule nach Hause. Sie hat Kopfweh. Danielas Mutter weiß, was zu tun ist: »Ich schaue mal, was ich in der Hausapotheke finde!« Sie sagt nicht: »Erst mal abwarten. Vielleicht gibt sich die Sache gleich von allein! Leg dich erst mal ein Weilchen hin und ruh dich aus!«

Eine Pille schlucken – die schnellste Form von Therapie

Tropfen schlucken, Tabletten schlucken – nicht unbedingt ein Vergnügen für Kinder. Trotz allem: Viele bekommen schnell spitz, dass Medikamente die bequemste Form von Therapie sind. Mund auf, Pille rein. Und das Runterschlucken ist auch noch zu schaffen. Damit hat sich die Sache. Andere Behandlungsmethoden sind oft lästiger: Ein Wadenwickel zum Beispiel ist unbequemer, ausruhen langweiliger usw.

Wenn ihr Kind krank ist, fühlen sich Eltern sehr schnell hilf-

los: Nichts ist schlimmer, als zusehen zu müssen, wie es sich mit Schmerzen herumquält. Und kranke Kinder erwarten von ihren Müttern und Vätern Wunder. Eltern wissen doch sonst immer, wo's langgeht. Warum können sie nicht schnell dafür sorgen, dass die Schmerzen verschwinden?

Können Eltern ihrem Kind ein Medikament geben, fühlen sie sich ebenfalls besser. Das Gefühl der Hilflosigkeit ist damit passé. Und wenn die Schmerzen nachlassen, atmet jedes Kind erleichtert auf: »Meine Eltern können eben doch zaubern!«

Auf die richtige Erziehung kommt es an

Tabletten, Pillen, Säfte und Tropfen sind verführerisch. Dieser Verführung zu widerstehen, Kindern einen vernünftigen Umgang mit Medikamenten vorzuleben, ist nicht einfach. Eltern sollten zunächst über das Thema Medikamente reden, erklären,

▶ dass man lernen kann, kleinere Wehwehchen auszuhalten, und dass man nicht immer sofort und auf der Stelle etwas tun muss, um sie schnell zu beseitigen. Manche Beschwerden geben sich nach einer Weile von allein;

▶ dass Arzneimittel eben keine Zaubermittel zur Lösung kleiner Alltagsprobleme sind, sondern dass sie bei der Therapie bestimmter Krankheiten, die sich anders nicht wirkungsvoll behandeln lassen, gebraucht werden. (Oder bei bestimmten Vorsorgemaßnahmen, zum Beispiel die Antibabypille).

Gut zu wissen

Was auch helfen kann
Reichlich Bewegung, frische Luft, viel frisches Obst und Gemüse, gesunde Ernährung, ausreichend Schlaf, viel trinken.

Bei kleinen Wehwehchen oft besser als Pillen: viel Zuwendung

Bei lästigen, aber harmlosen Wehwehchen – zum Beispiel bei einem kleinen Kratzer am Knie oder einer der üblichen Beulen, bei Heiserkeit, bei harmlosem Schnupfen oder Husten – können Eltern auf ihre ureigenen Heilkräfte zurückgreifen, auf Mittel, über die alle Mütter und Väter verfügen: auf Zärtlichkeit und Zuwendung. Bei alltäglichen Wehwehchen können diese Mittel viel mehr bewirken als alle Medikamente.

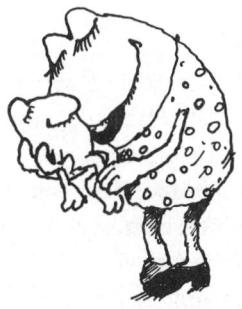

Pusten und reden – oft wirkungsvolle »Heil«mittel

Weint oder jammert ihr Kind, handeln Eltern ganz spontan, ohne langes Überlegen. Intuitiv wissen die meisten Mütter und Väter, was bei Kindern (Wunder) wirken kann.

▶ Sie suchen den Blick ihres Kindes, wenn es beim Zahnarzt stocksteif auf dem Behandlungsstuhl liegt und das Bohren über sich ergehen lassen muss. Sie lächeln ihm entspannt zu und geben ihm damit zu verstehen: »Kein Grund zur Sorge! Ist gleich vorbei!«

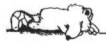

▶ Sie nehmen ihr Kind auf den Schoß, wiegen es sanft, wenn es sich gestoßen hat. (Wiegen und Schaukeln hilft nicht nur bei Babys, sondern auch noch bei größeren Kindern.)

▶ Sie lindern die Schmerzen, die eine Wunde am Knie verursacht, indem sie das Bein streicheln und dabei die Beschwörungsformeln wiederholen, die sie aus ihrer eigenen Kindheit kennen – zum Beispiel:

> *»Heile, heile Segen,*
> *drei Tage Regen,*
> *drei Tage Sonnenschein,*
> *wird schon wieder besser sein!«*

▶ Sie pusten, wenn das Kind mit einer Beule auf der Stirn ankommt, zeichnen mit dem Finger einen unsichtbaren Kreis um die Beule oder legen die Hand darauf und sagen: »Wird schnell wieder gut!«

▶ Sie massieren dem Sohn oder der Tochter den Kopf, wenn er wehtut, geben dem Kind einen Kuss auf die Stirn und wollen ihm so helfen, sich zu entspannen.

▶ Sie nehmen das Kind fest in die Arme, wenn es sich elend fühlt vor lauter Schnupfen, drücken es und signalisieren ihm damit: »Du bist nicht allein. Ich bin bei dir!«

Wenn Eltern Händchen halten, Mut machen, trösten, im Wiegeschritt mit ihrem Kind auf dem Arm im Zimmer umhergehen, wenn sie bewährte Ablenkungsmanöver parat haben (wie Geschichten erzählen, Lieder vorsingen), dann sind harmlosere Schmerzen gleich besser zu ertragen. Oft geben sich die Beschwerden dann von allein.

Gut zu wissen

Für die Hausapotheke

▶ Fieberthermometer

▶ Fieberzäpfchen

▶ Notfall-Zäpfchen, falls das Kind zu Fieberkrämpfen neigt (werden vom Arzt vorsorglich verschrieben)

▶ Brand- oder Wundgel

▶ Mittel für Insektenstiche

▶ Ätherische Öle

▶ Kräutertees (zum Beispiel Kamille und Fenchel)

▶ Brustbalsam zum Einreiben

▶ Nasentropfen (altersentsprechend, mit dem Arzt absprechen, welche geeignet sind)

▶ Halstabletten (pflanzlich – mit dem Arzt absprechen, welche geeignet sind)

Was noch im Haushalt vorhanden sein sollte:

▶ Wärmflasche

▶ Pinzette

▶ Kleine Schere

▶ Desinfektionsmittel für Wunden (das nicht brennt)

▶ Verbandspäckchen

▶ Pflaster (in unterschiedlicher Breite; für kleine Kinder bebilderte Pflaster besorgen)

▶ Mullbinde

▶ Sterile Mullkompressen

▶ Verbandswatte

▶ Verbandsklammern

▶ Elastische Binden (8 und 10 cm breit)

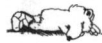

▶ Zwei Dreieckstücher plus Sicherheitsnadeln (große und kleine) oder Stoffwindeln

▶ Utensilien für Wadenwickel: Stoffwindeln, Gummiunterlage fürs Bett, Wolltuch, Heftpflaster

Dazu ein Zettel mit wichtigen Telefonnummern:

▶ Notruf

▶ Kinderarzt

▶ Taxi

▶ Giftnotruf

Medizin einnehmen – ein paar Fragen dazu

▶ *Was heißt »einen Teelöffel Saft einnehmen«?* Teelöffel ist nicht gleich Teelöffel. Der Hinweis bedeutet 5 Milliliter, ein Esslöffel sind 15 Milliliter Saft.

▶ *Was tun, wenn ein Kind das gerade eingenommene Medikament erbricht oder nicht die ganze Dosis schluckt?* Wenn das Kind erbricht, weil es einen Widerwillen gegen die Medizin hat, dann die gesamte Prozedur nach einer Weile wiederholen. Sonst sicherheitshalber mit dem Arzt telefonieren.

▶ *Was heißt »dreimal täglich ein Medikament einnehmen«?* Damit ist in der Regel morgens, mittags und abends gemeint (andere Regelungen dem Beipackzettel entnehmen).

Wohin mit den Medikamenten?

Medikamente dürfen Kindern auf keinen Fall in die Hände fallen. Arzneimittel also nicht in der Wohnung herumliegen lassen. Auch nicht am Krankenbett. Farbige, bunte Pillen verlocken kleine Kinder zum Spielen und Probieren: »Sieht aus wie Bonbons!«

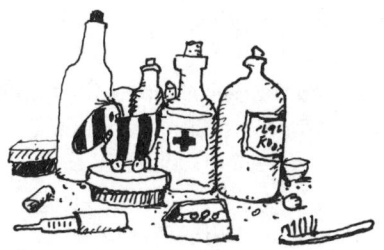

Die Hausapotheke sollte also außer Reichweite von Kindern sein und sicher wie ein Tresor. (Nach Angabe der *Aktion sicheres Haus* werden allein in den alten Bundesländern pro Jahr mehr als 60 000 Kinder wegen einer Medikamenten- oder Chemikalienvergiftung behandelt.)

Die Präparate in der Hausapotheke veralten nach einer Weile. Ein Tipp: Wenn kein Datum angegeben ist, den Apotheker bitten, das Datum gleich auf der Packung zu vermerken. Medikamente nach Ablauf des Verfallsdatums über die Apotheke entsorgen.

Welche Arzneimittel nimmt man auf Reisen mit?

▶ Fieberzäpfchen (möglichst kühl halten)
▶ Fieberthermometer
▶ jodfreies Desinfektionsmittel
▶ Verbandsmaterial
▶ Pflaster
▶ eventuell Zäpfchen gegen Reisekrankheit
▶ Gel gegen Insektenstiche
▶ Elektrolyttabletten zum Auflösen bei Durchfall
▶ Kohletabletten gegen Durchfall
▶ außerdem sicherheitshalber den Termin der Tetanusimpfung notieren

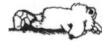

Natürliche Heilmittel

Der Wert von Pflanzen für die Gesundheit ist unumstritten. Aber nicht jedes Kraut ist für jedes Kind geeignet. Und manches wird von Kindern auch vehement abgelehnt: »Schmeckt einfach grauenhaft!«

Wer die gesundheitliche Wirkung von Pflanzen testen möchte, sollte sich vorher genau informieren – zum Beispiel bei einem Arzt für Naturheilverfahren. Oft bauen auch Kinderärzte auf den Nutzen von Heilkräutern.

Wichtige Heilpflanzen

► *Arnika.* Arnikasalbe empfehlenswert bei Blutergüssen und Verrenkungen. Arnikatinktur bei Halsweh und bei Heiserkeit.

► *Baldrian.* Gegen Schlafstörungen. Aber nur in Ausnahmefällen darauf zurückgreifen.

► *Brombeerblätter.* Gegen Durchfall.

► *Brennnessel.* Hat eine Blut bildende und Blut reinigende Wirkung. Als Tee genießbar, jedoch bei Kindern nicht gerade beliebt.

► *Echinacea.* Soll die Abwehrkräfte stärken.

► *Fenchel.* Lindert Bauchweh und Blähungen, aber auch Husten.

► *Heublumen.* Erhitzte Heublumensäckchen lindern Schmerzen, so zum Beispiel Ohren- oder Bauchschmerzen (nicht immer geeignet).

► *Holunderblüten.* Schweißtreibend. Gut bei Erkältungskrankheiten.

► *Johanniskraut.* Johanniskrauttee stärkt die Nerven. Johanniskrautöl gut bei Zerrungen und Muskelkater.

► *Kamille.* Bei Infektionskrankheiten.

▶ *Lavendel.* Beruhigt.

▶ *Leinsamen.* Hilfreich bei Verstopfung und Erkältungskrankheiten.

▶ *Lindenblüten.* Mildert Erkältungskrankheiten.

▶ *Melisse.* Wirkt beruhigend bei Brechreiz und Übelkeit. Baut auf bei Erschöpfung und Erkältungen.

▶ *Rettich.* Regt den Appetit an.

▶ *Ringelblume.* Bei Verletzungen und Hautkrankheiten.

▶ *Salbei.* Zum Gurgeln bei Halsweh.

▶ *Thymian.* Bei Schnupfen.

▶ *Veilchen.* Bei Husten.

Gut zu wissen

Hausmittel: behutsam damit umgehen

▶ Wenn das Kind Beschwerden hat, die mehr sind als ein kleines Allerweltszipperlein, mit dem Arzt darüber sprechen. Nicht im Alleingang darauf losdoktern.

▶ Bei Allergien in der Familie vorsichtig mit Heilpflanzen umgehen. Kräuter können Allergien auslösen.

▶ Heilkräuter nicht selbst in Feld, Wald und Wiese suchen, da sie häufig durch Schadstoffe belastet sind.

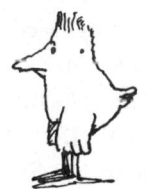

Arznei einnehmen – immer ein Riesentheater?

Dass ein Kind seinen eigenen Kopf hat, zeigt sich oft gerade, wenn es Eltern am wenigsten brauchen können: zum Beispiel beim Einnehmen eines Medikaments. Nicht nur den kleinen Kindern, auch den größeren sind bittere Tropfen, klebrige Säfte und Tabletten, die einfach nicht rutschen wollen, ein Greuel. Schimpfen, drohen, drängen, an Vernunft und Einsicht appellieren – das alles hilft nicht. Im Gegenteil! Die wenigsten Kinder wollen vernünftig sein, wenn's darum geht, Medizin zu schlucken.

Ein Trost: Fast alle Medikamente gibt es auch als Sirup, Zäpfchen oder Tropfen. Das lästige Tablettenschlucken entfällt also meistens. Allerdings lassen sich Tabletten nicht immer umgehen.

Mit ein paar Tricks und Geduld geht's manchmal
Bevor Eltern zu einem der folgenden Tricks greifen, sollten sie sich per Beipackzettel informieren oder den Arzt fragen, wie und wann das Medikament einzunehmen ist.

Es gibt nämlich Arzneimittel, die nicht zusammen mit bestimmten Speisen eingenommen werden dürfen – zum Beispiel nicht mit Milch oder Fruchtsaft (Wasser ist immer richtig). Auch sollte nicht jede Tablette zerdrückt werden, um sie in Pulverform im Pudding oder Brei zu verstecken.

Tipps, die das Einnehmen von Medikamenten erleichtern:

▶ Nicht lange darüber reden oder ankündigen, was gleich geschehen soll. Nicht zögern. Ein Kind merkt schnell, wenn Eltern angespannt reagieren. Deshalb die Arznei nebenbei – zum Beispiel mitten im Gespräch – geben: »Du musst noch deine Medizin einnehmen!« Ganz selbstverständlich und nachdrücklich darauf bestehen.

▶ Vorher, wenn das Einnehmen also noch nicht akut ist, erklären, warum die Medizin sein muss. Nicht erst, wenn der Löffel mit dem Sirup naht.

▶ Wenn der Arzneisaft geschluckt ist, einen Riegel Schokolade, ein Stück Obst oder einen Keks als Belohnung parat haben. Damit gibt sich auch der bittere Nachgeschmack, den viele Arzneisäfte verursachen. Tee oder Saft helfen da nicht.

▶ Das Kind mit kleinen Spielen und Versen ablenken (klappt meistens nur bei Kleinkindern).

▶ Tropfen am besten in etwas Pudding oder in einer anderen Lieblingsspeise verschwinden lassen.

▶ Eine Tablette – zerdrückt oder ganz – in Kuchen, in einem Stückchen Brot, einem Stück Banane oder einem Klacks Quarkspeise, Grießbrei, Kartoffelbrei, Marmelade oder dem geliebten Schokoladenpudding verstecken.

▶ Nicht den Löffel randvoll mit Medizin zittrig Richtung Kindermund balancieren, sondern die Medizin in kleinere Portionen aufteilen.

▶ Auf einem Kalender Kreuzchen einzeichnen, wann und wie oft Medizin genommen werden muss. Wenn die Arznei geschluckt ist, zusammen mit dem Kind ein Kreuzchen durchstreichen und sich gemeinsam darüber freuen.

Gut zu wissen

Zäpfchen geben – aber wie?
Auf die Spitze des Zäpfchens etwas Creme geben oder die Spitze anfeuchten, dann lässt sich das Zäpfchen leichter in den Po schieben. Anschließend die Pobacken eine Minute zusammendrücken. So legt sich der Reiz, das Zäpfchen wieder herauszudrücken.

Kleine Ablenkungsmanöver

Spiele und Verse, damit Tropfen oder Pillen besser rutschen

Peterpaule Pinguin

Peterpaule Pinguin
schluckt ein Fuder Medizin.
Nimmt ein Ministückchen,
ein, zwei kleine Schlückchen.
Schluckt alles einfach weg,
macht mit und kein Heckmeck.

(Die Geschichte von Peterpaule Pinguin erzählen und nebenbei die Medizin verabreichen.)

Zickzackzuckerl

Ganz ein kleines Muckerl,
ganz ein kleines Zuckerl
fliegt in deinen Mund.
Macht dich fix gesund.

(Tropfen auf ein Stück Zucker träufeln. Den Zucker auf einen Löffel legen. Mit dem Löffel eine »Flugreise« durch die Lüfte machen und dann Richtung Mund durchstarten. Dazu den Vers aufsagen.)

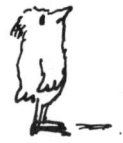

Der Gesundheitsbrei

Dieser kleine Spatz ist krank.
Braucht einen Gesundheitstrank.
Birnen, Apfelsinen,
Trauben, Mandarinen,
Dazu Quark und Ei,
fertig ist ein guter Brei.

(Die unsichtbaren Zutaten für den Gesundheitsbrei in einer Kinderhand anrühren, den »Brei« füttern und dazu die »richtige« Medizin.)

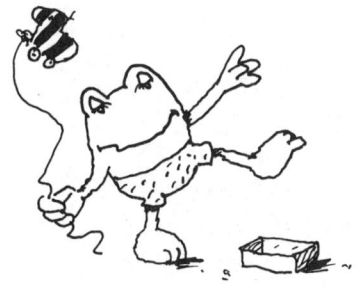

5. Kapitel

Manchmal nicht zu vermeiden: die Klinik

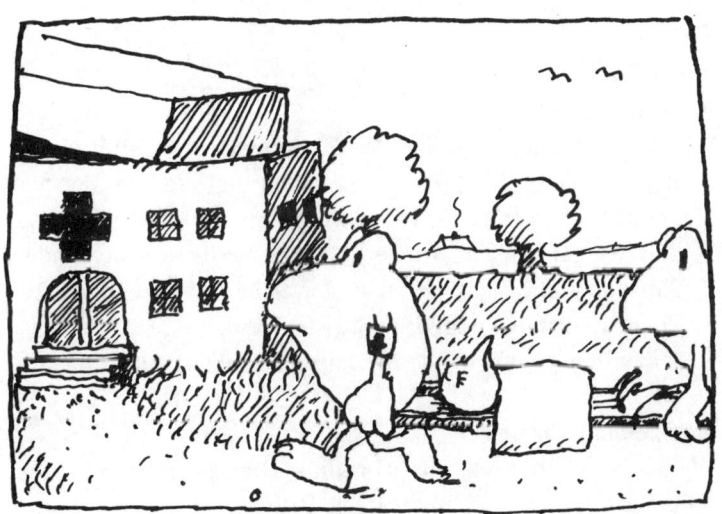

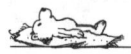

Auf das Krankenhaus vorbereiten – aber wie?

Manchmal ist ein Klinikaufenthalt nicht zu vermeiden. Mit der Einweisung in das Krankenhaus wird ein Kind mit einer Fülle neuer Eindrücke und Gefühle konfrontiert. Alles ist fremd und beängstigend. Auf diese Situation sollte der kleine Patient vorbereitet werden. Am besten in »gesunden« Zeiten, wenn das Thema Krankheit und Krankenhaus nicht akut ist, denn dann fällt es leichter, entspannt und sachlich über die folgenden Punkte zu reden:

▶ Warum manchmal ein Krankenhausaufenthalt nötig ist
▶ Welche Krankenhäuser für Kinder infrage kommen (Kinderklinik, Spezialkrankenhaus, allgemeines Krankenhaus)
▶ Ambulanz, Hubschraubertransport, Notaufnahme
▶ Vorbereitung auf eine Operation, Narkose
▶ Operation
▶ Klinikalltag
▶ Visite
▶ Untersuchungen (zum Beispiel Blutdruckmessen, Blut abnehmen, Röntgen, EKG. Über den Nutzen und die Funktion von medizinisch-technischen Geräten sprechen. Welche Untersuchungen oft gemacht werden, warum diese oder auch andere Untersuchungen nötig sind und welche unangenehmen Begleiterscheinungen damit verbunden sind)
▶ Behandlungsmethoden (zum Beispiel Spritzen, Infusionen)

Krankenhaus spielen
Weitere Möglichkeiten, mit dem Kind über das Thema Krankenhaus ins Gespräch zu kommen:

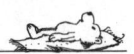

▶ Bilderbücher oder Broschüren zusammen anschauen, in denen vom Kranksein die Rede ist. (Informationen dazu über den Buchhandel.) Oder entsprechende Kassetten zusammen anhören.

▶ Malen, was sich jeder unter einem Krankenhaus für Kinder und dem Leben dort vorstellt.

▶ Mit Puppen und Stofftieren und den entsprechenden Utensilien Krankenhaus spielen. Oder mit Freunden, Geschwistern, Eltern das Ganze nachspielen.

▶ Ein Krankenhaus aus Bauklötzen bauen und damit spielen. Eine Krankenstation mit Patientenzimmern, Aufenthaltsraum und Behandlungszimmer im Grundriss aufbauen und dann mit Playmobil- oder anderen Figuren »Kinderklinik« spielen.

Die meisten Kinder freuen sich, wenn Erwachsene mitmachen, denn beim Spielen ergibt sich die Gelegenheit, miteinander zu reden. Krankenhaus ist ein Thema, das auf Interesse stößt, weil Kinder wissen: »Das könnte für mich auch mal anstehen!«

Gut zu wissen

Ein Notprogramm parat haben

Eine Frage, die ganz plötzlich akut werden kann: Wer springt zu Hause ein, versorgt die Restfamilie, wenn Mutter und Kind in die Klinik müssen?

Nicht nur Mütter, auch Väter können darauf dringen, sich in die Kinderklinik mit aufnehmen zu lassen. Und sie haben den gleichen Anspruch, vom Arbeitgeber freigestellt zu werden.

Wenn keine Großmütter, Verwandte, Freunde einspringen können: bei Wohlfahrtsverbänden nachfragen.

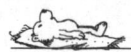

Wenn ein Kind ins Krankenhaus muss

Ihr Kind muss ins Krankenhaus! Ein Satz, der Eltern in Angst und Schrecken versetzt.

Jetzt das Wichtigste: die eigenen Ängste nicht auf das Kind übertragen und einigermaßen gelassen bleiben. Keine leichte Aufgabe, mit einem Kind darüber zu reden, was jetzt akut ist – selbst wenn man es auf die Ausnahmesituation *Krankenhaus* vorbereitet hat.

Kinder spüren genau, wenn sie nicht für voll genommen werden, wenn Eltern beschönigen. Sie möchten wissen, was auf sie zukommt. Märchen über Spritzen, die gar nicht wehtun, oder Untersuchungen, die man kaum spürt, können Kinder nicht gebrauchen. Sie kommen mit der Wahrheit ganz gut zurecht. Ein krankes Kind braucht gerade jetzt Eltern, denen es vertrauen kann. Eltern, die Partner sind: »Zusammen schaffen wir das schon!«

Natürlich müssen Mütter und Väter mit mancher Wahrheit, mancher Diagnose vorsichtig umgehen. Sie sind in der Klinik nicht allein gelassen mit ihren Problemen, können sich Hilfe holen bei Ärzten, bei Schwestern und Psychologen. Und sie können auf ihren Instinkt vertrauen. Sie kennen ihr Kind am besten, wissen mit ihm umzugehen.

Erwachsenen- oder Kinderstation?

Ein weiterer Punkt, der jetzt zu klären ist: Welche Klinik steht zur Diskussion? Immer noch und nicht selten werden Kinder in Krankenhäuser überwiesen, die für die besonderen Belange der kleinen Patienten nicht eingerichtet sind. Die Kinder werden zusammen mit Erwachsenen untergebracht: auf einer Station,

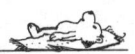

manchmal sogar in einem Zimmer mit ihnen. Sie werden wie kleine Erwachsene behandelt. Dass sie sich unter diesen Umständen nicht nur körperlich, sondern auch seelisch mies fühlen, kann sich jeder vorstellen.

Natürlich kann es auch unterhaltsam sein, mit Großen das Zimmer zu teilen. Aber das ist sicher die Ausnahme.

Gut zu wissen

Koffer packen
Was wird in der Klinik gebraucht?
- ▶ Zahnbürste und Zahnpasta
- ▶ Hausschuhe, Nachthemden oder Schlafanzüge
- ▶ Waschzeug, Handtuch, Bademantel
- ▶ Haarshampoo, Kamm und Bürste
- ▶ Hautcreme
- ▶ Nagelbürste, -reiniger, -schere
- ▶ Taschentücher
- ▶ Socken
- ▶ Uhr

(Für Babys gelten besondere Regeln. In der Klinik nachfragen. Viele Kliniken stellen Informationsblätter zur Verfügung.)

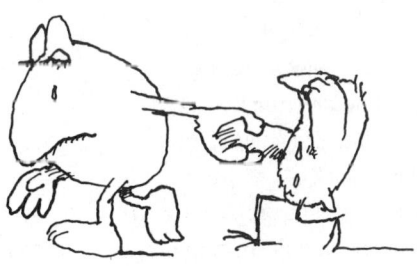

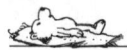

Kleine Patienten haben andere Bedürfnisse als große

Kinder sind keine Erwachsenen in Miniformat. Ihre Krankheiten unterscheiden sich von denen der Großen. Und sie brauchen auch andere Bedingungen, um wieder gesund zu werden. Sie fühlen sich wohler, wenn sie unter Gleichaltrigen auf einer Station sind.

Deshalb sollten Eltern – wenn irgend möglich – darauf dringen, dass ihr Kind in einer Kinderklinik oder auf einer Kinderabteilung von Fachleuten betreut wird. Selbst wenn das mehr Zeitaufwand bedeutet.

Beschäftigungsmaterial und Spiele

Nur wenige Spielsachen in die Klinik mitbringen. Es hebt die Stimmung, wenn jeden Tag ein weiteres Spielzeug dazukommt – möglichst Dinge in Kleinformat, damit lässt sich's im Bett besser spielen. Gut geeignet:

▶ Puppen (möglichst zum An- und Ausziehen)
▶ Stofftiere
▶ Autos
▶ Steckbausteine
▶ Einsiedlerspiele – zum Beispiel: Geduldsspiele, Solitaire, Patience
▶ Rätselhefte, Hefte mit Spielen
▶ Kinderzeitungen, -zeitschriften
▶ Bilderbücher und andere Bücher
▶ Kartenspiele und Brettspiele
▶ Magnetspiele und Steckspiele
▶ Stifte und Malblock
▶ Kassetten, Kassettenrecorder, Radio
▶ Handarbeitszeug und Bastelmaterial

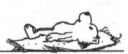

Spiele für zwei gegen Langeweile

▶ Einer malt eine Form vor, zum Beispiel einen roten Klecks. Der andere macht aus dem roten Klecks ein Bild. Etwa einen Clown mit roten Wangen. Dann die Rollen tauschen.

▶ Einer liest eine Geschichte vor, der andere illustriert diese Geschichte.

▶ Jeder zeichnet Tiere auf. Für jedes Tier einen Vor- und Nachnamen ausdenken und unter die Tiere schreiben.

▶ Einer schreibt 20 Buchstaben auf (viele Vokale). Auf »Los« versuchen beide, möglichst viele Worte aus den Buchstaben zu bilden. Jeden Buchstaben nur einmal verwenden.

▶ Jeder zeichnet ein Labyrinth auf. Dann werden die Zeichnungen ausgetauscht. Beide Spieler versuchen jetzt, einen Weg von außen in die Mitte des Labyrinths zu finden.

Alles neu, alles fremd

Niemand geht gerne in ein Krankenhaus. Erst recht nicht ein Kind. Kaum sind die richtige Station und das richtige Zimmer gefunden, beginnt der Klinikalltag. Das erste Gespräch mit dem Stationsarzt und die ersten Untersuchungen stehen an.

Auf den Arzt warten

Unglücklich darüber, dass sie ihren Sprössling in die Klinik bringen mussten, sehen Eltern dem ersten Arzttermin mit Bangen entgegen. »Was kommt auf unser Kind, was kommt auf uns zu?« In ihrer Aufregung vergessen sie leicht, die Fragen zu stellen, die ihnen wichtig sind.

Ein Tipp: Nicht unvorbereitet in das Gespräch gehen. Vor dem

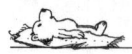

Termin bleibt häufig (Warte-)Zeit genug, ein paar Fragen zu notieren und in Stichworten wesentliche Daten zur Vorgeschichte des kleinen Patienten aufzuschreiben, die dann später die Anamnese erleichtern (zum Beispiel, welche Krankheiten, welche Operationen das Kind bereits hinter sich hat).

Mutter oder Vater sind jetzt unentbehrlich

Im Krankenhaus ist alles fremd und ungewohnt: die Schwestern, die Ärzte, die anderen kranken Kinder. Die Gerüche und Geräusche. Die Regeln, nach denen der ganze Betrieb organisiert ist. Die Räume und die unheimlichen Apparate und blitzenden Instrumente, die es darin zu sehen gibt.

Jedem Kind – ganz gleich, ob klein oder schon größer – fällt es schwer, diese vielen neuen Eindrücke zu verdauen. Besonders dann, wenn ihm elend zumute ist, wenn es Angst hat und sich ganz verloren fühlt in der hektischen Maschinerie Krankenhaus. Das geht Erwachsenen nicht anders.

Mit der Mutter oder dem Vater dicht neben sich, steht ein Kind die ersten Untersuchungen besser durch. Eltern sind das beste Mittel gegen Angst, können Mut machen, erklären, trösten wie niemand sonst.

Früher wurden Mütter und Väter bei Untersuchungen vor die Tür geschickt. Heute dürfen sie in der Regel bleiben. Beim EKG zum Beispiel, oft selbst beim Röntgen (allerdings nicht bei Bestrahlungen eines krebskranken Kindes). Aus medizinischer Sicht besteht meist kein Grund, Mütter oder Väter auszusperren.

Geschieht es dennoch – in Kinderkliniken sicherlich seltener als in Fachabteilungen, die nicht auf die besonderen Belange von Kindern eingerichtet sind –, dann sollten Eltern darauf dringen, anwesend zu sein. Sie haben dafür gute Argumente.

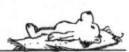

Gut zu wissen

Unterricht im Krankenhaus

Für Kinder, die häufig ins Krankenhaus müssen oder länger dort liegen, gibt es in vielen Städten Unterricht am Krankenbett. (Kann auch zu Hause stattfinden. Informationen beim Schulamt erfragen.)

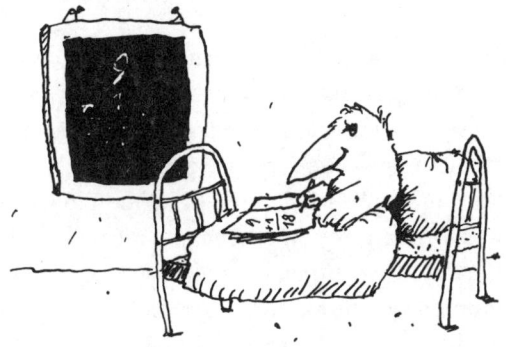

Rund um die Uhr in der Klinik bleiben?

Wenn ein Baby aufwacht und weint, lässt es sich am ehesten von seiner Mutter oder seinem Vater beruhigen. Seine Eltern kennen die zärtlichen Rituale am besten, die jetzt helfen: schmusen, wiegen und noch einmal schmusen. Wenn ein Baby krank ist, sind diese vertrauten Rituale doppelt wichtig.

Auf dem Arm der Mutter oder des Vaters fühlt es sich immer geborgen – ganz egal, in welcher Umgebung es sich befindet. Wenn es seinen Kopf an ihre Schulter drückt, ist alles andere nur noch halb so bedrohlich. Selbst Schmerzen sind dann besser auszuhalten.

Jede Menge Geborgenheit brauchen auch ältere Kinder. Im

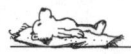

alltäglichen Trott zu Hause mögen sie sich vielleicht nicht mehr in den Arm nehmen lassen. »Das ist doch Babykram!« Sind sie krank, brauchen »die Großen« die Nähe der Eltern. In der Klinik erst recht.

Vor allem nachts, wenn auf der Krankenstation alles dunkel und still ist, entsteht schnell Heimweh. Der Kummer vergeht wieder, wenn die Mutter (oder auch der Vater) im gleichen Zimmer schläft.

In vielen Kliniken kann sich ein Elternteil zusammen mit dem kranken Kind aufnehmen lassen. Sind Mutter oder Vater rund um die Uhr – selbst nachts – anwesend, dann verliert ein Krankenhausaufenthalt einiges von seinem Schrecken.

Nicht nur für das kranke Kind, auch für seine Eltern sind die Tage oder sogar Wochen auf einer Kinderstation anstrengende Zeiten. Immer parat zu sein, nicht aus dem Klinikgebäude herauszukommen und dabei gut gelaunt Zuversicht auszustrahlen – das kostet Nerven.

Gut zu wissen

Mal Pause machen

Von morgens bis abends an der Bettkante sitzen, zehrt an den Kräften. Auch Eltern müssen mal Pause machen, sich erholen von der Kinderbetreuung, vom Klinikbetrieb, und sei es nur für einen kurzen Moment. Und wie sich erholen?

▶ Einmal um den Block gehen. Richtig mit Tempo. Dabei tief Luft holen und möglichst an gar nichts denken.

▶ Kaffee trinken gehen.

▶ Sich für eine Weile hinter einem Buch oder einer Zeitung verschanzen und signalisieren: »Ich will jetzt meine Ruhe haben!«

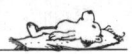

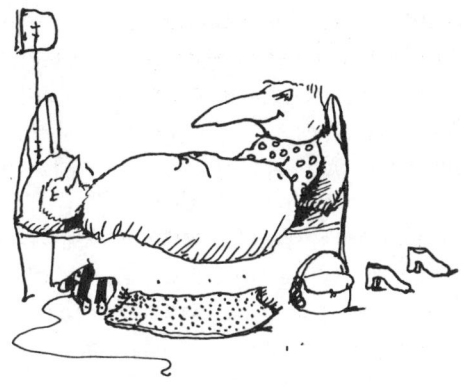

Konflikte mit Ärzten und Schwestern

Weil sie kaum Zeit für sich selbst haben und weil sie sich um ihr krankes Kind sorgen, stehen viele Eltern jetzt unter Hochspannung. Deshalb geraten sie leicht mit Schwestern und Ärzten aneinander, die oft nicht minder gereizt reagieren, weil sie sich kontrolliert oder überfordert fühlen.

Schwierigkeiten lassen sich vermeiden, wenn die Rollen klar verteilt sind. Wenn sich die Eltern als Gäste auf der Station fühlen, ihre Hilfe zwar immer wieder anbieten, sich aber möglichst nicht in die medizinische und pflegerische Versorgung ihres Kindes einmischen.

Besuch bekommen: der Höhepunkt des Tages

Nicht immer können, nicht immer wollen Eltern ganze Tage und Nächte im Krankenhaus verbringen, oft müssen sie sich auf Besuche beschränken. In den meisten Kliniken können sie ihr Kind jederzeit besuchen.

Wichtig ist, dass Eltern das Thema Besuch klipp und klar mit ihrem Sprössling besprechen. Auch ein Kleinkind ist nicht zu

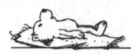

jung für solch ein Gespräch. Selbst wenn es die Erklärung nicht von A bis Z versteht, bekommt es doch eindeutige Richtlinien vermittelt, an denen es sich orientieren kann. Verabschieden sich die Eltern, kann es die Trennung besser verkraften, wenn es ganz sicher weiß: »Ich kann mich darauf verlassen, meine Mami (mein Papi) kommt bald wieder!«

Ein Tag im Krankenhaus kann für ein Kind wie eine Ewigkeit sein und das Warten auf den nächsten Besuch damit zu einer quälenden Angelegenheit werden lassen. Über zwei kurze Besuche am Tag freut sich deshalb mancher Patient mehr als über einen langen Besuch.

Um dem Sohn, um der Tochter den Abschiedsschmerz zu ersparen, verschwinden manche Besucher heimlich aus der Klinik – zum Beispiel, wenn das Kind schläft. Aufwachen und dann unvermutet allein sein, das ist ein scheußliches Gefühl. Viel schlimmer als der Kummer beim Abschiednehmen.

Ablenkungsmanöver

Steht eine Untersuchung an, fließen häufig Tränen. Doch manchmal lassen sich Kinder ablenken:

Morsezeichen. Ein Spiel per Händedruck. Einmal ganz sachte die Hand drücken heißt: »Tut nur ein bisschen weh!« Fester die Hand drücken bedeutet: »Tut ziemlich weh!« Und so weiter.

Ende in Sicht. Dreimal die Kinderhand drücken, heißt: Jeden Moment hat die Untersuchung ein Ende.

Streichelreise. Mit dem Zeigefinger sanft über die Hand fahren: kreuz und quer fahren, von außen nach innen, von rechts nach links und um jeden Finger herum. (Das Spiel lässt sich mit Pusten wiederholen.)

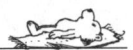

Wenn Finger Schmerzen haben

Zuerst kommen die Finger der rechten Hand an die Reihe:

Der Daumen zappelt, wenn er untersucht wird.

Der Zeigefinger hält ganz still.

Der Mittelfinger krümmt sich.

Der Ringfinger haut um sich.

Der kleine Finger verkriecht sich.

Und was machen die anderen Finger?

Schmusetuch und Teddy nicht vergessen

Ganz wichtig und einfach unentbehrlich, wenn ein kleines Kind in die Klinik muss: Schmusetuch und Schmusetier. Die zärtlich geliebten, vertrauten Dinge werden gerade dort unbedingt gebraucht: zum Knuddeln, Knuffen und Kuscheln. Sie sind der ganz große Trost bei Schmerzen und Angst und schaffen einen Hauch von Heimatgefühl in der fremden Umgebung. Diese Seelentröster werden in manchen Kliniken mit dem Hinweis auf In-

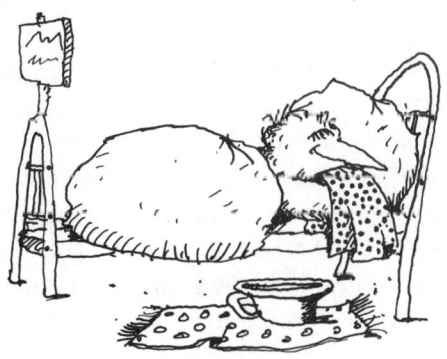

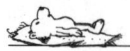

fektionsgefahr nicht gern gesehen. Aber selbst wenn sie reichlich angegraut und schmuddelig wirken, ist es doch unwahrscheinlich, dass Kinder davon krank werden. Im Gegenteil: Sie helfen beim Gesundwerden!

Gut zu wissen

Was tun gegen Langeweile?

Kranksein ist langweilig. Ganz besonders natürlich im Krankenhaus. Was hilft gegen den Frust? Oft versuchen Mütter und Väter ihr Kind bei Laune zu halten, indem sie dauernd mit ihm spielen oder es nach Strich und Faden verwöhnen. Sinnvoller: dem Kind etwas zu tun geben.

▶ Einen Schal, der immer länger wird beim Stricken.

▶ Ein Tier, das immer komischer wird beim Kneten.

▶ Einen Wolkenkratzer, der immer höher wird beim Zeichnen.

Erfolgserlebnisse sind ein wirksames Mittel gegen schlechte Laune.

Wenn operiert werden muss

Wenn eine Operation plötzlich akut ist oder wenn ein Notfall vorliegt (etwa nach einem Unfall), bleibt keine Zeit, lange zu überlegen, welche Klinik jetzt die geeignete sein könnte. Im Normalfall wird das Kind in die nächstgelegene Klinik gebracht.

Bleibt dagegen Zeit, sich auf eine Operation vorzubereiten, lohnt sich die Mühe, ein Krankenhaus mit kinderchirurgischer Abteilung auszusuchen. (Den Kinderarzt um Informationen bitten.) Auch wenn eine Operation ansteht: In einer Kinderabteilung ist ein Kind am besten aufgehoben. Denn hier stehen Fach-

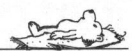

kräfte zur Verfügung, die speziell für die Belange der kleinen Patienten ausgebildet sind. Leider sind solche Abteilungen selten.

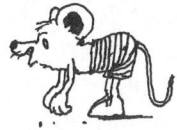

Wenn operiert werden muss – in jedem Fall in die Klinik?

Im Bereich der Kinderchirurgie hat sich in den vergangenen Jahren einiges verändert. So können Eltern in vielen Kliniken ihr Kind zur OP begleiten.

Operation gleich Krankenhaus – auch das muss nicht mehr unbedingt sein. Viele Eingriffe werden heute von niedergelassenen Kinderchirurgen oder von entsprechenden Fachärzten in der Praxis durchgeführt (nur, wenn keine zusätzlichen Risikofaktoren gegeben sind). Das heißt, dass Eltern ihren Sprössling noch am Tag der Operation mit nach Hause nehmen können. Nicht nur niedergelassene, sondern auch Klinikchirurgen führen kleinere Operationen immer häufiger ambulant durch (wenn nicht, sind oft die Kosten und nicht die Medizin dafür ausschlaggebend).

Nicht nur kleine Eingriffe, die mit einer örtlichen Betäubung auskommen und schnell erledigt sind, werden heute ambulant durchgeführt, sondern auch etwas aufwändigere Operationen, die eine Vollnarkose erfordern, wie etwa Leisten- oder Nabelbruch oder Polypen.

Bei einer ambulanten Operation muss der Patient kein erhöhtes Risiko fürchten. In der Praxis gelten die gleichen Sicherheitsbestimmungen wie in einer großen OP.

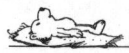

Gut zu wissen

Örtliche Betäubung oder Vollnarkose?

Lokale Betäubung, das klingt für den Laien wesentlich harmloser als Vollnarkose – nicht unbedingt zu Recht, denn der Unterschied ist heute gar nicht mehr so groß.

Bei der Lokalanästhesie registriert das Kind ganz genau, was mit ihm während der Operation geschieht. Es sieht die Instrumente, nimmt die sterile Umgebung wahr. Und das kann Angst machen.

Eine Vollnarkose ist erst einmal leichter zu verkraften: Man schläft sanft ein, und wenn man wieder aufwacht, ist die ganze Angelegenheit bereits vorbei. Der Anästhesist kann die Dosis der Betäubungsmittel heute ganz präzise berechnen. Eine Vollnarkose ist deshalb nicht mehr so belastend für den Körper.

Während der Operation bleibt der Anästhesist bei dem Patienten. Er kontrolliert laufend Atmung, Herz und Kreislauf und kann im Notfall sofort eingreifen. (Dass er es tun muss, kommt jedoch nur äußerst selten vor.)

Wie gefährlich ist röntgen?

Eine Röntgenuntersuchung, die mit moderner Technik und fachgerecht durchgeführt wird, kommt heute mit einer bei weitem geringeren Strahlendosis aus als noch vor Jahren.

Dennoch verzichten die Mediziner – wenn eben möglich – aufs Röntgen. Ganz darauf zu verzichten ist jedoch nicht möglich: Viele Erkrankungen lassen sich immer noch am besten mit Hilfe von Röntgenaufnahmen diagnostizieren (zum Beispiel Knochenbrüche).

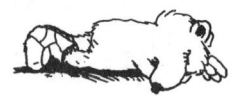

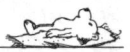
Die Pflege ernst nehmen

Eine ambulante Operation kommt nur infrage, wenn der Patient später zu Hause gut versorgt wird. Denn gleich wieder daheim sein bedeutet nicht, gleich wieder gesund sein. Auch wenn Wunden bei Kindern schneller heilen als bei Erwachsenen, die Nachwirkungen der Operation werden noch eine Weile zu spüren sein. Ein paar Punkte, die zu beachten sind:

▶ Vor der Heimfahrt mit dem Arzt Verhaltensregeln für die kommenden Tage abklären: Was darf der Patient essen? Was und wie viel darf (muss) er trinken? Was tun gegen Schmerzen? Wie ist das mit Medikamenten? Bettruhe ja oder nein? Den Arzt außerdem fragen, ob und wie sich Komplikationen bemerkbar machen könnten.

Tipp: Notizen machen. Der Merkzettel gibt Sicherheit.

▶ Nach der Operation den Patienten möglichst schnell nach Hause bringen. Eine lange Fahrt ist besonders bei Hitze kurz nach einer Operation zu anstrengend.

▶ Das Kind zu Hause im Auge behalten. Verschlechtert sich sein gesundheitlicher Zustand, gleich den Operateur informieren. (Vorher absprechen, wann und wie er erreichbar ist. Oder den [Haus-]Kinderarzt anrufen.)

Am Tag der Operation gleich wieder nach Hause zu dürfen ist natürlich sowohl für das Kind als auch für seine Eltern eine große Erleichterung. Eine Menge Stress entfällt und vor allem die Angst vor einem längeren Klinikaufenthalt.

In der vertrauten Umgebung kommt der Patient normalerweise schnell wieder zu Kräften. Er genießt seine Sonderstellung in der Familie, lässt sich verwöhnen und hat die Operation und die damit verbundenen Strapazen wahrscheinlich bald vergessen.

6. Kapitel

Der Kopf:
ein besonders
sensibler
Bereich

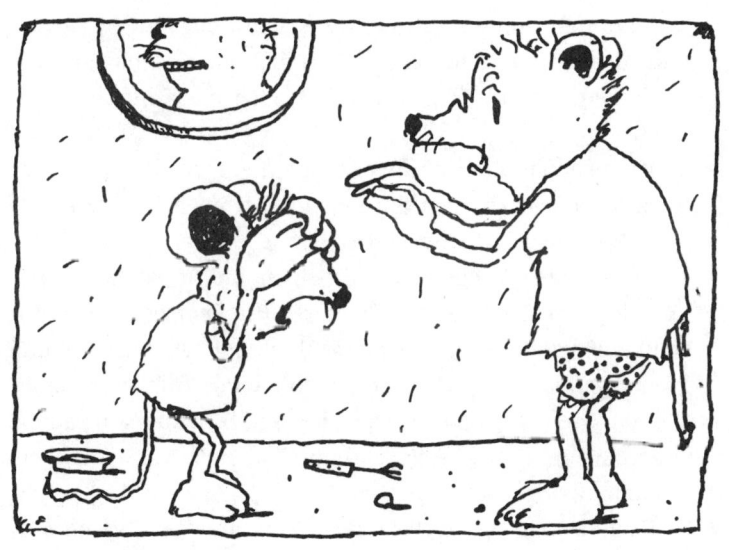

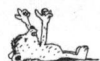

Wenn der Schädel brummt

Kopfschmerzen sind besonders gefürchtete Schmerzen. Sie gehen meistens von der Stirn, von den Schläfen oder vom Hinterkopf aus und können sich über den ganzen Kopf ausdehnen. Auch Kinder haben damit zu tun – aber meistens erst im Schulalter.

Kopfschmerzen sind nicht nur qualvoll, sondern auch unheimlich: Man weiß nicht, was dahinter steckt. Kopfweh ist keine Krankheit, sondern ein Krankheitssymptom – ein Hinweis auf eine gesundheitliche Störung. Auf welche, ist schwer zu erkennen, oft auch für einen Arzt. Hier ein paar Anhaltspunkte:

► Kopfschmerzen, die sich nur im Alltag bemerkbar machen – wenn zum Beispiel in der Schule eine Klassenarbeit in Sicht ist oder der Familienstress überhand nimmt–, haben meist mit Anspannung und Angst, mit seelischen Belastungen zu tun. Lässt der Druck nach, pendelt sich das innere Gleichgewicht wieder ein, dann geben sich meist auch die Kopfschmerzen wieder.

► Kopfschmerzen, die sich beim Lesen, beim An-die-Tafel-Gucken einstellen, könnten auf einen Sehfehler hindeuten. Hier hilft eine augenärztliche Untersuchung weiter.

► Kopfschmerzen können auf niedrigen Blutdruck hinweisen. Vor allem in der Pubertät ist dieses Problem bei vielen Jugendlichen akut, oft im Zusammenhang mit Ohnmachten und großer Müdigkeit bei Wachstumsschüben. Bewährte Maßnahmen dagegen: viel Sport treiben, Radeln, Schwimmen, Laufen. Gesunde Ernährung. Abwechselnd kalt und warm duschen. Bürstenmassage.

► Kopfschmerzen, die nach langem, verkrampftem Sitzen auftreten, können durch Haltungsschäden verursacht werden. In diesem Fall muss der Arbeitsplatz verändert werden. Außerdem sollte sich ein Orthopäde das Kind anschauen.

Harmlosere Störungen wie Erkältungskrankheiten, fiebrige Infekte können Kopfweh verursachen. Aber auch ernsthafte Erkrankungen wie Mittelohr- und Nebenhöhlenentzündung verursachen nicht selten Kopfschmerzen. Ganz selten nur steckt ein Tumor dahinter.

Klagt ihr Kind immer wieder oder immerzu über Kopfschmerzen, dann sollten die Eltern unbedingt mit ihm zum Arzt gehen. Auch wenn es plötzlich weint, weil es starke Stiche im Kopf spürt.

Wenn zu den Kopfschmerzen weitere Symptome dazukommen, wie zum Beispiel Benommenheit, hohes Fieber, ein steifer Hals, wenn das Kind matt und müde ist und erbrechen muss, dann ist der Arzt sofort anzurufen (Verdacht auf Hirnhautentzündung).

Ein Tipp: Für den Arzt ist es hilfreich, wenn Eltern genau beschreiben können, wann und wie oft das Kopfweh auftritt, wie lange es anhält. Deshalb das Kind über einen gewissen Zeitraum beobachten und die Beobachtungen in Stichworten notieren.

Wenn Kindern das Wetter zu schaffen macht

Nicht nur Erwachsene, auch viele Kinder spüren den Wetterwechsel: wenn Föhn im Alpenvorland anrückt oder Schnee in der Luft liegt. Sie können mit Müdigkeit, schlechter Laune, Unruhe, mit Appetitlosigkeit darauf reagieren – oder mit Kopfweh.

Schmerztabletten sind kein gutes Mittel, da sie zu einem unnötigen Konsum verleiten. »Ich fühle mich mies. Das Wetter muss schuld sein. Ich brauch eine Tablette.« Besser an die frische Luft gehen. Draußen spielen (trotz und gerade wegen des Wetters).

 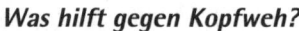
Gut zu wissen

Was hilft gegen Kopfweh?
Weil Kopfweh verschiedene Ursachen haben kann, gibt es nicht das Patentrezept gegen jede Art von Kopfweh, sondern ganz verschiedene Mittel.

▶ Frische Luft und Bewegung.

▶ Viel trinken – zum Beispiel viel Tee (Baldrian, Melisse und Hopfen mischen). Den Tee am besten kalt trinken.

▶ Einen Happen essen – auch das hilft manchmal.

▶ In einem kühlen, nicht zu hellen Zimmer eine Stunde hinlegen.

▶ Die Stirn mit einem feuchten Waschlappen kühlen.

▶ Frischen Meerrettich reiben (oder aus dem Glas), den Brei dünn auf ein Taschentuch streichen und das Tuch in den Nacken legen.

Sanfte Massage
Den Kopf etwa zehn Minuten sachte massieren. Am besten im Liegen. Baby- oder Massageöl benutzen, damit die Finger besser gleiten.

▶ Stirn und Schläfen mit kreisenden Bewegungen leicht – ohne Druck – massieren.

▶ Mit den Fingerspitzen vom Kinn zu den Schläfen streichen.

▶ Die beiden Daumen auf die Nasenwurzel legen. Mit sanftem Druck den rechten Daumen zur rechten Schläfe, den linken zur linken Schläfe führen.

▶ Beide Hände auf die Stirn legen. Die Finger zur Stirnmitte streichen.

Migräne – auch eine Kinderkrankheit?

Was als Kopfweh beginnt, stellt sich oft als Migräne heraus. Auch jüngere Kinder können darunter leiden. Häufiger tritt die Krankheit jedoch später auf: im Schulalter, meist sogar erst in der Pubertät (bei Mädchen häufiger als bei Jungen).

Was Migräneattacken auslöst, ist nicht bekannt. Vermutet werden Nahrungsmittelallergien und Gefäßverkrampfungen.

Migräne ist eine Familienkrankheit: Bei den meisten betroffenen Kindern kommt die Krankheit bereits in der Familie vor. Sie ist keine ernsthafte Erkrankung, aber jeder Anfall schlaucht den Patienten. Die Schmerzen legen sich meist nach ein paar Stunden, manchmal erst nach einem Tag.

Wie kündigt sich Migräne an?

Pochend, bohrend und quälend machen sich plötzlich unangenehme Kopfschmerzen bemerkbar – oft nur auf einer Seite des Kopfes (halbseitiges Kopfweh kann ein typisches Kennzeichen für Migräne sein). In der Regel treten die Schmerzen im Stirnbereich, an der Schläfe oder um die Augen herum auf. Manchmal, aber nicht immer, kommen ein oder mehrere Symptome dazu: Erbrechen, Bauchweh, Übelkeit, Blässe, erhöhte Lärm- und Lichtempfindlichkeit, Sehstörungen wie Farben- und Formenflimmern im Auge. Oft ergeben sich auch kurzzeitig Funktionsstörungen: Die Fingerspitzen kribbeln, die Hand oder die Zunge wird seltsam taub.

Migräne zeigt sich immer anders. Jedes migränekranke Kind hat eigene Symptome – abhängig von seiner ganz speziellen Konstitution. Ob ein Kind unter Kopfschmerzen oder unter Migräne leidet, kann nur ein Arzt feststellen. Er braucht präzise

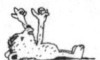

Angaben über die Art und den Verlauf der Schmerzen. Deshalb ist es sinnvoll, über längere Zeit in Stichworten zu notieren, wie die Anfälle jeweils verlaufen (Migräne-Tagebuch).

Was hilft bei Migräne?

Bei einer Migräneattacke ziehen sich die meisten Kinder freiwillig ins Bett zurück. Wenn sie auf dem Rücken liegen, können sie sich am ehesten entspannen. Je kühler, je dunkler der Raum, desto besser.

Langfristig kann eine gesunde Lebensweise Besserung bewirken: viel Schlaf; viel frische Luft; viel Bewegung; gesunde Ernährung (wenig Fett, wenig Eiweiß, wenig Süßigkeiten, viel Obst und Gemüse).

Hilft alles nichts, können Migränepatienten mit Medikamenten – auch mit homöopathischen – behandelt werden und unter fachgerechter Anleitung spezielle Entspannungsübungen lernen. Akupunktur hilft häufig.

Wenn die Haare plötzlich ausfallen

Dickes Haar, dünnes Haar – die vorhandene oder nicht vorhandene Haarpracht eines Babys sagt nichts über den Haarwuchs in späteren Zeiten aus. Auch wenn sie noch so schön sind: Die Haare, die ein Baby mit auf die Welt bringt, verliert es in den ersten Lebensmonaten meist wieder. Es dauert, bis sich ein regelmäßiger Rhythmus aus Haare wachsen und Haare verlieren eingespielt hat. Übrigens können die nachwachsenden Haare eine ganz andere Farbe haben. Auf einem Quadratzentimeter Kopfhaut haben 200 bis 300 Haarwurzeln Platz.

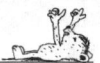

Ältere Kinder können unter Haarausfall leiden (selten). Eine Pilzinfektion (Scherpilzflechte) kann die Ursache dafür sein. Bei dieser Erkrankung entstehen mitten im Haarschopf auffallend schuppige, kahle und juckende Stellen. Diese Pilzflechte ist ansteckend und wird vom Arzt mit Medikamenten behandelt.

Bildet sich dagegen plötzlich eine kreisrunde, pfennig- oder sogar fünfmarkstückgroße kahle Stelle (oder bilden sich mehrere Stellen) auf der Kopfhaut, dann ist die Krankheit Alopecia areata der Grund dafür. Über die Ursache weiß man wenig. Vermutet wird eine entzündliche Störung des Immunsystems.

Psychische Probleme können nicht nur die Folge von Haarausfall, sondern auch die Ursache sein. Gibt sich der Haarausfall – im Normalfall – nicht von allein, sollte hinterfragt werden: »Gibt es Konflikte, die dem Kind zu schaffen machen?« Nervöse, aggressive Kinder reißen sich manchmal büschelweise die Haare aus (Trichotillomanie) und stecken sie in den Mund. Das ist gefährlich. Unbedingt mit dem Kinderarzt darüber sprechen.

Gut zu wissen

Schuppen: lästig und unangenehm

Die Haut schuppt sich ständig. Bei manchen Menschen intensiver als bei anderen. Ist die Kopfhaut fettig und gereizt, dann stößt sie mehr Schuppen ab als gewöhnlich.

Was tun? Dem Kind täglich die Haare mit einem milden Babyshampoo waschen! Nicht mit Antischuppenmitteln herumexperimentieren, sondern den Arzt vorher fragen.

Babys haben oft eine grindartige Kruste auf der Kopfhaut. Das ist kein Grund zur Sorge. Sie muss nicht entfernt werden. Das gibt sich. In schweren Fällen kann der Arzt eine Spezialsalbe verordnen.

Wenn die Ohren schmerzen: gleich zum Arzt

Ohrenschmerzen kommen lästigerweise oft nachts. Und sie können schrecklich wehtun. Ohrenweh ist kein Zipperlein, das sich einfach so wegstecken lässt, nach dem Motto: »Wird schon nicht so schlimm sein.« Mit Ohrenschmerzen ist nicht zu spaßen. Deshalb bald zum Arzt gehen, wenn die Ohren Probleme machen.

Manchmal können sich Ohrenschmerzen in Zusammenhang mit Infekten der oberen Luftwege, mit Mandelentzündung oder auch mit Zahnweh ergeben. Sehr selten ist eine Entzündung des äußeren Gehörgangs (zum Beispiel ein Furunkel). Die häufigste Ohrenerkrankung bei Kindern ist die Mittelohrentzündung.

Mittelohrentzündung – eine gefürchetete Krankheit

Das Mittelohr ist ein kleiner Raum hinter dem Trommelfell. Die Höhle ist durch einen Gang mit dem Nasen-Rachen-Raum verbunden. Dieses Verbindungsstück heißt Ohrtrompete oder auch Tube oder Eustachische Röhre.

Dass kleine Kinder leicht an Mittelohrentzündung erkranken, hat seine Gründe:

▶ Sie haben nicht selten mit Virusinfektionen, wie Husten, Schnupfen und Fieber, zu tun.

▶ Der Gang (Ohrtrompete), der den Rachenraum mit dem Mittelohr verbindet, ist noch besonders kurz und weit.

▶ Der Nasen-Rachen-Raum ist sehr eng und zusätzlich durch die Rachenmandel (im Sprachgebrauch: Polypen) eingeengt.

Weil der Weg vom Rachenraum zum Mittelohr also kurz ist, wandern bei einem Infekt der oberen Luftwege leicht Krankheitserreger in die Mittelohrhöhle und verursachen eine Entzündung.

Eine Mittelohrentzündung kann noch eine weitere Ursache haben: Infolge eines Infekts schwillt die Ohrtrompete zu. (Oder geschwollene Mandeln blockieren den Durchgang.) Ist der Verbindungsgang zugeschwollen, kann die im Mittelohr stets vorhandene Flüssigkeit nicht mehr in den Nasen-Rachen-Raum abfließen. Sitzt der Schleim in der Mittelohrhöhle fest, entsteht ein Nährboden für Krankheitskeime, die sich unter diesen idealen Bedingungen schnell vermehren.

Das Mittelohr ist ein luftgefüllter Raum, sonst könnte der Schall nicht weitergeleitet werden. Leidet das Kind unter einem Infekt, wird die Luft im Mittelohr durch Flüssigkeit verdrängt. Weil das Trommelfell nicht mehr frei schwingen kann, hört das Kind schlechter. Um das Mittelohr wieder gut zu belüften, raten Ärzte manchmal zur Öffnung des Mittelohrs (zu einem Trommelfellschnitt) oder zu einem Paukenröhrchen im Trommelfell, damit die Flüssigkeit aus dem Mittelohr abfließen kann und sich die Hörfähigkeit wieder verbessert.

Mittelohrentzündung ist nicht gleich Mittelohrentzündung

Es gibt verschiedene Formen einer Mittelohrentzündung:

▶ *Mittelohrkatarrh.* Der Katarrh entsteht in Zusammenhang mit einem ganz gewöhnlichen Schnupfen. Er kann, durch Flüssigkeitsansammlungen, vorübergehend schwerhörig machen und unangenehme Nebengeräusche im Ohr verursachen. Der Arzt verordnet in diesem Fall meist Nasentropfen (Spray), damit die Schleimhäute abschwellen und die Verbindung zwischen Mittelohr, Nase und Rachen wieder frei wird.

▶ *Akute Mittelohrvereiterung.* Eine besonders schmerzhafte Erkrankung, durch Viren und/oder Bakterien verursacht. Das Kind hat Fieber, weint oft vor Schmerzen und fühlt sich rich-

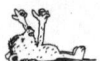

tig elend. Diese Form von Mittelohrentzündung kann nur mit Antibiotika behandelt werden – auch, um Komplikationen zu vermeiden (chronische Mittelohrentzündung).

Trösten bei Ohrenschmerzen

Wenn die ärgsten Schmerzen vorbei sind:

> *Hallo – Mann im Ohr!*
> *Wie kommst du mir denn vor?*
> *Mann – verstehst du mich?*
> *Hallo Mann – ich bitte dich:*
> *Kriech in meine Hand hinein.*
> *Lass das blöde Piksen sein!*
>
> *Hallo Mann im Ohr!*
> *Kriech raus aus deinem Ohr!*
> *Du zwickst mich. Du zwackst mich.*
> *Du trietzt mich. Du tratzt mich.*
> *Mach bloß keinen Schmuh.*
> *Lass mir meine Ruh.*

(Das Kind bei den ersten Zeilen sanft am Ohrläppchen ziehen, bei den nächsten Zeilen sachte hinterm Ohr kitzeln und ihm die letzten Zeilen leise ins Ohr flüstern.)

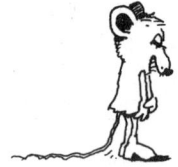

Die Schmerzen erleichtern

Einige Hausmittel helfen, die Ohrenschmerzen zu lindern. Sie können aber die Medikamente nicht ersetzen, die der Arzt verschreibt.

Was Wärme erzeugt, nützt meistens – zum Beispiel:

▶ *Bestrahlung* mit einer Rotlichtlampe.

▶ *Zwiebelwickel.* Eine halbe Zwiebel sehr fein hacken, im trockenen Topf leicht erhitzen, damit die Augen nicht gereizt werden. Die Zwiebel auf ein Taschentuch legen, das Tuch zusammenfalten und mit Leukoplast zukleben. Die Kompresse aufs Ohr legen und mithilfe eines Kopftuchs befestigen (Zwiebelwickel sind sehr wirkungsvoll, wegen des Geruchs aber bei den meisten Kindern nicht gerade beliebt.)

▶ *Wärmesäckchen.* Salz oder Sand in einem Kochtopf erhitzen, in einen Beutel füllen und den Beutel auf das schmerzende Ohr legen.

▶ *Kartoffelpackung* (die Herstellung dauert eine Weile). Weich gekochte Kartoffeln zu Brei zerdrücken. Den Brei auf ein Tuch geben. Das Tuch einschlagen. Die Breipackung in Watte packen, damit sich die Wärme hält. Zwischen Packung und Ohr noch ein Tuch legen, um einer Verbrennung vorzubeugen. Befestigung der Packung wie beim Zwiebelwickel.

▶ *Kamillesäckchen.* Eine Hand voll Kamillenblüten in ein Säckchen geben, zwischen zwei Suppenteller legen und im Wasserbad erhitzen. Dann in Watte packen und auf das schmerzende Ohr legen. Befestigung des Säckchens wie beim Zwiebelwickel.

Bei sämtlichen Maßnahmen nicht vergessen, die Temperatur zu überprüfen.

Vorbeugen

Die leidige Mütze – muss sie wirklich sein?

Viele Kinder lehnen eine Mütze ab: »Die brauch ich nicht!« Auch wenn Eltern noch so vernünftig über den Sinn der Sache predigen, die Mütze wird in der Jackentasche herumgeschleppt, ganz egal, ob's stürmt oder schneit.

Babys sind empfindlich. Bei warmem Wetter brauchen Babys keine Mütze, sondern einen Hut als Sonnenschutz. Bei Wind sollten sie eine dünne Mütze tragen und bei Kälte eine dickere. Die Mütze sollte die Ohrmuscheln bedecken.

Und wie ist das mit älteren Kindern? Das Thema Mütze ist kein Ammenmärchen überbesorgter Großmütter. Die Mütze hat auch bei Älteren ihren Sinn – vor allem bei Kälte und eisigem Wind – erst recht, wenn die Haare nach dem Schwimmbadbesuch noch nass sind. Die kurzen Gehörgänge bei Kindern kühlen rasch aus, sind dann schlecht durchblutet und damit anfällig für Krankheitserreger.
Wie man seinen Sprössling allerdings dazu bringt, die Mütze auch wirklich auf dem Kopf zu behalten, das bleibt ein Geheimnis. Kleinkinder können sich mit der Mütze eher anfreunden, wenn sie spitzkriegen, dass sich mit dem Ding auch spielen lässt. Zwei Tipps:

Rotkäppchen und Blaukäppchen. Zwei Mützen in verschiedenen Farben in petto haben. Mal wird die eine, mal die andere getragen. Hat das Kind die rote Mütze auf dem Kopf, verwandelt es sich in Rotkäppchen, trägt es die blaue, in Blaukäppchen. Einmal wird eine Fantasiegeschichte zum Thema Rotkäppchen erzählt, dann eine zum Thema Blaukäppchen.

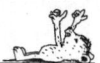

Versteckspiel mit Mütze. Unter der Mütze eine Überraschung im Kleinstformat verstecken, und das Kind während des Gehens raten lassen, was da im Versteck unter der Mütze hin- und herrutschen könnte.

Ohrenschmalz entfernen

Ohrenschmalz ist kein lästiges Abfallprodukt des Körpers, das schleunigst entfernt werden sollte. Im Gegenteil. Der klebrige Belag hat eine wichtige Funktion. Er bindet Staubpartikel, tötet Krankheitskeime und schützt die zarte Haut im Gehörgang. Deshalb das Ohrenschmalz nicht entfernen. Nur die Ohrmuschel reinigen – zum Beispiel mit einem feuchten Wattebausch oder Waschlappen und gründlich nachtrocknen. Auf keinen Fall mit einem Wattestäbchen in die Tiefe bohren, dabei kann das Trommelfell verletzt werden.

Wenn ein Fremdkörper ins Ohr gerät

Eine Perle, ein Minibaustein oder ein kleiner Knopf verschwinden plötzlich – beim Spielen gerät manchmal ins Ohr, was dort nicht hingehört.

Ein Fremdkörper im Ohr muss keine Schmerzen auslösen. Häufig nimmt das Kind nicht wahr, dass so ein Miniding von Spielzeug im Ohr verschwunden ist, und die Eltern merken erst recht nichts davon. Eitriger Ausfluss ist manchmal der erste Hinweis darauf.

Auf keinen Fall versuchen, den Fremdkörper mit einer Pinzette oder einem anderen scharfkantigen, spitzen Gegenstand zu entfernen, es sei denn, das Ding sitzt fast in der Ohrmuschel und lässt sich gut fassen. Sonst unbedingt schnell zum Arzt gehen.

Und wenn sich ein Insekt ins Ohr verirrt?

Im Dunkeln eine Lichtquelle in Richtung Ohr halten. Insekten krabbeln ins Licht. Oder Ohrentropfen ins Ohr geben. Und den Kopf schief halten, damit der Fremdkörper herausgespült wird (Seite 385f.).

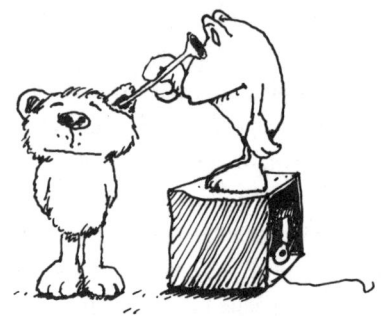

Gut zu wissen

Lärm macht krank

Vor dem Fenster dröhnt der Verkehrslärm. Im Zimmer tönt die Stereoanlage. *In Ruhe* wachsen heute die wenigsten Kinder auf. Obwohl sie selbst gerne lärmen, macht ihnen anhaltender Lärm dennoch zu schaffen. Sie überhören ihn nicht, sondern reagieren auf Dauer nervös und gereizt darauf – wesentlich empfindlicher als Erwachsene.

Viel Lärm macht nicht nur der Psyche zu schaffen, er wirkt sich auch schädlich auf das Gehör, auf die feinen Haarzellen im Innenohr aus. Laute Musik – zum Beispiel Musik per Walkman – kann das Gehör auf Dauer beeinträchtigen. Wenn das Kind Kopfhörer übergestülpt hat, nehmen Eltern die Lautstärke der Musikberieselung oft nicht wahr. Gerade hier sollten sie aber gegensteuern.

Hört das Kind gut?

Ein Baby kommt nicht mit einem perfekt funktionierenden Gehör auf die Welt. Das Gehör muss stimuliert werden, um sich voll zu entwickeln, und das braucht ein bis eineinhalb Jahre Zeit.

Das Gehör wird durch ganz verschiedene Geräusche stimuliert: durch hohe und tiefe Töne, durch laute und leise Stimmen und durch viele andere Geräusche.

Nimmt ein Baby diese akustischen Reize nicht oder kaum wahr, weil es nicht oder schlecht hört, kann sich auch seine Sprache je nach Schwere des Schadens nicht oder nicht ausreichend entwickeln.

Wird eine Störung zu spät entdeckt, lässt sich die verlorene Zeit kaum wieder gutmachen: Mit einem Hörgerät kann das Kind jetzt kaum mehr in die Lage versetzt werden, Töne, Stimmen, Geräusche präzise wahrzunehmen, weil sich sein Gehör im ersten Lebensjahr nicht richtig entwickeln konnte. Deshalb ist es wichtig, das Gehör eines Babys in jedem Fall zu überprüfen und nicht erst bei Verdacht auf eine Störung. Schon bei Neugebore-

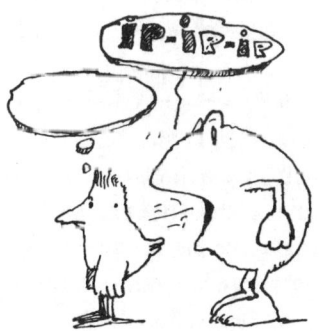

nen kann eine relativ sichere Hörprüfung durchgeführt werden. Wichtig ist diese Untersuchung vor allem bei Risiko- und Frühgeburten. Hier zwei Tests, die sich zu Hause machen lassen:

▶ *Test für ein Baby:* Schreckt das Kind zusammen, wenn laut in die Hände geklatscht wird? Horcht es interessiert auf, wenn mit einer Rassel geklappert wird?

▶ *Test für ein Kleinkind:* Wendet sich das Kind nach einem Geräusch hinter seinem Rücken um? Nimmt es auch leises Flüstern wahr?

Vorbeugen

Beim Spielen das Gehör überprüfen
Ein Spiel für zwei: Ein Mitspieler sitzt unterm Tisch und macht verschiedene Geräusche nach: klatscht in die Hände, räuspert sich, schnarcht, klappert laut mit den Zähnen usw. Der andere sitzt am Tisch und versucht die Geräusche nachzumachen. Will das gar nicht gelingen, sollte das Anlass sein, präzisere Hörprüfungen zu veranlassen.

Wenn die Augen nicht in Ordnung sind

Mit den Augen erschließt sich ein Baby die Welt. Es nimmt Farben, Formen über die Augen in sich auf.

Dass ein Kind nicht genau und richtig sieht, fällt oft lange nicht auf. Eltern können sich in diesem Punkt auch nicht auf die Vorsorgeuntersuchungen verlassen, weil Augenfehler dabei – laut Statistik – häufig übersehen werden. Deshalb ist es wichtig, selbst zu überprüfen, ob der Sohn, ob die Tochter gut sieht. Hat einer der Eltern einen stärkeren Sehfehler, sollte das Kind bis zum zweiten Lebensjahr unbedingt zum ersten Mal einem Augenarzt vorgestellt werden.

Worauf Eltern achten sollten

Auch bei den Augen gilt: Wird eine Sehstörung frühzeitig behandelt, lässt sich der Schaden für die Augen meist begrenzen.

Anzeichen, die auf eine Sehstörung hinweisen können und deshalb Anlass sein sollten, zum Augenarzt zu gehen:

► Das Kind hält alles, was es genau anschauen mag, dicht vor seine Nase.
► Es blinzelt, kneift die Augen zusammen, wenn es erkennen will, was sich in einiger Entfernung abspielt.
► Es stolpert viel, stößt dauernd an Ecken und Kanten.
► Es greift leicht daneben, lässt vieles fallen.
► Es klagt immer wieder über Kopfschmerzen. Oder über Schwindelgefühle.
► Es reagiert überempfindlich auf helles Licht.
► Es schielt manchmal (vor allem, wenn es müde ist).
► Es reibt sich oft die Augen. Die Augen sehen schnell müde aus, wirken überanstrengt.
► Es beteiligt sich in der Schule nicht am Unterricht.

Die häufigsten Sehfehler

► *Weitsichtigkeit.* Was weit weg ist, wird gut erkannt, was in der Nähe ist, verschwommen gesehen. Ist ein Kind weitsichtig, ist sein Augapfel zu klein.
► *Kurzsichtigkeit.* Was weit weg ist, wird unscharf wahrgenommen, was in der Nähe ist, klar und deutlich gesehen. Ist ein Kind kurzsichtig, ist sein Augapfel zu groß.

- *Stabsichtigkeit* (Astigmatismus). Die Bilder verzerren sich, weil das Kind Punkte wie Stäbchen wahrnimmt.
- *Farbenblindheit.* Jungen leiden eher unter Farbenblindheit als Mädchen. Wenn ein Kind farbenblind ist, bedeutet das selten, dass es die Welt nur grau in grau sieht. Meistens ist es nicht in der Lage, die Farben Rot und Grün und/oder Gelb und Orange zu unterscheiden.

Wenn die Augen wegrutschen: schielen

»Das bisschen Silberblick bei meinem Kind kann doch nicht so gravierend sein, die Schielerei verwächst sich schon wieder!«, meinen viele Eltern und schieben den Besuch beim Augenarzt auf die lange Bank.

Irrtum. Schielen verwächst sich nicht. Nur in den ersten Lebensmonaten eines Kindes müssen unkoordinierte Bewegungen der Augen noch kein Hinweis auf einen Sehfehler sein. Egal, ob schwacher oder starker Silberblick – Schielen ist kein Schönheitsfehler, sondern ein erheblicher Sehfehler, der behandelt werden sollte, und zwar so schnell wie möglich.

Etwa sechs Prozent aller Kinder schielen. Dieser Sehfehler muss nicht angeboren sein, er kann auch infolge einer Kinder- oder Augenkrankheit oder eines Unfalls auftreten.

Es kommt vor, dass ein Kind plötzlich zu schielen beginnt. Dann schnellstens zum Augenarzt gehen!

Selbst geringfügiges Schielen, das auf den ersten Blick vielleicht kaum zu sehen ist, schädigt das Auge. Hier besteht zusätzlich die Gefahr, dass der Sehfehler gar nicht oder erst spät erkannt wird.

Warum es so wichtig ist, schielen zu behandeln

Augen können nicht von Anfang an richtig sehen, sie müssen es erst lernen. Jedes Auge übermittelt ein eigenes Bild an das Gehirn. Im Gehirn werden dann diese sich kaum voneinander unterscheidenden Bilder zu einem räumlichen Bild zusammengesetzt.

Dieses präzise Zusammenspiel zwischen Augen und Gehirn ist das Ergebnis ausdauernden Übens: Je intensiver die Augen benutzt werden, desto intensiver wird auch die Koordination von Augen und Gehirn geschult.

Schielt ein Kind, kommen im Gehirn zwei Bilder an, die sich nicht gleichen, sondern wesentlich voneinander unterscheiden und sich deshalb nicht zu einem Bild umformen lassen. Das Gehirn löst das Problem auf ganz einfache Art und Weise: Es schaltet das Bild, das das schwache Auge liefert, ganz einfach ab. Dieses Auge wird also stillgelegt. Das hat Folgen: Weil das schwache Auge stillgelegt ist, kann sich seine Sehkraft nicht richtig entwickeln. Damit wird die vorhandene Sehkraft auf die Dauer immer schwächer.

Wer nur auf einem Auge richtig sieht, hat im Alltag mit einigen Handicaps zu kämpfen (oft ohne sich dessen richtig bewusst zu sein).

▶ Kann sich im Raum manchmal schlecht orientieren. Sieht Begrenzungen nicht ganz deutlich.
▶ Tut sich schwer damit, Entfernungen richtig einzuschätzen. (Ist damit unfallgefährdeter und vielleicht bei der Berufswahl beeinträchtigt.)

Ein Schielfehler, der frühzeitig behandelt wird, wird in der Regel auch erfolgreich therapiert.

Wie wird schielen behandelt?

Um die Sehkraft beider Augen zu erhalten, beginnen Augenärzte so früh wie möglich mit der Therapie – nicht selten schon vor dem ersten Geburtstag des Kindes.

Zuerst wird untersucht, ob das Kind eine Brille braucht. Schielen (besonders das Innenschielen) ist häufig mit Weitsichtigkeit kombiniert. Bei dieser Untersuchung wird die Eigenarbeit des kindlichen Auges mithilfe von Tropfen (zum Beispiel Atropin) ausgeschaltet.

Die häufigste Behandlungsmethode: Dem Kind wird mit einem Schielpflaster ein Auge abgedeckt. Mal das rechte, mal das linke. Oder nur eins von beiden. Stunden- oder auch tageweise. Das kommt ganz auf den Schielfehler und auf das Alter des Kindes an. Damit soll nicht das Schielen behoben, sondern das Zusammenspiel zwischen Gehirn und Augen geübt werden. Das schwache Auge wird so dazu gebracht, wieder mitzusehen (Okklusionsbehandlung, wird nicht nur bei Schielkindern angewendet).

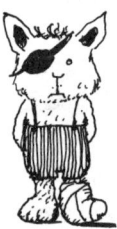

Manchmal reicht als Therapie eine Brille, die natürlich konsequent getragen werden sollte.

Bei vielen Schielfehlern ist jedoch zusätzlich eine Operation notwendig. Während der Operation verändert der Arzt bei Vollnarkose die Muskeln, die den Augapfel dirigieren. Er bringt die

Augen in die richtige Stellung. Eine Schieloperation hat gute Aussichten auf Erfolg (muss bei manchen Sehfehlern allerdings noch einmal wiederholt werden).

Das schlimmste an der Operation sind die ersten Tage danach. Glücklicherweise können heute in den meisten Kliniken die Mütter oder Väter rund um die Uhr bei ihrem Kind bleiben, es trösten und ihm Mut machen. Die Brille wird durch die Operation jedoch nicht unbedingt überflüssig.

Zusätzlich wird vielen Kindern ein Training in der Sehschule verordnet. In der Praxis eines Augenarztes oder in einer Augenklinik lernt das Kind mithilfe verschiedener Prismen und Geräte mit beiden Augen zu sehen. Diese Behandlung muss bis ins Wachstumsalter fortgesetzt werden.

Übrigens ist Schielen eine Familienkrankheit: Der Sehfehler wird meistens vererbt.

Eine Brille – kein größeres Problem?

Inzwischen sehen Brillen lustig aus: knallrot oder gesprenkelt, kreisrund oder mit abgerundeten Ecken. Mit den öden Einheitsgestellen früherer Zeiten haben Kinderbrillen nichts mehr zu schaffen. Und so haben denn auch Kinder oft nichts gegen eine Brille einzuwenden.

Nicht selten sind es die Eltern, die Probleme mit der Brille haben. Viele fürchten, dass ihr Kind gehänselt wird. Dass die Brille alle naselang verloren geht oder zerbricht. Oder doch nicht regelmäßig getragen wird. Oder das Aussehen wesentlich beeinträchtigt.

Überträgt sich ihre Skepsis auf das Kind, kann aus der Brille

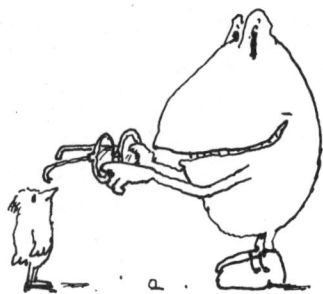

schnell ein schwieriges Thema werden. Deshalb möglichst gelassen bleiben. Das Kind genau informieren, warum, wieso die Brille sein muss. Sich vor allem Zeit nehmen fürs Brillenaussuchen.

Eltern sollten auch nicht die Vermutung äußern, dass das Brilletragen sicherlich nur eine vorübergehende Angelegenheit sei. Kinder bauen auf solche Aussagen und sind dann doppelt enttäuscht, wenn sich diese Prognose später als falsch herausstellt.

Die richtige Kinderbrille – wie sieht sie aus?

Die Gläser sollten aus Kunststoff sein, selbst wenn sie dann schneller zerkratzen. Die Brille sollte nicht zu groß und nicht zu schwer sein, nicht drücken und ein Federscharnier haben. Sie darf nicht rutschen oder auf der Nase hin- und herschwanken (tut sie leicht, weil Kindernasen noch klein sind). Für Kinder, die viel Sport treiben, gibt es Sportbrillen. Praktisch für Babys und Kleinkinder: eine Brille mit Gummiband statt Bügel.

Damit die Sonne nicht ins Auge geht

Ab und an mal eine Sonnenbrille aufzusetzen, weil das chic ist, mag ja noch spaßig sein. Bei jedem Sonnenwetter mit Brille herumlaufen wird jedoch schnell langweilig und lästig. Dennoch ist es heute wichtig – das Ozonloch ist schuld –, dass sich Kinder frühzeitig an Sonnenbrillen mit UV-Schutz gewöhnen. Wenn die Sonnenbrille ganz und gar abgelehnt wird – und das ist keine Seltenheit bei Kindern –, sollte bei Sonne wenigstens eine Schirmmütze als Augenschutz getragen werden.

Rote und entzündete Augen

Entzündungen im und am Auge sind lästig und unangenehm: Die Augenlider sind rot oder verklebt – etwa morgens nach dem Schlafen. Oder es sammelt sich Eiter in den Augenwinkeln. Oder es bildet sich ein Eiterknötchen am Lid.

Was tun bei Entzündungen am Auge?

Wenn das Auge juckt oder brennt, wird natürlich daran gerieben oder gekratzt. Auch mit schmutzigen Fingern. Selbst wenn die Eltern x-mal ermahnen: »Nicht am Auge reiben! Sonst kann sich die Infektion ausbreiten!« Das entzündete Auge in Ruhe zu lassen, das klappt meistens nicht. Immer wieder wandern die Finger zum Auge. Es fällt jedem Kind schwer, auf das Reiben und Kratzen zu verzichten und vernünftig zu sein.

Das Kind braucht Rückenstärkung durch seine Eltern, die nicht schimpfen, wenn die Finger immer wieder Richtung Auge wandern, sondern Verständnis zeigen und ablenken. Wenn alles Ablenken nicht hilft, das entzündete Auge eventuell eine Weile mit Mull abdecken. Die Mullbinde mit Heftpflaster befestigen.

Besonders auf Sauberkeit achten: Kein Handtuch und keinen Waschlappen fürs Gesicht benutzen. Die Augen stattdessen behutsam mit einem Wattebausch auswischen, der mit Wasser an-

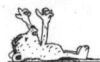

gefeuchtet ist. Für jedes Auge einen neuen Wattebausch nehmen. Keine Kamillenlösungen zum Auswaschen benutzen. Sie verstärken (vor allem bei Allergikern) die Reizung häufig.

Wenn sich die Entzündung nach ein, zwei Tagen nicht gibt, zum Augenarzt gehen.

Wenn sich ein Gerstenkorn am Lid bildet

Ein häufigeres Übel bei Kindern: Ein Eiterpickel, ein Gerstenkorn bildet sich am unteren oder oberen Lidrand. Kein großes Thema aus medizinischer Sicht, aus der Perspektive eines Kindes aber eine sehr unangenehme Angelegenheit. Denn dieser Knubbel ist nicht nur beängstigend und lästig, er kann auch wehtun. Meistens platzt der Eiterpickel nach ein paar Tagen auf, und die Schwellung verschwindet langsam wieder. Nur ganz selten entwickelt sich aus dem Pickel ein Dauerknoten, der irgendwann vom Arzt entfernt werden muss. Im Normalfall den Knubbel in Ruhe abheilen lassen. Nicht daran herumdrücken oder kratzen.

Augentropfen: ein Geduldspiel

Eins vorweg: Einem Kind nie nach eigenem Gutdünken Augentropfen geben, sondern nur nach Absprache mit dem Arzt.

Kinder lassen sich ungern Tropfen in die Augen träufeln. Die Augen werden fest zugekniffen, und es braucht oft Überredungskünste, bis sie wieder geöffnet werden – erst recht bei einem kleinen Kind. Dazu noch stillhalten – das ist wirklich ein bisschen viel verlangt.

Wie kann man ein Kind dazu bringen, dass es mitmacht? Ein paar Tipps:

▶ Loben, weil es so tapfer ist.

▶ Genau erklären, was gemacht wird (auch einem kleinen Kind), damit es sich als Partner und nicht als Opfer fühlt.

▶ Das Fläschchen mit den Augentropfen kurz schütteln und einen Moment in der Hand vorwärmen.

▶ Das Kind ablenken, ihm eine Geschichte erzählen.

Wie kommen die Tropfen am besten ins Auge?

▶ Den Kopf des Kindes zurücklegen.

▶ Das Augenlid vorsichtig vorziehen. Die Tropfen in die Rinne zwischen Auge und Augenlid träufeln, nicht direkt aufs Auge geben.

▶ Das Kind bitten, jetzt die Augen zu schließen und die geschlossenen Augen zu bewegen, damit sich die Tropfen möglichst gleichmäßig auf der Bindehaut verteilen.

▶ Augentropfen bei einem Säugling: Das Baby hinlegen und die Tropfen in den inneren Lidwinkel träufeln, dann Ober- und Unterlid kurz auseinander ziehen.

Vorbeugen

Beim Spielen die Sehfähigkeit überprüfen

Ich sehe was, was du nicht siehst. Beim Spaziergang nach und nach verschiedene Ziele in der Ferne ausgucken. Einfache Aufgaben stellen wie Kirchturm, Straßenschild. Die Ziele vage beschreiben.

Das Ganze lässt sich auch auf die Nähe spielen: Wer entdeckt kleine Merkmale auf kleinen Dingen (wie Schriftzug auf einer Münze, Ziffer auf einer Briefmarke).

Ist ein Kind nicht in der Lage, die verschiedenen Ziele zu finden, könnte das der Hinweis auf eine Sehstörung sein.

Schmerzhafte Stippchen im Mund

Stippchen im Gaumen oder Bläschen am Zahnfleisch – viele Kinder klagen ab und an über offene Stellen in der Mundschleimhaut. Diese Flecken sind aus medizinischer Sicht in der Regel harmlos, können aber sehr unangenehm und schmerzhaft sein. Vor allem können sie dem Kind den Spaß am Essen verderben.

Kleine Kinder neigen dazu, die Finger in den Mund zu stecken, auch wenn die Hände noch so schmutzig sind. Es ist kaum möglich, sie davon zu überzeugen, es nicht zu tun.

Leider dauert es seine Zeit – manchmal bis zu zwei Wochen –, bis die Stippchen oder Flecken abheilen.

Was verursacht diese Flecken und offenen Stellen?
Ganz verschiedene Ursachen kommen dafür infrage:

▶ Die Zahnspange scheuert in der Backe. Oder ein rauer Zahn. Oder die wunde Stelle ist durch einen Biss ins Backenfleisch entstanden.

▶ Vor allem kleine Kinder – ein bis drei Jahre alt – haben manchmal Mundfäule, eine typische Kinderkrankheit. Dabei kann es auch zu hohem Fieber kommen. Bei Mundfäule bilden sich in der Mundschleimhaut linsengroße Geschwüre (Aphthen), die unangenehmen Mundgeruch verursachen und ziemlich wehtun. (Erreger ist das Herpesvirus.)

Wie lassen sich die Beschwerden lindern?
Die Beschwerden werden erträglicher, wenn man den Mund mit einer Ratanhia-Myrrhen-Tinktur auspinselt (mit einem Wattestäbchen). Oder auch mit unverdünntem Honig. Leider lassen die wenigsten Kinder eine solche Prozedur mit sich geschehen.

Schon beliebter und auch ganz wirkungsvoll: Die Stelle mehrmals mit Puderzucker abdecken (mit feuchter Fingerspitze auftragen).

Mit einigen Überredungskünsten sind ältere Kinder vielleicht dazu zu bringen, den Mund mehrmals täglich mit Kamillen- oder Salbeitee auszuspülen. Kamille ist beliebter als der bittere Salbei.

Saure, scharfe, salzige Getränke oder Speisen machen Probleme. Pudding, Kartoffelbrei, Kakao und Milch – alles, was mild und kühl ist, tut jetzt gut. Ein Tipp: Mit Strohhalm klappt das Trinken besser.

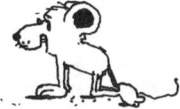

Auch Pilze können Krankheiten im Mundbereich verursachen
Flecken und wunde Stellen im Mund können die Folge einer Pilzinfektion sein.

Wenn das Immunsystem noch nicht ganz ausgereift ist (beim Baby) oder wenn es geschwächt ist (etwa nach einer Krankheit oder nach der Einnahme von Antibiotika), kommt es häufiger zu einer Pilzerkrankung. In diesem Fall nehmen die Pilze, die auf unserer Haut und in unserem Verdauungssystem angesiedelt sind, überhand. Sie breiten sich aus und verursachen Soor.

Bei Mundsoor bilden sich auf den Mundschleimhäuten weiße Flecken.

Bei Verdacht auf Soor sollten Eltern mit ihrem Kind zum Arzt gehen. Hausmittel helfen hier kaum weiter. Nach gründlicher Untersuchung, in die alle Familienmitglieder einbezogen werden sollten (Soor kann übertragen werden), verordnet der Arzt ein

Pilzmittel (Antimykotikum). Mithilfe dieses Medikaments gibt sich die Infektion bald wieder.

Pilze lieben Zucker. Deshalb ist es sinnvoll, den Zuckerverbrauch zu reduzieren. Auch auf regelmäßiges Händewaschen ist zu achten, damit sich die Infektion nicht ausbreiten kann.

Gut zu wissen

Wenn die Zunge entzündet ist
Einen Klacks Quark in den Mund nehmen und langsam auf der Zunge zergehen lassen. Oder einen Löffel Sauermilch.

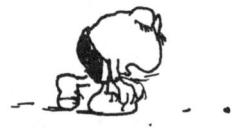

Wenn die ersten Zähne in Sicht sind

In der Regel kommen die ersten Zähne zwischen dem fünften und siebten Monat. Keine Bange, wenn sich der erste Zahn in dieser Frist partout nicht zeigen will: Kommt er später, so heißt das nicht, dass das Baby in seiner gesamten Entwicklung spät dran ist. Übrigens kommen die unteren Schneidezähne fast immer zuerst und fast immer ziemlich gleichzeitig.

Das Zahnen macht den einen Babys gar keine, den anderen umso mehr Probleme. Viele Kinder schlafen jetzt schlecht, sind unruhig und quengelig. Bekommen vielleicht sogar Fieber und Durchfall. Wieso kann eine ganz normale Angelegenheit wie das Zahnen ein Baby krankmachen?

Vorbeugen

Nuckeln – ein Hochgenuss

Lutschen, saugen, nuckeln – eine Lieblingsbeschäftigung kleiner Kinder. Sie sind mit Lust bei der Sache und getröstet, egal, ob sie dazu den Daumen nehmen oder einen Schnuller.

Zahnmediziner sind – wenn es denn sein muss – für den Schnuller; denn Daumenlutschen führt oft zu Zahnstellungs- und Kieferanomalien, die später jahrelang behandelt werden müssen.

Speziell auf den Kiefer abgestimmte Schnuller richten weniger Schaden an, haben jedoch einen Nachteil: Sie gehen leicht verloren.

Den Schnuller gewöhnen sich Kinder in der Regel eher ab als den Daumen: Der Daumen ist oft bis ins Schulalter im Einsatz.

Normalerweise gibt sich das Nuckeln mit der Zeit von allein. Sind ältere Kinder noch lange mit Nuckeln beschäftigt, kann das ein Hinweis darauf sein, dass sie seelische Probleme haben.

»Du bist schon zu groß, nimm den Daumen aus dem Mund!« Ermahnen hilft wenig, sondern erhöht nur den Druck. Eine Riesenportion elterlicher Zuwendung hilft da schon mehr.

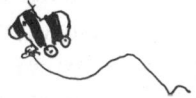

Fieber und zahnen – besteht ein Zusammenhang?

In den ersten Lebensmonaten ist ein Kind durch die Abwehrkräfte, die es von seiner Mutter während der Schwangerschaft übernommen hat, vor Infektionen geschützt. Dieser Schutz endet mit dem fünften, sechsten Lebensmonat. Dann wird das Baby anfälliger, denn die eigenen Abwehrkräfte reichen noch nicht aus, um mit Infekten fertig zu werden. Es bekommt vielleicht

Fieber, Durchfall oder Husten. Weil mit dem ersten Infekt oft auch die ersten Zähne kommen, sehen hier viele Eltern einen Zusammenhang. Das ist aber ein Irrtum. Auch wenn es auf den ersten Blick so ausschauen mag, das Zahnen schwächt ein Baby nicht so, dass es krank wird, kann allerdings sehr unangenehm sein: Das Zahnfleisch schwillt meistens an, juckt und drückt. Der Kiefer schmerzt, manchmal so stark, dass das Baby weint und wimmert.

Wie kann man einem Baby das Zahnen erleichtern?
- ▶ Dem Kind ein Stück Brotrinde zum Zerkauen geben. Mit Reiben, Kauen und Lutschen lässt das Spannungsgefühl nach.
- ▶ Die Wangen massieren.
- ▶ Das Baby durch Spielen ablenken.

Vorbeugen

Die Nuckelflasche als Beruhigungsmittel?

Jeden Abend der gleiche Zirkus: Der dreijährige Claudius denkt gar nicht daran, Richtung Bett zu marschieren, bevor er nicht sein heiß geliebtes Fläschchen, gefüllt mit Karottensaft, bekommt.

Nicht nur in Babyzeiten, auch in den Jahren danach können viele Kinder von der Nuckelflasche nicht lassen. Sie ist immer dabei, gefüllt mit Limo oder Saft, mit Kakao oder Tee. (Seitdem die Hersteller ungesüßten Tee anbieten, süßen viele Mütter nach.) Im Auto ist die Flasche dabei. Beim Einkaufen im Supermarkt. Nachts im Bett. Sie tröstet über Langeweile hinweg. Über Kummer. Über Ärger.

Dieses ewige Gesüppel und Genuckel ist – aus ärztlicher Sicht – alles andere als ein harmloses Ritual. Denn das Dauernuckeln hat Folgen:

▶ Die gezuckerten Getränke verursachen Karies (siehe unten).

▶ Das dauernde Trinken – vor allem von Saft – führt zu häufigem Stuhlgang und saurem Urin. Die Folge: Windelkinder werden schnell wund und bekommen häufiger Pilzinfektionen.

▶ Das ewige Zuzeln kann sich auf die Dauer negativ auf die Muskulatur von Mund und Zunge auswirken. Und auf den Kiefer, damit auch auf die Sprachentwicklung.

▶ Ein Kind, das gleich zum Fläschchen greift, wenn es mit Unlust zu kämpfen hat, übt damit ein fatales Verhaltensmuster ein: »Geht's mir schlecht, brauche ich etwas zu trinken!«

Ist ein Baby liebevoll gestillt oder mit der Flasche gefüttert worden, lässt sein Bedürfnis nach Saugen und Nuckeln im Laufe der Zeit nach. Gegen Ende des ersten Lebensjahres kann es sich dann langsam auf das Trinken aus einem Becher umstellen. Ein Tipp: Kinder gar nicht erst an gesüßte Getränke gewöhnen.

Karies an den Zähnen – was ist das eigentlich?

Mit jedem Essen bildet sich ein Belag aus Speiseresten und Speichel auf den Zähnen (Plaque). Er überzieht unsere Zähne wie einen dünnen Film und verschwindet in den Ritzen zwischen den Zähnen: ein idealer Nährboden für die Bakterien, die unsere Mundhöhle besiedeln.

Je länger der Belag auf den Zähnen bleibt, desto intensiver greifen die Bakterien den Zahnschmelz an. Die Zerstörung geschieht durch Säure, die von den Bakterien gebildet wird. Sie löst Mineralstoffe aus dem Zahn. Auf der äußeren Schutzschicht des Zahnes bildet sich ein heller Fleck. Im Laufe von Monaten wird daraus schließlich ein Loch. Wird dieser Zerstörungsprozess nicht gestoppt, ist am Ende auch der Nerv im Zahninneren von Karies betroffen, und dann schmerzt der Zahn in der Regel.

Zahnschmerzen – wie lassen sie sich lindern?
Ein Kind, das unter Zahnschmerzen leidet, sollte schleunigst beim Zahnarzt angemeldet werden. Ein paar Notmaßnahmen gegen Zahnschmerzen:

▶ Die Zähne ganz gründlich säubern. Zahnseide benutzen.
▶ Den Mund mit Kamillentee spülen.
▶ Einen Kamillenteebeutel anfeuchten, als Kompresse auf den Zahn legen.
▶ Einen Eisbeutel in eine Serviette wickeln und an die Wange halten.

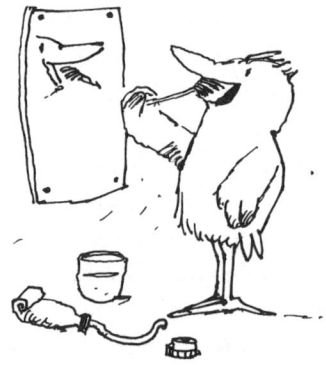

Wenn das Zahnfleisch blutet
Ein kräftiger Biss in einen Apfel, und plötzlich beginnt das Zahnfleisch zu bluten. Zahnfleischbluten ist nicht auf die leichte Schulter zu nehmen, sondern ein Hinweis auf unzureichende Zahnpflege, auf Zahnbelag, der eine Entzündung verursacht hat.

Zahnfleischentzündungen können zu Parodontose, einer Erkrankung des Zahnbetts führen. Das beste Heil- und Vorbeugemittel ist regelmäßiges und gründliches Zähneputzen.

Schon mal vorsorglich zum Zahnarzt gehen

Mareike, fünf Jahre alt, hat ein dickes Loch im Zahn. Mutter und Tochter gehen zum Zahnarzt. Im Wartezimmer veranstaltet Mareike ein Riesentheater. Das Behandlungszimmer will sie nicht betreten: »Da geh ich nicht rein!« Nichts hilft: Kein Zureden, kein Erklären. Mareikes Widerwillen ist ganz normal. Natürlich fühlt sie sich überfordert – wie die meisten Kinder in solch einer Situation. Dennoch fällt es schwer, gelassen zu bleiben und Verständnis zu zeigen.

Allmählich an den Zahnarzt gewöhnen

Die Apparaturen beim Zahnarzt, die unbekannten Gerüche und Geräusche – kein Wunder, dass sich Kinder sperren und Angst haben: Das müssen auch Eltern respektieren.

Sicher ist es sinnvoll, beim ersten Mal nicht gleich einen Behandlungstermin zu verabreden, sondern erst einmal um ein Vorgespräch zu bitten. Und zwar möglichst frühzeitig, wenn noch keine Rede ist von Löchern und Bohren, sondern nur von Vorsorge. Wenn die ersten Milchzähne da sind, ist der richtige Zeitpunkt für eine frühzeitige Prophylaxe gekommen.

Das Kind aber nicht zum Zahnarzt mitnehmen, wenn Mutter oder Vater behandelt werden, sondern nur, wenn ein Kontrolltermin ansteht; denn bei einer Behandlung zuzuschauen, macht nicht gerade Mut.

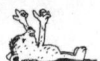

Bei diesem ersten Besuch darf sich das Kind erst einmal umsehen: den Behandlungsstuhl, die Apparate und Instrumente im Untersuchungszimmer begutachten, den Arzt kennen lernen und ihm Fragen stellen. Vielleicht ergibt sich dabei auch schon eine erste Untersuchung. Auf Mutters oder Vaters Schoß sitzend, kann das ein interessantes Spiel sein und hat in dieser Atmosphäre nichts Beängstigendes. Kleine Kinder spielen häufig anschließend zu Hause ausgiebig Zahnarzt mit Puppen, Plüschtieren oder Geschwistern. Dabei wird das Erlebnis verarbeitet.

Ein Kind, das seine Zähne regelmäßig beim Zahnarzt kontrollieren lässt, gewöhnt sich schnell an den Praxisbetrieb: Ganz klar, dass man da ab und zu hingehen muss. Die Zahnarzttermine werden schnell zu einer Selbstverständlichkeit. Diese Besuche müssen einfach sein, um Schäden frühzeitig zu erkennen – das sehen die meisten Kinder ein.

Was Eltern vermeiden sollten

Wenn das Zähneputzen nicht klappen will, wenn das Thema Süßigkeiten zu Hause immer und ewig aktuell ist, dann kommt es vor, dass Eltern mit dem Zahnarzt drohen: »Der wird schon merken, dass du dir die Zähne nicht putzt! Dass du dauernd Bonbons futterst!« Oder sie beschreiben eindringlich, wie unangenehm das Bohren beim Zahnarzt ist. Auch mit wortreichen Erklärungen zum Thema Zahnarzt können kleine Kinder nur wenig anfangen. Alles zusammen kann eigentlich nur Angst machen oder die Angst verstärken.

Die erste Behandlung

Eine Zahnbehandlung ist unangenehm. Auch wenn der Zahnarzt noch so nett ist. Umso wichtiger ist es deshalb, einem Kind klipp und klar zu sagen, warum eine Behandlung sein muss, was dabei im Mund geschieht, ob's wehtun wird oder nicht. Was immer hilft: ein Lob für tapferes Ausharren.

Wenn Mutter oder Vater in der Nähe bleiben und Händchen halten, ist auch die erste Spritze, das erste Bohren nicht so schlimm. »Es ist schnell vorbei!«

So macht das Zähneputzen Spaß

Die Mäusezähne

Jede Menge Mausezähne
standen einfach rum
da fiel der erste Mausezahn
plötzlich einfach um.

Der Zi-Za-Zappelzahn

Ein Zi-Za-Zappelzahn
im Wi-Wa-Wackelwahn
macht ein Mordsgetose
weil er reichlich lose
nur an einem Stücke
festhängt in der Lücke.
»Zahn, ich kenne mich hier aus.
Zahn, ich helfe dir da raus!«

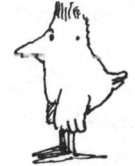

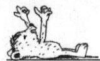

Vorbeugen

Vorsorge treffen, damit die Zähne gesund bleiben

Eltern und Kinder können zusammen eine Menge erreichen, wenn sie folgende Vorsorgemaßnahmen für gesunde Zähne ernst nehmen.

Gesunde Ernährung. Zähne brauchen Vitamine, Spurenelemente und vor allem Mineralien – an erster Stelle Kalzium, Eisen und Phosphor.

Werden Kinder gesund ernährt, nehmen sie die Nähr- und Wirkstoffe in der Menge auf, die sie zur Entwicklung und Gesunderhaltung ihrer Zähne brauchen (mehr zum Thema Ernährung und Vorsorge auf Seite 445ff.). Zusätzliche Tipps zum Thema Essen und Zähne:

▶ Hartkäse enthält besonders viel Kalzium. Kalzium kann Zahnschäden vorbeugen und in Maßen sogar ausgleichen.

▶ Süßigkeiten und andere Kohlehydrate bringen den Säurehaushalt im Mund durcheinander. Gleiches gilt übrigens auch für Salz, in Mengen genossen.

Sind Bonbons wirklich so schädlich für die Zähne? Sie sind's (leider). Bonbonsplitter, Bananenpamps, Honigkrümel, Schokobrei – was schön zuckerig ist, pappt lange und fest an den Zähnen. Der Zucker sitzt in den Zahnritzen fest, denn mithilfe von Speichel lässt sich dieser zähe Belag nicht mehr wegspülen. Und je länger der Zucker an den Zähnen klebt, umso mehr Säure entsteht. Denn Zucker ist ein Element, in dem sich Bakterien besonders wohl fühlen.

Kinder ganz ohne Zucker ernähren? Ein unrealistischer Gedanke, denn Kinder essen nun mal gerne Süßes: Obst, Marmelade, Honig, Kuchen, Saft, Cola – um nur ein paar ihrer Lieblingsgetränke und Lieblingsspeisen zu nennen.

Zucker einfach weglassen oder gar verbieten – das ist eine Illusion. Denn die meisten Lebensmittel enthalten Zucker, zum Beispiel Milch, Obst und Gemüse.

Wenn Eltern Süßigkeiten generell verbieten, stoßen sie mit ihren Erziehungskünsten meist schnell an Grenzen. Denn das, was Kinder haben wollen, verschaffen sie sich, wenn nicht zu Hause, dann bei Freunden nebenan. Und die Lust auf Verbotenes ist meist besonders groß.

Da klappt es in der Regel schon eher, den Zucker zu reduzieren. Vor allem, wenn Eltern ihr Kind an nicht oder nur wenig gesüßte Speisen und Getränke gewöhnen: zum Beispiel an Tee ohne Zucker. An Apfelkompott ohne Zucker. An Müsli ohne Zucker. An Kuchen mit wenig Zucker.

Honig ist übrigens keine Alternative zum Zucker. So gesund Honig ist, auf die Zähne wirkt er sich ebenso schädlich aus wie Zucker.

► Süßer Saft morgens in der Schule, ein Lolli zwischen Mittagessen und Abendbrot – die Süßigkeiten zwischendurch sind aus Sicht der Zahnärzte die größten Kariesverursacher.

Wenn schon Zucker, dann die Süßigkeiten möglichst zu den Hauptmahlzeiten anbieten: zum Beispiel Pudding, Eis oder Kuchen (danach Zähne putzen!).

So vernünftig diese Maßregeln auch klingen, so ist es doch alles andere als einfach, sie im Alltag mit Kindern durchzusetzen. Geduldige, oft wiederholte Appelle an Einsicht haben mehr Aussicht auf Erfolg als strikte Maßregeln oder Verbote.

► Süße Getränke, wie Fruchtsaft oder Cola, richten weit weniger Zahnschäden an, wenn man sie zur Hälfte mit Wasser oder Mineralwasser verdünnt.

► Je mehr Speichel fließt, umso positiver die Auswirkungen auf die Zähne: Umspült Speichel die Zähne, dann reinigt er sie nicht nur, sondern versorgt den Zahnschmelz gleichzeitig mit den Mineralien, die er braucht, und beugt so der Bildung von Karies vor. Speichel fließt reichlich beim Karottenbeißen oder Brotrindenknabbern.

Fluoridprophylaxe. Fluoride sind natürliche Salze, die vor Karies schützen. Dieses Mineral kann im Wasser (Grundwasser) natürlich vorhanden sein, kann dem Trinkwasser aber auch zugesetzt werden (zum Beispiel in der Schweiz). Fluoride wirken dreifach:

▶ Sie machen den Zahnschmelz widerstandsfähiger und verhindern so, dass sich Löcher im Zahn bilden.

▶ Sie hemmen den Stoffwechsel der Mundbakterien und verhindern so, dass sich die Säure bildet, die den Zahn schädigt.

▶ Sie gleichen kleinere Kariesschäden am Zahn sogar wieder aus.

In der Bundesrepublik sind Fluoride nicht im Trinkwasser enthalten. Eltern müssen selbst entscheiden, ob sie Fluoridtabletten geben wollen oder nicht.

Die meisten Kinder- und Zahnärzte empfehlen Fluoride als Vorsorgemaßnahme gegen Karies: Fluoridtabletten, fluoridierte Zahncremes oder fluoridiertes Salz. Immer mehr Zahnärzte raten bei Kindern zur Versiegelung mit fluoridiertem Zahnlack, um die zweiten Zähne vor Karies zu schützen.

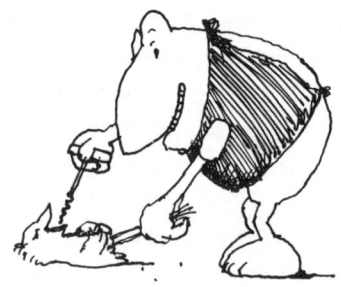

Es gibt aber auch erklärte Gegner der Fluoridprophylaxe, die entweder keinen Sinn in diesen Maßnahmen sehen oder die Gefahr einer Überdosierung mit schädlichen Folgen für den Knochenbau (Fluorose). Bei einer Zahnlackbehandlung durch den Zahnarzt lässt sich diese Gefahr vermeiden.

Die richtige Zahnpflege. Zähneputzen ist einfach ein Muss. Schon Babyzähne brauchen Pflege. Die ersten Zähnchen abends mit einem angefeuchteten Wattestäbchen reinigen.
Etwa ein Jahr später braucht ein Kind die erste richtige Zahnbürste.
Wichtig: Das Thema Zähneputzen möglichst von Anfang an locker angehen. Darauf vertrauen, dass das eigene Vorbild auf die Dauer Wirkung zeigt. Keinen K(r)ampf daraus machen, sondern das Zähneputzen als Ritual einführen, das morgens und abends einfach dazugehört.
Bei kleinen Kindern müssen Eltern regelmäßig ans Zähneputzen erinnern. Ums Nachputzen kommen Eltern nicht herum. Kleine Kinder schaffen es einfach noch nicht, ihre Zähne allein gründlich und richtig zu putzen. Wenn das Zwischendurchputzen im Familientrubel unter den Tisch fällt, dann wenigstens morgens und abends die Zähne gründlich reinigen (Betthupferl vorm Einschlafen sind leider absolut tabu!). Schulkinder sind dann mit der Zeit in der Lage, die Verantwortung selbst zu übernehmen. Wichtig ist die Kontrolle durch die Eltern. Mithilfe von Zahnfärbemitteln (gibt's in der Apotheke, sind nicht schädlich) können Kinder selbst feststellen, wie gut oder schlecht sie putzen. Denn alle übrig gebliebenen Beläge färben sich rot.

Und wie putzt man die Zähne am besten? Den Zahnbelag nicht nur auf den Zähnen verteilen, sondern aus den Zwischenräumen herausputzen.

Die richtige Putztechnik: Erst die Kauflächen reinigen: Die Bürste waagerecht halten. Dann die Außenflächen vornehmen: Die Bürste kreisen lassen. Zum Schluss die Innenfläche: auf und ab bürsten – von hinten nach vorne. Milchzähne brauchen die gleiche intensive Pflege wie die bleibenden Zähne.

Es kommt auch auf die richtige Zahnbürste an (mit dem Zahnarzt absprechen). Mit einer elektrischen Zahnbürste putzen die meisten Kinder ihre Zähne nicht nur lieber, sondern auch länger und gründlicher. Auch Mundduschen sind beliebt, jedoch kein Ersatz für die Zahnbürste.

Zähneputzen – manchmal geht's mit Spielen besser:

▶ Eine Puppe oder einen Teddy zum Zähneputzen antreten lassen.

▶ Zusammen die Zähne vorm Spiegel putzen. Das Ganze nicht nur als ernste Angelegenheit betrachten, sondern auch als Spaß mit Grimassenschneiden.

▶ Die Geschichte von Karius und Baktus aufgreifen und weiterspinnen. Viele Kinder kennen diese beiden Typen aus dem Kindergarten oder aus der Schule.

▶ Ab und zu Miniüberraschungen im Zusammenhang mit Zähneputzen bereiten: mal ein Glanzbild unterm Zahnbecher, mal ein Kinkerlitzchen im Becher verstecken.

Eine Spange für die Zähne – wirklich so oft nötig?

Stellt der Kieferorthopäde eine Fehlstellung der Zähne fest, wird in der Regel eine Zahnspange verordnet:

▶ Für unkompliziertere Regulierungen wird meistens erst einmal eine Spange mit Kunststoffplatte zum Herausnehmen empfohlen. Diese Spange vergessen Kinder gerne, tragen sie

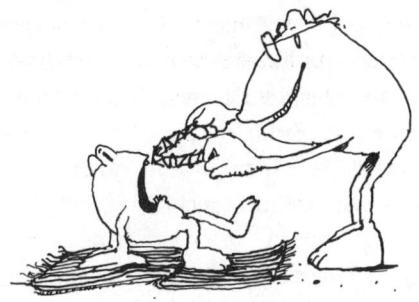

nicht – wie verabredet – Tag und/oder Nacht. Schwerarbeit also für Eltern, den Sohn, die Tochter vom Sinn des Drahtgestänges zu überzeugen.

▶ Für aufwendigere Regulierungen wird in der Regel eine feste Spange verordnet. Zu Beginn machen diese Spangen häufig Probleme: drücken, scheuern das Zahnfleisch wund. Das gibt sich mit der Gewöhnung.

Im Schnitt bekommen Kinder die erste Zahnspange gegen Ende der Grundschulzeit. Um die drei Jahre dauert eine Behandlung in der Regel. Oben verkabelt, unten verkabelt – mehr als eine Million Kinder tragen in der Bundesrepublik eine Zahnspange. Müssen die Drähte und Plättchen wirklich sein?

Schiefe Zähne sind nicht allein ein kosmetisches Problem, sondern vor allem ein medizinisches. Sie können gesundheitliche Schäden verursachen:

▶ *Parodontose, Fehlbelastung, Kiefergelenksprobleme und Karies.* Wenn die Zähne nicht in Reih und Glied stehen, sammeln sich in den Ecken und Kanten Beläge, die beim Putzen nur schwer zu entfernen sind und dann Zähne und Zahnfleisch schädigen.

171

▶ *Verdauungsprobleme.* Mit Zähnen, die krumm und schief stehen, lässt sich nicht gut kauen. Also wandert alles – von Obst bis Gemüse – nur wenig zerkleinert in den Magen, und das kann Beschwerden machen.

▶ *Sprachfehler.* Wird der Kiefer, wenn nötig, nicht reguliert, können sich Probleme beim Sprechen ergeben.

Außerdem ist es Ziel der Kieferorthopädie, die Gesichts- und Mundmuskulatur so zu harmonisieren, dass Kinder durch die Nase und nicht durch den Mund atmen. Wenn sie dauernd durch den Mund atmen, sind sie anfälliger für Infekte (Seite 174).

Vorbeugen

Die Zahnspange sauber halten – aber wie?

Nicht nur bei den Zähnen, auch bei der Zahnspange wird das Putzen groß geschrieben.

Eine Spange, die sich herausnehmen lässt, sollte nach jeder Mahlzeit gesäubert werden. Erst mit Zahnbürste und Zahnpasta, dann mit Wasser. Mit einer elektrischen Zahnbüste klappt das Putzen meistens noch besser.

Die Zahnspange muss zusätzlich einmal in der Woche in ein Reinigungsbad gelegt werden. Die entsprechenden Reinigungstabletten gibt's in der Apotheke.

Sitzt die Spange fest, ist das Putzen etwas aufwändiger: Spange und Zähne sind mit einer Extrabürste zu reinigen. Mit der Bürste vor allem in die Räume zwischen den Zähnen und den Drähten gehen. Sorgfältig nachspülen. Nach jeder Mahlzeit Zähne putzen! Die Zähne alle drei bis vier Monate in der Zahnarztpraxis gründlich reinigen lassen.

7. Kapitel

Die Atemwege: Husten und Schnupfen, was außerdem dazugehört

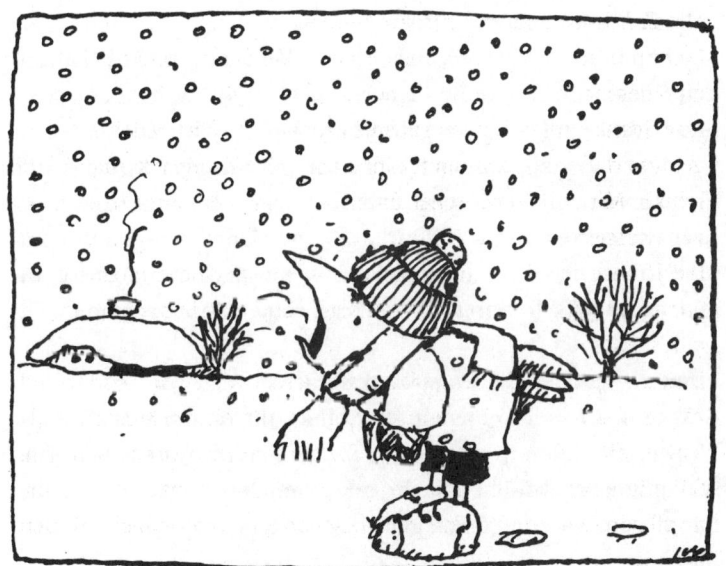

Ewig erkältet, ewig krank

Hanna, vier Jahre alt, handelt sich einen Infekt nach dem anderen ein. Gerade erst gesund geworden, steckt sie sich im Kindergarten gleich wieder an. Husten, Schnupfen, Halsweh – das Mädchen quält sich zwei Wochen mit einer Erkältung herum, danach hat es zwei Wochen Ruhe. Und dann beginnt das Ganze von vorne. Hannas Mutter ist kurz davor, die Tochter aus dem Kindergarten zu nehmen: »Damit die Ansteckerei ein Ende hat!«

Doch das hätte wenig Sinn. Kinder können sich immer und überall anstecken, wenn nicht im Kindergarten, dann auf dem Spielplatz oder beim Einkaufen. Alle Kinder, die erkältet sind, können die Erkältung auch weitergeben. Die Ansteckungsgefahr besteht vor allem in den ersten drei Tagen der Erkrankung.

Dass Kinder dauernd Infekte haben, ist normal und muss kein Zeichen besonderer Anfälligkeit sein. Neun und mehr Erkältungen – mal mit, mal ohne Fieber – machen sie zu Kindergarten- und Grundschulzeiten im Schnitt pro Jahr durch. Weil sie selbstständiger werden, kommen sie mehr mit anderen Kindern und Erwachsenen in Berührung und schnappen entsprechend mehr Krankheitserreger auf. Mit zirka 200 verschiedenen Viren kommen Kinder in dieser Lebensphase in Kontakt, die meistens Infekte, das heißt harmlose Atemwegsprobleme verursachen.

Infekte – gut für die Widerstandskräfte

Bekommen Kinder einen Infekt, bildet ihr Immunsystem Antikörper gegen den Erreger, mit dem sie sich infiziert haben. Diese Antikörper schützen mehr oder weniger lange – die Dauer hängt vom jeweiligen Erreger ab – vor einer erneuten Infektion durch den gleichen Keim.

Mit der Zeit bildet das Immunsystem immer mehr Antikörper, also immer mehr Abwehrkräfte, und damit stabilisiert sich der Gesundheitszustand im Laufe der Jahre. Nach dem zehnten Geburtstag haben Kinder – laut Statistik – nur noch mit drei bis fünf Infekten pro Jahr zu tun.

Während eines Infekts wird das Immunsystem stark beansprucht, sodass die Abwehrkräfte zeitweise geschwächt sind. Deshalb ergeben sich jetzt leicht Komplikationen: Zu der Virusinfektion kommt dann eine bakterielle Infektion – so zum Beispiel eine eitrige Mandelentzündung. Ein überstandener Infekt verbessert jedoch die Widerstandskräfte, denn das Immunsystem arbeitet auf Hochtouren: Es entwickelt neue Kräfte.

Gut zu wissen

Die Abwehr mit Medikamenten stärken?

Alle husten, alle schniefen – im Kindergarten, in der Schule Infekte zuhauf. Sollen Eltern darauf vertrauen, dass ihr Kind genug Abwehrkräfte entwickelt, um den Infekt abzuschmettern? Oder geben sie ihm sicherheitshalber ein Pflanzenmittel mit dem Echinacea-Wirkstoff, um sein Immunsystem zu stärken? An diesem Punkt scheiden sich die Geister – auch unter Fachleuten.

Befürworter schwören auf die Wirkung pflanzlicher Stärkungsmittel. Skeptiker halten nichts davon, die Abwehrkräfte per Medikament aufzuputschen, in den natürlichen Prozess einzugreifen, und weisen auf mögliche Nebenwirkungen hin (zum Beispiel bei Allergikern).

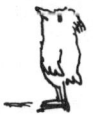

Infekte bekämpfen – aber wie?

Wenn besorgte Eltern ihr schniefnasiges Kind sehen, das sich auch noch mit Husten herumquält, ist ihr erster Gedanke sicherlich immer: »Was können wir gegen die Erkältung tun?« Es werden also Hausmittel und Medikamente geholt, die die Beschwerden auch tatsächlich mehr oder weniger lindern.

Gleichzeitig ergibt sich in der Regel eine zweite Frage: »Was ist zu tun, um die Abwehrkräfte zu stärken?« Hier können Mütter und Väter auf bewährte Hausmittel zurückgreifen.

Infekte schlagen manchmal auf die Ohren

Kinder, die andauernd mit Infekten geplagt sind, hören manchmal schlechter (Mittelohrerguss). Deshalb ist es sinnvoll, ihre Hörfähigkeit zu überprüfen. Eltern sollten zunächst einmal ohne großen medizinischen Aufwand, sondern ganz nebenbei zu Hause leise mit den Kindern flüstern. Verstehen sie alles? (Zum Thema Hören Seite 145.)

So wird das Gesundheitsprogramm interessanter

**Wenn aus der Bürste
ein Auto wird**

*Übers Pflaster
fährt der Laster.
Solcherweise
dreht er Kreise.
Bei der Kurverei,
keine Trödelei.*

(Aus der Hautbürste wird ein Laster, aus dem Abbürsten ein Spiel.)

Der Rubbel-Knubbel

Ich rubbel
den Knubbel,
dreimal hin,
dreimal her,
sanft und sacht,
bis er lacht.

(Ein Vers, damit aus dem Abhärten eine zärtliche Schmuserei wird.)

Der Kriechmolch. Ein Spiel nach Baden und Abtrocknen, geeignet für Kleinkinder: Ein trockener, möglichst rauer Waschlappen. Er wandert von den nackten Zehen aufwärts über Bein und Bauch zum Kopf, krabbelt erst ganz sachte und langsam über die Haut des Kindes, legt an Tempo zu, dreht noch ein paar Extrarunden auf den Schultern und auf dem Hals. Er rubbelt und schrubbelt dabei die Haut.

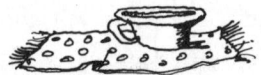

Rutschbahn fahren. Nach dem Duschen mit dem Handtuch auf dem Kinderrücken Rutschbahn fahren: Das Tuch hin- und herziehen, erst langsam, dann immer schneller, und dazu folgenden Vers singen:

Nach der Brause
eine Sause:
einmal rutschen,
zweimal flutschen,
der ganze Brocken
ist jetzt trocken.

Grippaler Infekt und Grippe: nur auf den ersten Blick ähnlich

Zuerst sieht es nach einem typischen fiebrigen Infekt aus: Das Kind spürt ein Kratzen im Hals, muss x-mal niesen und husten, fröstelt, bekommt Fieber. Weitere Symptome zeigen aber schnell, dass sich hier mehr anbahnt als ein banaler Infekt: Müdigkeit und Mattigkeit kommen dazu, häufig Bauch- und Gliederschmerzen, oft Erbrechen, Übelkeit und Durchfall. Und aus der erhöhten Temperatur wird oft dickes Fieber. Vorsicht ist geboten:

► Wenn die Grippe länger als drei Tage anhält.
► Wenn sie schon abklingt und die Temperatur absinkt, das Fieber jedoch plötzlich wieder ansteigt. In diesem Fall droht eine zweite, eine bakterielle Infektion – zum Beispiel eine Lungenentzündung, Bronchitis, Mittelohr- oder Nebenhöhlenentzündung.

Spätestens jetzt sollten sich Eltern mit dem Kinderarzt in Verbindung setzen.

In den ersten vier Lebensjahren haben Kinder besonders häufig Grippe. Die Widerstandskräfte reichen noch nicht aus, um die Viren in Schach zu halten. Tödliche Verläufe kommen jedoch kaum vor. Grippe sollte vor allem bei alten Menschen und Kindern ernst genommen werden, deren Abwehrsystem gelitten hat, die chronisch krank sind. (Mit dem Kinderarzt über eine Grippeimpfung sprechen.)

Weil Grippe eine Virusinfektion ist, lässt sich wenig dagegen ausrichten (Antibiotika helfen nicht). Spezielle Heilmittel gegen Grippe gibt es nicht. Nur ein paar Tipps, wie diese Zeit besser zu überstehen ist:

▶ Bettruhe (Seite 54)

▶ ein, zwei Tage wenig essen

▶ viel trinken (Kamillen-, Lindenblüten- oder Holundertee mit Zucker, Mineralwasser)

▶ viel schlafen in einem gut durchlüfteten Raum

▶ eine Wärmflasche bei Schüttelfrost
(Zum Thema Fieber Seite 32ff.)

Gut zu wissen

Was ist ein Katarrh?

Wenn klarer, flüssiger oder auch dicker, gelber Schleim den Rachen hinab oder aus der Nase rinnt, spricht man von einem Katarrh, dem ganz unterschiedliche Erkrankungen zugrunde liegen können:

▶ Infekt

▶ Grippe

▶ Nebenhöhlenentzündung

▶ Kinderkrankheit (Masern)

▶ Allergie (Heuschnupfen)

▶ Mittelohrentzündung

Gibt sich der Katarrh nach ein paar Tagen nicht wieder, sollte ein Arzt feststellen, welche Erkrankung dahinter steckt.

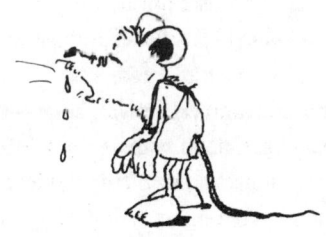

Vorbeugen

Wie lässt sich das Immunsystem stärken?

Schon mit wenigen Maßnahmen lassen sich die Abwehrkräfte steigern:

▶ *Frische Luft.* Erhöht die Abwehrkräfte. Auch bei einem Infekt ist gegen Spielen im Freien und gegen Spaziergänge nichts einzuwenden:
  – Wenn das Kind kein hohes Fieber hat.
  – Wenn es warm angezogen ist (Unterkühlung schwächt die Durchblutung und damit auch die Widerstandskräfte).
  – Wenn das Wetter mitspielt. Bei Sturm oder bei starkem Regen oder bei dickem Nebel lieber zu Hause bleiben.
  Im Herbst, Winter und Frühling leiden Kinder besonders häufig an Infekten – nicht, weil sie sich jetzt draußen leicht erkälten, sondern weil sie sich anstecken, wenn Viren per Speicheltröpfchen beim Sprechen, Niesen, Husten versprüht werden. Warme Räume sind ein ideales Klima für Viren.

▶ *Viele Vitamine.* Ein Glas Orangensaft deckt den Tagesbedarf eines Kindes an Vitamin C. Auf gesunde Ernährung achten (Vollwertkost).

▶ *Frottieren.* Das Kind im warmen Zimmer auf ein Badetuch legen. Das Tuch einschlagen. Den ganzen Körper gründlich frottieren, bis die Haut gut durchblutet ist.

▶ *Baden.* Mit Fichtennadelöl als Badezusatz. Kräftigt und erhöht die Widerstandskräfte. Danach frottieren.

▶ *Wechselduschen.* Das Kind erst etwas länger heiß abduschen (fragen, ob die Temperatur noch angenehm ist). Dann ganz kurz kalt abduschen. Wechselduschen sind jedoch bei vielen Kindern nicht beliebt und deshalb nicht immer empfehlenswert.

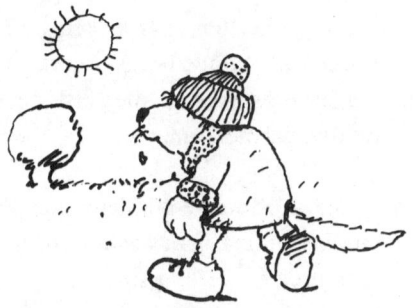

▶ *Einreiben.* Besonders angenehm nach dem Duschen, der Trocken-massage oder dem Frottieren: die Haut mit Öl einreiben, am besten mit Lavendel- oder Eukalyptusöl (dies wärmt, macht aber eher wach).

▶ *Pflanzenpräparate.* Die Abwehrmechanismen lassen sich auch mithilfe pflanzlicher Mittel in Gang setzen. Mit Kamille und Ringelblume zum Beispiel oder mit Echinacea. (Mit dem Arzt absprechen, Seite 175.)

▶ *Klimawechsel.* Ein Aufenthalt im Gebirge oder an der See regt das Immunsystem an und stärkt die Abwehrkräfte.

Schnupfen: bei Babys keine harmlose Kleinigkeit

Bei einem Baby kann ein Schnupfen mehr als ein harmloses Übel sein. Schnupfen behindert die Atmung. Auch beim Trinken bekommt ein Baby mit Schniefnase kaum Luft und stellt das Trinken ein. Und das darf nicht sein. Deshalb mit dem Baby zum Arzt gehen. Welche Schnupfenmittel eignen sich für Babys? Zum Beispiel:

▶ *Kamillentee.* Abkühlen lassen. Eine Prise Zucker zugeben.

▶ *Majoranbutter.* Mit der Butter den Nacken und die Nasenlöcher des Babys einreiben (gibt's in der Apotheke).

▶ *Muttermilch.* Ein paar Tropfen in die Nase geben. Nicht nur praktisch, sondern auch wirksam.

Nasentropfen nur nach Absprache mit dem Arzt verwenden. Die Tropfen nach dem Naseputzen, am besten etwa zehn Minuten vor der Mahlzeit verabreichen. Dann sind sie am wirkungsvollsten. (Das Baby aber nicht wecken, um ihm Tropfen zu geben.)

Gut zu wissen

Auch Naseschneuzen will gelernt sein

Ältere Kinder sind selten für Naseputzen. Sie sind Weltmeister im Hochziehen. Sie von der Nützlichkeit des Naseputzens zu überzeugen, fällt schwer. Beim Naseputzen kommt es aufs richtige Schneuzen an: Ein Nasenloch nach dem anderen möglichst häufig ausschneuzen. Nicht mit aller Kraft ins Taschentuch trompeten. Dabei kann ein Überdruck entstehen, der den Nasenschleim in Richtung Ohr drückt, und daraus können sich Komplikationen ergeben.

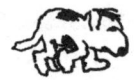

Was Eltern noch tun können

▶ Das Baby oft auf den Arm nehmen und trösten.

▶ Die Nase ein paarmal sanft streicheln – von der Wurzel aus – und dann vorn mit einem feuchten Wattestäbchen reinigen.

▶ Das Zimmer gut lüften.

▶ Für ausreichende Luftfeuchtigkeit sorgen. Feuchte Tücher aufhängen. Oder Wasser verdampfen lassen. Ein paar Tropfen Majoranöl oder Thymianöl ins Wasser geben.

▶ Ein Kissen unter die Matratze legen, damit das Baby schräg liegt und das Nasensekret besser ablaufen kann.

▶ Viel zu trinken geben, damit sich der Schleim verdünnt.

▶ Häufig Hände waschen.

▶ Nicht allzu sehr mitleiden. Dann wird auch das Kind eher mit der unangenehmen Situation fertig.

Spiele, die gute Laune machen

Die große Untersuchung

Der Daumen misst Fieber.
Der Zeigefinger fühlt den Puls.
Der Mittelfinger untersucht den Hals.
Der Ringfinger schaut nach den Ohren.
Der kleine Finger prüft den Mund.
Er sagt: »Das Kind ist gesund!«

(Fünf Finger einer Hand als Ärzte auftreten lassen.)

Brief an den Schnupfen

Sehr geehrtes Fräulein Schnupfen,
dass Sie mich recht verstehen,
ich bitt Sie heimzugehen.
Ich will Sie nicht vertreiben,
aber hier ist für Sie kein Bleiben.

(Den Brief an den Schnupfen mit dem Finger auf den Rücken schreiben.)

Der Schnupfen

Der dicke blöde Schnupfen,
der stört wahrlich sehr.
Ich will ihn dir wegtupfen,
dann spürst du ihn nicht mehr.

Der Nasenbär

Einem kleinen Nasenbär
fällt das Atmen heute schwer.
Hat einen dicken Schnupfen.
Der Bär mag nicht mehr hupfen.

(Einen Finger in einen Bären verwandeln.)

Der kranke Spatz

Unser Spatz ist – Gott sei Dank
nicht mehr so besonders krank.
Er kann schon wieder witzeln,
man muss ihn nur kitzeln.

(Das Kind auf dem Schoß wiegen und zum Schluss kitzeln.)

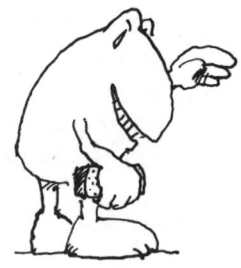

Schnupfen bei älteren Kindern: vor allem unangenehm

Wie Kinder mit Schnupfen umgehen, hängt nicht nur von ihrem Befinden ab, sondern auch vom Verhalten der Eltern. Wenn die Erwachsenen ein großes Getue um die Schniefnase machen, gehen viele Kinder darauf ein und reagieren entsprechend wehleidig. Damit wird das Übel nicht besser.

Wer Schnupfen hat, braucht vor allem Taschentücher – und Geduld (drei Tage kommt er, drei Tage steht er, drei Tage geht er). Eltern sollten in erster Linie auf die Widerstands- und Selbstheilungskräfte vertrauen und die Behandlung auf wenige Maßnahmen beschränken.

Dem Schnupfen-Kind nicht irgendwelche Anti-Schnupfen-Maßnahmen gegen seinen Willen aufzwingen oder intensiv auf das Kind einreden. Ein Dampfbad wider Willen bringt mehr Verdruss als Wohlbefinden.

Gut zu wissen

Vorsicht, Ansteckungsgefahr!
Alltägliche Möglichkeiten, sich anzustecken:

► Benutzte Papiertaschentücher (die reinsten »Virenschleudern«; Viren halten sich hartnäckig und schwirren noch nach Stunden in der Luft herum)
► Schmutzige Handtücher
► Überheizte Räume
► Anhusten, anniesen
► Ungewaschene Hände
► Massenveranstaltungen

Was bei Schnupfen hilft

▶ *Zuwendung.* Wer Schnupfen hat, kann ein bisschen Verwöhnen gut gebrauchen.

▶ *Viele Vitamine.* Bereits ein Glas frisch gepresster Orangensaft deckt den täglichen Bedarf an Vitamin C.

▶ *Viel frische Luft.* Bei jedem Wetter. Mit entsprechender Kleidung (Ohren schützen).

▶ *Heißer Tee mit Zitrone.* Oder Hagebuttentee. Oder Lindenblütentee (viel trinken, Seite 449).

▶ *Frischer Zitronensaft.* Oder Orangensaft. Den Saft mit heißem Wasser auffüllen (hilft auch bei Halsweh).

▶ *Holunderbeersaft.*

▶ *Warme Milch mit Honig.* Den Honig erst in die trinkwarme Milch geben, weil beim Erhitzen des Honigs die wertvollen Inhaltsstoffe verloren gehen.

▶ *Mentholsalbe.* Oder Latschenkiefer-, Pfefferminz-, Eukalyptusöl. Das Öl jeweils mit Babyöl verdünnen. Brust und Rücken damit einreiben. Nach dem Einreiben ein Wolltuch um Brust und Rücken wickeln, wenn das als angenehm empfunden wird (hilft auch bei Halsweh). Nicht bei Kleinkindern anwenden.

▶ *Wasserdampf.* Wasser im Zimmer verdampfen lassen. Ein paar Tropfen Eukalyptusöl zugeben. Oder Lavendelöl. Oder Zitronenöl. (Den Wassertopf außer Reichweite von Kindern stellen.)

▶ *Thymianbad.* Wirkt schleimlösend. (Kräuterbäder kann man in der Apotheke kaufen oder den Aufguss selber machen.)

▶ *Ansteigendes Fußbad.* Das Schnupfenkind in lauwarmes Wasser stellen (wenn es mag), das ihm bis zum Knöchel reicht. Dann heißes Wasser zugeben – zu heiß darf es natürlich nicht sein. Das Fußbad sollte 10 bis 15 Minuten dauern. Danach Füße abtrocknen und dicke Socken anziehen.

Ein Tipp: Für kleine Kinder ist das Fußbad weniger fade, wenn sie in der Wanne stehen und Spielzeug dabeihaben.

▶ *Halswickel.* Ein großes, kühles, nasses Herrentaschentuch auswringen, handbreit zusammenfalten. Das Tuch faltenfrei um den Hals legen. Ein trockenes Tuch darüber legen und einen Wollschal umbinden. Den Wickel abnehmen, wenn er sich erwärmt hat. Die Prozedur mehrmals am Tag wiederholen.

▶ *Dampfbad.* Das Wichtigste beim Dampfbad: Das Kind nicht aus den Augen verlieren und auf keinen Fall allein lassen. Es könnte sich verbrühen. (Nur für ältere Kinder geeignet.)

Ein Dampfbad befeuchtet und desinfiziert die Atemwege. Es führt zu einer besseren Durchblutung. Außerdem löst es den Schleim und hemmt Entzündungen. Und so wird es gemacht (zweimal am Tag):

Eine breite, hitzefeste Schüssel zur Hälfte mit kochendem Wasser füllen. In das Wasser Zusätze geben: Auf zwei Liter Wasser

– eine Hand voll Kamille

– oder eine Hand voll Thymian

– oder 2–3 Tropfen Eukalyptusöl

– oder 2–3 Tropfen Pfefferminzöl

Die Schüssel so auf einen Tisch stellen, dass sich das Kind bequem darüber beugen kann. Erst mal selber ausprobieren, ob der Dampf nicht zu heiß ist. Über dem Waschbecken im Badezimmer zu inhalieren, ist weniger gefährlich. Eine Fußbank vor das Becken stellen. Dem Kind ein großes Badetuch überlegen, das Kopf, Hals und Schultern bedeckt und gut über die

Schüssel reicht. Der Dampf sollte etwa zehn Minuten lang inhaliert werden. Erst durch die Nase einatmen, dann durch den Mund.

Nach dem Dampfbad am besten für ein Weilchen ins warme Bett schlüpfen. Auf jeden Fall im Warmen bleiben.

▶ *Vaseline.* Nasenlöcher und Oberlippe damit eincremen.

(Mehr zum Thema Abwehrkräfte stärken auf Seite 175)

Aus dem Inhalieren ein Spiel machen

Die Dampfmaschine. Ein paar Kieselsteine im Backofen aufheizen, in die Schüssel mit dem Dampfbad geben. Auf diese Weise zusätzlichen Dampf entfachen. Eine Weile zuschauen und erst dann inhalieren, weil das Dampfbad dabei sehr heiß wird.

Das Dampfzelt. Einen Tisch mit Tüchern abdecken, die bis zum Boden reichen. Alle Ritzen verschließen. Dann mit der dampfenden Wasserschüssel unter den Tisch kriechen, Taschenlampe, Wecker und Spielzeug mitnehmen, damit's nicht langweilig wird in dem Zelt. (Ein Erwachsener muss zur Sicherheit dabei sein.)

Geschichten erzählen, während das Kind im Dampfzelt schwitzt, damit die Zeit schneller vergeht.

Gut zu wissen

Nasentropfen: sparsam anwenden

Wenn die Nase verstopft ist, sind Nasentropfen oder Nasensprays oft Rettung in der Not. Sie bewirken, dass sich die Blutgefäße verengen und die Schleimhäute abschwellen. Das Schnupfenkind kann wieder einigermaßen frei atmen.

Tropfen und Sprays, Salben und Nasenöl sollten nur zur Not und nicht aus Gewohnheit verwendet werden – und nur nach Absprache mit einem Arzt. Denn bei Dauerbenutzung schaden sie mehr, als sie nützen: Weil die Medikamente die Durchblutung der Nasenschleimhaut herabsetzen, wird weniger Schleim, weniger Flüssigkeit in der Nase gebildet. Das beeinträchtigt die Abwehrmechanismen des Körpers. Denn Schleim und Flüssigkeit hindern die Krankheitserreger daran, über die Nase in den Organismus einzudringen. Ist die Nase dauernd trocken, dann können Viren ungehindert in den Organismus vorrücken: Und aus dem kleinen Infekt wird eine Dauererkältung.

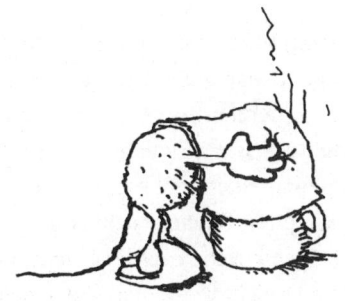

Nebenhöhlenentzündung: manchmal mehr als hartnäckig

Bei einer Erkältung schwellen die Schleimhäute im Nasen-Rachen-Raum an, der Zugang zur Kieferhöhle wird enger. Daraufhin verändert sich das Klima in der Kieferhöhle. Das Sekret, das nicht mehr abfließen kann, wird zum Nährboden für Bakterien, die sich schnell vermehren.

Babys und Kleinkinder erkranken selten an Nebenhöhlenentzündung, weil bei ihnen die Schädelhöhlen noch nicht völlig ausgeprägt sind. Bei älteren Kindern kann es im Zusammenhang

mit Infektionen der Nase und des Rachens schon eher zu Nebenhöhlenentzündungen kommen.

Weil diese Infektion schnell chronisch wird, unbedingt zum
Arzt damit gehen: am besten zum Hals-Nasen-Ohren-Arzt. Er
hat die meiste Erfahrung und die nötigen Apparaturen und Instrumente, um die richtige Diagnose stellen zu können. Bei hartnäckigen Nebenhöhlenentzündungen verordnet er Antibiotika
(Seite 214f.), in leichteren Fällen oft pflanzliche Mittel. Auch mit
Akupunktur kann viel erreicht werden.

Wie macht sich eine Nebenhöhlenentzündung bemerkbar?
Das Kind fühlt sich schlecht, hat vielleicht Kopfschmerzen, ein
Druckgefühl und (oder) Schmerzen in der Stirnmitte oder unter-
halb der Wangenknochen. Es hat einen Dauerschnupfen (ver-
stopfte Nase, grünlich-gelber, eitriger Nasenschleim) oder einen
Dauerhusten (weil Sekret in den Rachenraum rinnt).

Das beste Hausmittel gegen Nebenhöhlenentzündungen: ein
Dampfbad (Seite 187f.).

Gut zu wissen

Die Nase verändert sich stetig
Während des gesamten Lebens kann die Nase ihre Form verändern.
Die deutlichsten Veränderungen treten mit der Pubertät auf. Die Er-
wachsenengröße der Nase wird etwa zwischen dem 12. und 15. Lebensjahr erreicht.

Warum Lymphknoten anschwellen
Aus den Lymphgefäßen gelangen verschiedene Stoffe – zum Beispiel
Stoffwechselprodukte – via Flüssigkeit (Lymphe) zu wichtigen Kno-

tenpunkten: zu den Lymphknoten, die über den ganzen Organismus verteilt sind. Auf diese Weise gelangen Krankheitserreger und Giftstoffe zu den Lymphknoten, die sich manchmal infizieren und anschwellen. Infektionen der Ohren, der Nasennebenhöhlen, des Rachens bewirken zum Beispiel, dass sich die Lymphknoten am Hals verdicken.

Normalerweise besteht bei leicht vergrößerten Lymphknoten kein Grund zur Sorge. Das bedeutet in der Regel, dass die Abwehrkräfte auf Hochtouren arbeiten. Gibt sich die Schwellung jedoch nicht wieder, sollte sich ein Arzt die Entzündung anschauen. Oft steckt eine bakterielle Infektion dahinter.

Nasenbluten schnell zu stillen?

Wenn Blutgefäße im Innern der Nase aufplatzen, beginnt die Nase zu bluten. Normalerweise kein Grund zur Aufregung – auch wenn das viele Blut, das aus der Nase tropft, erst einmal Angst macht.

In der Regel wird Nasenbluten durch starkes Schneuzen oder

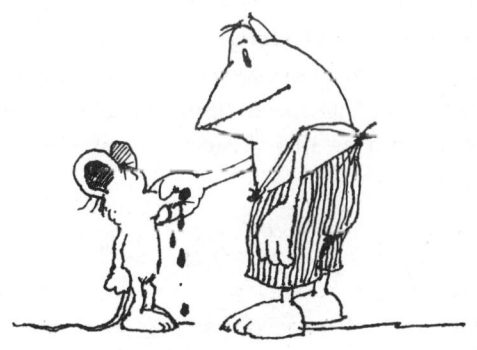

Niesen, durch eine dicke Erkältung also, verursacht. Wenn die Nasenschleimhaut austrocknet, erhöht sich ebenfalls die Gefahr von Nasenbluten. Auch kräftiges Nasebohren oder ein Schlag auf die Nase kann eine Blutung auslösen.

Was hilft bei Nasenbluten?

▶ Das Kind beruhigen.

▶ Den Kopf nach vorn beugen, damit das Blut heraustropft. Darauf achten, dass das Blut nicht geschluckt wird, denn das kann leicht Brechreiz auslösen. Durch den Mund atmen. Möglichst stillhalten.

▶ Eine kalte Kompresse in den Nacken legen. Oder einen Eiswürfel.

▶ Das Nasenloch von der Seite zirka eine halbe Minute zudrücken.

▶ Die Nasenspitze zwischen zwei Finger nehmen und vorsichtig zusammendrücken.

▶ Wenn die Blutung länger anhält: ein nasses Tuch auswringen und auf die Stirn legen.

Ist alles vorbei, eine Weile (etwa drei Stunden) aufs Naseputzen verzichten. Eventuell Nasensalbe auftragen.

Hat ein Kind laufend Nasenbluten, dauert eine Blutung länger als 20 Minuten oder ist die Blutung durch einen erheblichen Sturz, einen wuchtigen Stoß verursacht, sollte man sich an einen Arzt wenden.

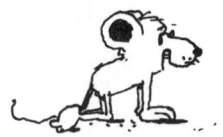

Heiser: ein Krächzen und Räuspern

Ist ein Kind heiser, kann das verschiedene Ursachen haben. Zum Beispiel:
- eine Kehlkopfentzündung
- psychische Spannungen

Was hilft bei Heiserkeit?
- *Viel frische Luft.* (Nicht zu kalte Luft.)
- *Viel trinken.* Lauwarmes Wasser oder lauwarmen Tee, um die Schleimhäute anzufeuchten.
- *Hohe Luftfeuchtigkeit.* Feuchte Tücher im Zimmer aufhängen oder Wasser verdampfen lassen.
- *Wenig sprechen.*
- *Gurgeln.* Je einen Esslöffel Thymian und Salbei mit einem halben Liter kochendem Wasser überbrühen. Den Aufguss eine Viertelstunde ziehen lassen, abseihen, abkühlen. Dann damit gurgeln.

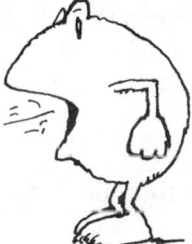

Mit dem Arzt absprechen, welche Maßnahmen geeignet sind. Geht die Heiserkeit nicht nach ein, zwei Tagen zurück, kommt Fieber dazu, eventuell auch noch ein trockener Husten, sollten Eltern mit ihrem Kind zum Arzt gehen; denn eine Kehlkopfentzündung wird auch durch Bakterien verursacht und muss behandelt werden. (Aus einer Kehlkopfentzündung kann sich ein Krupp entwickeln. Informationen dazu auf Seite 195.)

Gut zu wissen

Schluckauf – was ist das eigentlich?

Hicks und nochmals Hicks – ein Schluckauf macht sich zwar im Rachen bemerkbar, aber eigentlich sitzt er tiefer. Er wird durch einen Zwerchfellkrampf ausgelöst.

Erstaunlicherweise hicksen viele Babys schon, bevor sie auf die Welt kommen – zum Ergötzen ihrer Mütter, die dann ein leises Kribbeln im Bauch spüren.

Meist steckt nichts Ernstes hinter einem Schluckauf. Mithilfe kleiner Ablenkungsspiele gibt er sich meist schnell wieder (wenn nicht, den Arzt fragen). Ein paar Spieltipps:

▶ Den Hickser in Gedanken weiterschicken. An wen?

▶ Die Luft anhalten und bis drei zählen.

▶ Jedem Hickser einen Namen geben.

▶ Nase zuhalten und dreimal schlucken.

▶ Mit zugehaltener Nase sprechen.

Pseudokrupp: beängstigende Attacken

Abends war noch alles in Ordnung. Ein bisschen Schnupfen vielleicht. Aber von Erkältung war schon keine Rede mehr. Mitten in der Nacht dann plötzlich eine bedrohliche Attacke: Das Kind hustet bellend, keuchend, ringt nach Luft. Ein pfeifendes, ziehendes Geräusch begleitet das Atmen.

Ein Kruppanfall – was ist das?

Normale Husten-Schnupfen-Viren sind die Ursache für einen Kruppanfall – eine Schleimhautschwellung unterhalb der Stimmbänder.

In Gegenden mit erhöhter Luftverschmutzung erkranken bei bestimmten Wetterlagen deutlich mehr Kinder an Pseudokrupp als in Gebieten mit guter Luft. Inzwischen gilt als sicher, dass Belastungen durch die Umwelt die Schleimhäute schädigen und außerdem die Widerstandskräfte von Kindern schwächen (vor allem von solchen Kindern, die eine Abwehrschwäche oder eine Neigung zu Allergien geerbt haben). Jungen sind übrigens bei weitem häufiger von dieser Krankheit betroffen als Mädchen, und zwar hauptsächlich zwischen dem sechsten Lebensmonat und dem sechsten Lebensjahr.

Weil ein Kruppanfall beängstigend ist, kommen zu den körperlichen meistens psychische Symptome. Die Atemnot macht Angst – nicht nur dem Kind, auch den Eltern.

Die Angst führt bei vielen Kindern dazu, dass sie schneller atmen und sich die Atemmuskulatur noch mehr verkrampft. Das Kind atmet schwerer.

Trotz Aufregung und Anspannung müssen Eltern jetzt besonnen bleiben. Das ist in diesem Moment alles andere als einfach. Was muss geschehen?

▶ Das Kind beruhigen: auf den Arm nehmen. Wiegen. Streicheln. Beruhigend mit ihm reden.

▶ An die frische Luft gehen oder ans offene Fenster treten. Aber nicht bei stark belasteter Luft – zum Beispiel bei Smog. Auch nicht bei Nebel. (Dem Kind etwas überziehen, auch über den Kopf.)

▶ In die Küche gehen. Die Tür vom Kühlschrank öffnen, damit

kühle Luft in den Raum strömt. Einen Topf mit Wasser aufsetzen, damit das Kind Dampf einatmen kann. Der Dampf lässt die Schleimhäute abschwellen. (Eventuell ein, zwei Teebeutel mit Kamille ins Wasser geben.) Das Fenster einen Spalt öffnen, damit es nicht zu warm im Raum wird.

► Oder mit der Brause heißes Wasser in die Badewanne einlaufen lassen und eventuell einen Spritzer Fichtennadelöl zugeben.

► Kalte Getränke anbieten.

► Ist der Anfall vorbei, das Kind nicht gleich hinlegen, sondern auf den Schoß nehmen. Im Sitzen fällt das Atmen leichter. (Bei einem starken Kruppanfall hilft in der Regel ein Kortisonzäpfchen [für den Wiederholungsfall oft vom Arzt verordnet]. Nach etwa 20 Minuten setzt die Wirkung ein.)

Beruhigt sich das Kind nicht, wird es grau oder werden die Hände, die Lippen blau, ist sein Puls beschleunigt, fällt das Atmen zunehmend schwerer, sollten Eltern nicht zögern, sofort mit dem Kind in die nächste Klinik zu fahren oder den Notarzt zu rufen (nicht auf den Hausarzt warten).

Auch wenn keine Komplikationen auftreten, in jedem Fall mit dem Arzt über den Kruppanfall sprechen.

Manchmal wird der Pseudokrupp mit einer akuten Entzündung des Kehlkopfdeckels (Epiglottitis) verwechselt – einer gefährlichen, glücklicherweise aber sehr seltenen Krankheit, verursacht durch Bakterien. Bei Epiglottitis verschlechtert sich der Gesundheitszustand rapide. Das Kind hat hohes Fieber, wirkt schwer krank und muss sofort in die Klinik. (Kinder können mit einer Impfung vor dieser Krankheit geschützt werden.)

Was sich vorsorglich tun lässt

▶ Nicht in der Wohnung rauchen.

▶ Für hohe Luftfeuchtigkeit in der Wohnung sorgen. Feuchte Tücher aufhängen. Wasser mit ein, zwei Tropfen Eukalyptusöl verdampfen lassen.

▶ Wiederholen sich die Anfälle, Kortisonzäpfchen vom Arzt verschreiben lassen und im Kühlschrank deponieren.

▶ Widerstandskräfte stärken.

Gut zu wissen

Schnarchen: ein Engpass im Rachen

Schon Babys können Schnarcher sein. Mit den ersten Infekten beginnt das Schnorcheln und Schnaufen. Wenn die Kinder dennoch rosig und zufrieden schlafen, ruhig und gleichmäßig atmen, besteht kein Grund zur Sorge: Mit der Zeit gibt sich das Schnarchen wieder. Ältere Kinder können sich schon zu Dauerschnarchern entwickeln. Es rattert und zischt bei jedem Atemholen. Was steckt dahinter?

In der Regel verengen vergrößerte Rachenmandeln (im Sprachgebrauch auch Polypen genannt) und/oder Gaumenmandeln die Atemwege. Deshalb die Schnarcherei nicht auf die leichte Schulter nehmen, sondern mit dem Arzt darüber reden.

Ein Tipp: Das Schnarchen hat häufig erst einmal ein Ende, wenn Kinder beim Schlafen auf die Seite gelegt werden.

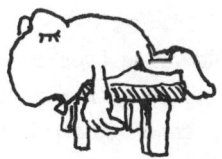

Der ganz normale Erkältungshusten

Husten ist nicht gleich Husten. Er kann sich auf unterschiedliche Art und Weise zeigen. Mal kitzelt es nur sacht im Hals, mal hört sich der Husten hart an, laut und bellend. Oder gurgelnd und rasselnd, weil die Atemwege verschleimt sind.

Ein richtiger Husten ist mehr als unangenehm. Beim Essen, beim Spielen, beim Schlafen – dauernd wird das Kind durch die Hustenattacken gestört. Nicht nur ein handfester Husten, auch Dauerhüsteln macht mürbe und kostet viel Kraft.

Wenn der Sohn, wenn die Tochter von hartnäckigen Hustenanfällen gequält wird oder verschleimt ist, sind Eltern beunruhigt. Es fällt schwer, die Quälerei mit anzusehen.

So unterschiedlich sich Husten auch zeigen mag, meistens steckt ein gewöhnlicher Infekt dahinter. Im Normalfall besteht kein Grund zur Sorge. Der Husten gibt sich nach ein paar Tagen von alleine.

Wenn ein Baby hustet, wenn ein älteres Kind länger als drei, vier Tage hustet, wenn hohes Fieber dazukommt oder sich der Husten alles andere als harmlos anhört, wenn sich Atemprobleme ergeben, sollten Eltern mit ihrem Kind zum Arzt gehen.

Weil die alltäglichen Erkältungen in der Regel Virusinfekte sind, lassen sie sich nicht »wegzaubern«. Bei diesen Infekten heißt es vor allem, Geduld haben und das Immunsystem stärken, damit der Organismus des Kindes aus eigener Kraft damit fertig wird (Seite 180).

Ein Husten lässt sich zwar nicht schnell wegtherapieren, aber er lässt sich mildern. Zum Beispiel mithilfe pflanzlicher Hustenmittel, die der Arzt verschreibt und die dem Kind helfen, den Schleim auszuhusten. Husten dämpfende Medikamente wird er nur im Notfall verordnen, und auch Nasentropfen wird er nicht gleich verschreiben.

Bei Husten lässt sich einiges mit harmlosen Mitteln erreichen (mit dem Arzt absprechen, welche Maßnahmen geeignet sind):

► *Viel nach draußen gehen.* In überheizten Räumen trocknen die Schleimhäute aus, und das mindert die Widerstandskräfte. Das Kind vor allem nicht verrauchter Luft aussetzen.

► *Für hohe Luftfeuchtigkeit sorgen.* Feuchte Tücher über die Heizung legen. Oft lüften.

► *Heißen Tee mit Zitrone anbieten.* Oder Honigmilch zubereiten. Viel zu trinken anbieten.

► *Quarkwickel machen.* Auf die Hälfte eines Geschirrtuchs messerrückendick warmen Magerquark streichen. Die andere Hälfte des Tuchs darüber schlagen. Den Wickel um den Brustkorb legen und ein Handtuch darüber geben. Den Wickel mindestens eine Stunde liegen lassen. Besser noch, den Wickel abends vorm Schlafengehen machen und die ganze Nacht liegen lassen. (Dafür sind Kinder allerdings nur selten zu begeistern. Wenn, dann eine Gummiunterlage ins Bett legen. Der Quark nässt durch.)

► *Brustwickel.* Einen möglichst breiten Wollschal ausbreiten. Ein Baumwolltuch zusammenfalten und auf den Schal legen. Ein zweites Baumwolltuch in lauwarmes Wasser tauchen, leicht auswringen und dem Kind um die Brust legen. Eventuell ein paar Tropfen Lavendel- oder Eukalyptusöl auf das Tuch geben. Den Wollschal samt Auflage um den feuchten Wickel legen. Den Wickel mehrmals täglich wiederholen.

► *Wechselfußbad.* Das Kind in die Badewanne stellen, und die Wanne knöchelhoch mit heißem Wasser füllen. Drei Minuten sollte das Kind im Wasser stehen. Anschließend fünf bis zehn

Sekunden in eine Schüssel mit kaltem Wasser stellen. Die Aktion dreimal wiederholen. Danach am besten ein Weilchen ins Bett legen.

▶ *Dampfbad.* Wenn der Husten trocken, noch nicht schleimig ist. Das Kind dabei nicht aus den Augen lassen (Seite 187f.).

▶ *Hochlagern.* Vorm Schlafengehen Kopf und Schultern mithilfe von Kissen hochlagern, damit der Schleim abfließen kann.

▶ *Zwiebelsirup.* Rezept Seite 456. Dem Kind pro Tag drei- bis viermal ein oder zwei Teelöffel vom Sirup geben (aber nur, wenn es mag).

▶ *Auf die Nahrung achten.* Einige Nahrungsmittel wirken schleimbildend, zum Beispiel Milch, Bananen, Käse. Bei Husten darauf eine Zeit lang verzichten (bei Babys mit dem Arzt absprechen).

▶ *In Gegenwart von Kindern nicht rauchen.* Zigarettenqualm schadet der Gesundheit. Und zwar immer, nicht nur dann, wenn Kinder erkältet sind.

Das Trommelspiel

Kinder können Schleim noch nicht richtig abhusten. Manchmal hilft eine sanfte Rückenmassage, um ihn zu lösen: Das Kind übers Knie legen. Ihm erst leicht, dann fester auf den Rücken trommeln. Die Titel von drei verschiedenen, ganz bekannten Liedern vorgeben.

Oder den Rhythmus eines Liedes trommeln, und das Kind raten lassen: »Welches dieser Lieder könnte das sein?«

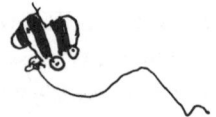

Gut zu wissen

Worauf ein Husten hinweisen kann

Husten ist für den medizinischen Laien schwer einzuschätzen. Er kann ganz unterschiedlich klingen: mal verschleimt, mal staubtrocken, mal tief und röhrend.

Wenn ein starker Husten länger anhält, steckt oft anderes als eine harmlose Virusinfektion dahinter, zum Beispiel:

► Keuchhusten (Seite 325ff.)
► andere Kinderkrankheiten (zum Beispiel Masern, Seite 334f.)
► Asthma (Seite 204ff.)
► Bronchitis (siehe unten)
► Allergie (Seite 342ff.)
► Nebenhöhlenentzündung (Seite 189f.)
► Pseudokrupp (Seite 194ff.)
► psychische Spannungen
► Fremdkörper in den Luftwegen (Seite 383ff.)

Sicherheitshalber – vor allem bei Babys – zum Arzt gehen.

Bronchitis: wenn der Husten tief sitzt

Bei einer Bronchitis sind die Schleimhäute der unteren Atemwege entzündet. Sie schwellen an, es sammelt sich Schleim an. Dadurch entsteht ein unangenehmer Reizhusten, der das Kind – noch häufiger seine Eltern – nachts nicht schlafen lässt. Beginnt der Schleim sich zu lösen, hat das nicht selten eine unangenehme Nebenwirkung: Kinder können den Schleim nicht richtig abhusten wie die Erwachsenen, sie verschlucken ihn und müssen infolgedessen häufig erbrechen. Außerdem kommt Fieber dazu.

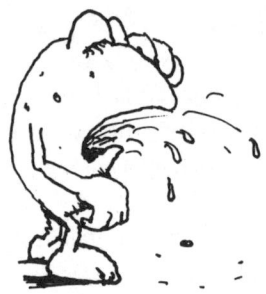

Auch das Atmen macht jetzt manchmal Probleme. Jeder Atemzug tut weh. Umso wichtiger, den Arzt einzubeziehen, erst recht, wenn sich die Atmung deutlich verschlechtert. Denn bei einer Bronchitis können sich Komplikationen ergeben. Vor allem bei Babys vorsichtig sein und baldmöglichst zum Arzt gehen.

Eine Bronchitis entsteht oft als Folge einer ganz normalen Erkältung oder im Zusammenhang mit anderen Krankheiten, zum Beispiel Halsentzündung oder Infektionen im Ohr. Durch den vorangegangenen Virusinfekt sind die Abwehrkräfte gemindert, die Infektion kann sich weiter ausbreiten. Oder es kommen neue, oft bakterielle Infektionen dazu.

Ist die Bronchitis durch Bakterien verursacht, wird der Arzt wahrscheinlich Antibiotika verschreiben (Seite 214ff.). Liegt dagegen eine Viruserkrankung vor, ist die Infektion nicht mit Medikamenten zu behandeln. Die Beschwerden lassen sich jedoch mit einfachen Mitteln lindern. Ganz wichtig: dem Kind viel und immer wieder etwas zu trinken anbieten.

Ein Trick, wenn das Kind laufend hustet und stark verschleimt ist: Es während eines Hustenanfalls über die Knie legen und ihm auf den Rücken klopfen. Dann fällt das Aushusten leichter (Schüssel aufstellen).

Spastische Bronchitis:
wenn das Ausatmen schwer fällt

Manchmal geht eine Bronchitis in eine spastische Bronchitis über (sogar schon bei Babys). Aber auch ohne Vorwarnung kann ein Kind daran erkranken. Mit Fieber oder ohne Fieber.

Bei einer spastischen Bronchitis verengen sich, bedingt durch den Schleim, die feinen Verästelungen im Bereich der unteren Atemwege. Es entstehen Atemgeräusche. Mal lauter, mal leiser. Meist ein Fiepen und Pfeifen oder ein Keuchen und Brummen.

Eine spastische Bronchitis muss das Befinden eines Kindes nicht wesentlich beeinträchtigen. Sie kann sich durch Atembeschwerden zeigen – oft durch geringe, manchmal aber auch gravierende Beschwerden. Vor allem das Ausatmen macht dann Probleme. Das Kind muss sich dabei ganz erheblich anstrengen.

Kinder mit einer spastischen Bronchitis gehören in ärztliche Behandlung, müssen manchmal sogar im Krankenhaus betreut werden. Hier ein paar statistische Daten zu dieser Krankheit:

▶ Jungen erkranken wesentlich häufiger an spastischer Bronchitis als Mädchen.

▶ Kinder aus Raucherfamilien erkranken häufiger als Kinder aus Nichtraucherfamilien.

▶ Kinder aus Gebieten mit starker Luftverschmutzung erkranken häufiger als Kinder aus Gegenden mit guter Luft.

Was ein unruhiges Kind besänftigt

▶ Viel Zärtlichkeit nimmt dem Kind etwas von seiner Angst, hilft zu entspannen. (Voraussetzung: Auch die Eltern müssen entspannt sein.)

▶ Miteinander reden. Über die Krankheit und ihre Behandlung.

Es ist nicht einfach, den richtigen Ton zu treffen: »Wie spricht
man mit einem Kind über Krankheit, ohne eigene Ängste zu
übertragen?« Wer sich an den Fragen des Kindes orientiert, sie
einfach und klar beantwortet, findet den richtigen Ton. (Die
meisten Kinder reden über ihre Gefühle, wenn sie ernst genommen und gefragt werden.)

▶ Zusammen etwas tun. Zum Beispiel im Kinderzimmer aufräu-
men. In der Küche hantieren. Ablenkung kann hilfreich sein.

Asthma: immer mehr Kinder leiden darunter

Asthma bronchiale ist die häufigste chronische Krankheit im
Kindesalter, unter der immer mehr Kinder leiden.

Bei dieser Krankheit reagieren die Bronchien überempfindlich
auf verschiedene Reize, die entweder von außen oder auch von
innen kommen. Denn für das Entstehen von Asthma werden
ganz verschiedene Ursachen genannt. Die wichtigsten:

▶ *Allergische Reaktionen.* Zum Beispiel gegen Hausstaubmilben,
bestimmte Nahrungsmittel, Blütenpollen usw. (Seite 342ff.).

▶ *Seelische Belastungen.* Viele Kinder reagieren auf psychische
Belastungen sehr sensibel, verkrampfen sich, und diese Anspannung kann auch Asthma auslösen.

▶ *Belastungen durch Schadstoffe in der Luft.*

Bei einem Asthmaanfall schwellen die Schleimhäute an. Dadurch wird Schleim freigesetzt, der nur schwer abzuhusten ist.
Außerdem verkrampfen sich die Bronchien.

Durch den verengten Durchgang gelangt nicht mehr genug
Luft in die Lungen und wieder hinaus. Das hat zur Folge, dass

das Atmen mal mehr, mal weniger Probleme macht, oft begleitet ist von leisem Fiepen und Pfeifen beim Ausatmen.

Treten die Symptome erstmalig auf, müssen Eltern und Kind nach und nach lernen – und zwar mithilfe des Arztes –, diese Krankheitsanzeichen zu deuten.

Bei Asthma gibt es ein breites Spektrum von Krankheitserscheinungen: leichte Formen, die den Zustand des Patienten nur minimal beeinträchtigen – das Kind ist fröhlich und guter Dinge –, und schwere Formen.

Bei einem schweren Anfall gerät das Kind in massive Atemnot. Seine Lippen werden blau, und es hat das Gefühl zu ersticken. Eine Asthmaattacke kann so gefährlich werden, dass schnelle Hilfe nötig ist. (Die meisten Asthmakinder sind mit Notfallmedikamenten versorgt.)

Je schlimmer die Atemnot, desto größer natürlich die Angst, die den Anfall begleitet. Nicht nur das Kind, auch die Eltern haben Angst. Müttern und Vätern fällt es schwer, ihre Sorge nicht zu zeigen, sondern gelassen zu bleiben – erst recht, wenn ihr Kind klein ist und sie noch unerfahren im Umgang mit dieser Krankheit sind.

Durch Angst verschlimmert sich die Atemnot des Kindes in der Regel: Ein Teufelskreis beginnt. Das kranke Kind muss keuchend um jeden Atemzug kämpfen.

Asthma ist nicht gleich Asthma. Jedes Kind braucht einen individuellen Behandlungsplan und einen Kinderarzt, der es gut kennt und über seine Vorgeschichte und Lebensumstände genau Bescheid weiß, damit er seine Therapie darauf abstellen kann. Heute können Kinder vielerorts an einem Asthmatraining teilnehmen. Sie lernen dort mit ihrer Krankheit umzugehen, werden zu Fachleuten ihrer Krankheit gemacht.

Bewährte Mittel bei Asthma (unbedingt mit dem behandelnden Arzt absprechen):
- frische, feuchte Luft
- Heublumensack (aus der Apotheke) erwärmen, auf den Rücken legen
- Asthmahonig – hilfreich in leichten Fällen
- Massage
- Entspannungsübungen (die krankengymnastischen Übungen und Massagegriffe bei einer Fachkraft lernen)

Bei jeder Krankheit, besonders aber bei Asthma, haben Eltern einen wichtigen Part: Sie können ihr Kind beruhigen, ihm das nötige Vertrauen geben und ihm helfen, sich zu entspannen.
- *Ein Lächeln,* das Mut macht und Sicherheit ausstrahlt.
- *Sanfte Hände,* die streicheln.
- *Die richtigen Worte,* um zu trösten, nachzufragen und zu erklären.
- *Genug Zeit und Geduld,* um bei ihrem Kind zu sitzen und mit ihm darauf zu warten, dass die Beschwerden abklingen.
- *Genug Ausdauer,* um die Therapie zu finden, die den individuellen Bedürfnissen des Kindes entspricht.

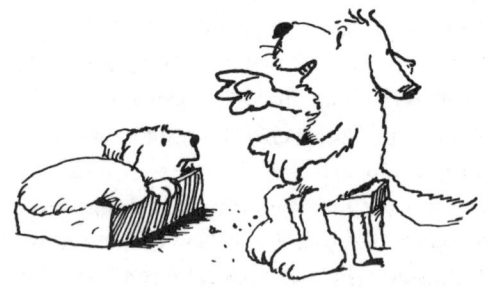

Vorbeugen

Ferien: für die Gesundheit nutzen

Luftveränderungen lindern viele Beschwerden. Durch einen Klimawechsel kann sich der Gesundheitszustand von Kindern verbessern, die dauernd erkältet sind, die Bronchitis oder Asthma haben, unter Nebenhöhlenentzündungen leiden. Welche Erholungsgebiete eignen sich?

▶ *Nordsee.* Intensives Reizklima. Kinder brauchen Zeit, sich einzugewöhnen. Nicht alle kommen mit dem Klima, vor allem mit dem Wind, zurecht.

▶ *Hochgebirge* (über 1500 Meter). Starkes Reizklima. Günstiger Einfluss durch die schadstoff- und allergenarme Luft.

▶ *Ostsee.* Nicht ganz so intensiv in der Reizwirkung wie die Nordsee.

Wenn es im Hals kitzelt und kratzt

Morgens nach dem Aufwachen tut der Hals weh. Er zwickt und zwackt und das Schlucken schmerzt. Zuerst glaubt man noch, die Sache könnte sich mit einem Glas Honigmilch oder Tee beseitigen lassen. Bleiben die Halsschmerzen dennoch, sind sie ernst zu nehmen. Denn etliche Kinderkrankheiten und auch andere gravierendere Infektionen beginnen mit ganz normalem Halsweh. Deshalb sollten Eltern nicht tagelang abwarten: »Das verschwindet schon wieder«, sondern bald zum Arzt gehen, damit er eine Diagnose stellen kann.

Entweder wird die Entzündung im Rachen durch Viren hervorgerufen. Dann sind die Halsschmerzen auf eine Grippe oder eine Erkältungskrankheit zurückzuführen und nicht medikamentös zu behandeln. Hier heißt es vor allem Geduld haben, abwarten, bis die Schmerzen von alleine zurückgehen. Derweil lässt sich jedoch einiges tun, um die Schmerzen zu lindern und die Widerstandskräfte zu stärken.

Wird das Halsweh durch Bakterien verursacht (meistens durch Streptokokken), wird vom Arzt häufig ein Antibiotikum verordnet. Mit einer bakteriellen Infektion ist nicht zu spaßen, denn sie kann Komplikationen mit sich bringen – im schlimmsten Fall Gelenkrheumatismus oder eine Herzklappen- oder Nierenerkrankung.

Was Halsschmerzen und Schluckbeschwerden erträglicher macht:

▶ *Zusammen spielen.* Wenn Kinder intensiv beschäftigt sind, wenn sie Spaß haben, vergessen sie manchmal, dass sie sich nicht wohl fühlen. Von kleineren Wehwehchen lassen sich die meisten Kinder mit Freuden ablenken. Durch gemeinsames Spielen. Durch Vorlesen. Durch Basteln.

▶ *Eiswürfel lutschen* oder auch ein Eis am Stiel.

▶ *Kalte Getränke.*

▶ *Pürierte Speisen.* Zum Beispiel Kartoffelbrei, Joghurtspeise oder Suppe.

▶ *Rotlicht.* Die Dosierung mit dem Arzt absprechen.

▶ *Gurgeln.* Jede Stunde mit einem Esslöffel Salbeitee oder mit Kamillentee mehrmals am Tag gurgeln. Erst mit dem Tee gurgeln, dann schlucken. Diese Prozedur eignet sich aber nur für ältere Kinder.

Oder mit Emser Salz gurgeln (einen Teelöffel Emser Salz in einem halben Liter Wasser auflösen). Nur für ältere Kinder geeignet.

▶ *Ein (Seiden-)Tuch um den Hals wickeln,* denn Wärme tut gut.

▶ *Ein Halswickel.* Bringt mehr als ein Tuch. Ein großes Taschentuch in handwarmes Wasser tauchen, auswringen, halsbreit zusammenfalten, faltenfrei um den Hals des Kindes legen, einen Wollschal darüber binden. Den Halswickel etwa 45 Minuten wirken lassen, mehrmals am Tag wiederholen. (Nicht für Kleinkinder geeignet.)

Viele Kinder halten jedoch wenig davon, mit Halswickel herumzulaufen, und sei es auch nur für ein Weilchen.

▶ *Ein Quarkwickel* (wie er gemacht wird, steht auf Seite 455).

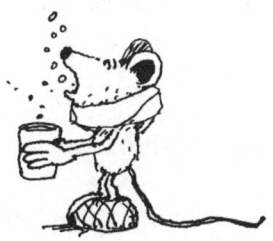

Gut zu wissen

Rachenmandel – was ist das eigentlich?

Oft erkennt man ein Polypenkind auf den ersten Blick: Der Mund steht ein bisschen offen, was dem Gesicht einen leicht verträumten Ausdruck gibt.

Der Mund steht offen, weil das Atmen durch die Nase schwer fällt. Eine häufige Ursache: Die Rachenmandel ist stark vergrößert. Die Polypen – so der gebräuchliche Ausdruck für Wucherungen der Rachenmandel – verstopfen den Durchgang zwischen Nase und Rachen. Und das kann gesundheitliche Folgen haben:

▶ Wenn ein Kind immer durch den Mund atmet, trocknen die Schleimhäute aus und verlieren damit ihre Schutzfunktion. Krankheitserreger können ungehindert in den Bereich der Atemwege eindringen. Entsprechend häufen sich die Infekte.

► Weil die Wucherungen das Atmen erschweren, schläft das Kind nachts schlecht, es schnorchelt und schnarcht und steht morgens leicht gerädert auf, ist müde und matt.

► Das Kind hört schlechter (Mittelohrerguss, Tubenlüftungsstörungen). Das wirkt sich negativ auf die Entwicklung der Sprache aus.

► Polypen können auch Ohren- und Nasennebenhöhlenentzündungen begünstigen.

Häufen sich die Beschwerden, raten viele Mediziner zu einer Operation.

Wenn die Mandeln entzündet sind

Kopf in den Nacken legen, den Mund öffnen und »Aahh« sagen – die klassische Methode zu prüfen, wie die Gaumenmandeln hinten im Rachen, rechts und links neben dem Zäpfchen aussehen – rot, geschwollen, mit weißen Stippchen?

Eine Mandelentzündung (Angina) muss sich zu Beginn nicht unbedingt durch Hals- und Schluckbeschwerden bemerkbar machen. Oft fühlt sich ein Kind einfach nur müde, nicht richtig auf dem Posten. Manchmal klagt es sogar über Bauchweh oder Ohren- oder Kopfschmerzen.

Wenn dann Halsschmerzen dazukommen, können sich die Beschwerden ebenfalls auf sehr unterschiedliche Art und Weise zeigen. Bei einer Mandelentzündung reicht das Spektrum von etwas Temperatur und etwas Halsweh bei geringen Schluckbeschwerden und leicht geröteten, leicht geschwollenen Mandeln bis zu hohem Fieber, starkem Halsweh bei unerträglichen

Schluckbeschwerden und dick geschwollenen eitrigen Mandeln. Wird die Mandelentzündung durch Viren verursacht, heißt es Geduld haben und abwarten. Der Arzt verschreibt in der Regel Lutschtabletten, um die Beschwerden zu lindern. Auch verschiedene Hausmittel können Gleiches bewirken (Seite 208f.).

Sind dagegen Bakterien – meistens Streptokokken – Verursacher der Infektion, wird der Arzt Antibiotika verordnen, um Komplikationen zu vermeiden. Ein Tipp: Treten in der Familie häufig Streptokokkeninfektionen auf, Katze, Hund und Wellensittich untersuchen lassen. Auch Tiere können diese Erreger weitergeben.

Wann müssen die Mandeln entfernt werden?

Früher waren immer die Mandeln schuld, wenn ein Kind anfällig war, oft Fieber, Hals- und Schluckbeschwerden hatte. Die Mandeln galten als wertlose, weitgehend überflüssige Organe. Entsprechend häufig wurden sie durch Operation entfernt.

Heute weiß man es besser. Weiß, dass die Gaumenmandeln (Tonsillen) ihren Sinn haben, gerade nicht Infekte verursachen, sondern im Gegenteil das Kind davor schützen. Denn sie sind ein wichtiger Bestandteil des Immunsystems, eine Art »Alarmzentrale« für den Organismus. Dieses Warnsystem nimmt frühzeitig Krankheitserreger wahr, fängt sie ab und vernichtet sie. Darüber hinaus mobilisiert es weitere Abwehrmechanismen im Körper, Antikörper gegen diese Erreger zu bilden.

Kein Wunder also, dass sich die Mandeln selbst leicht infizieren, wenn sie sich laufend mit Giftstoffen, mit Viren und Bakterien auseinander setzen müssen.

Vor allem bei Kindern im Schulalter sind Mandelentzündungen nicht selten.

Weil die Medizin inzwischen mehr über die wichtige Funktion der Gaumenmandeln weiß, werden heute nur noch selten die Mandeln entfernt. Häufige Infekte, häufige Mandelentzündungen sind kein Grund mehr für eine Operation. Gründe für das Entfernen der Gaumenmandeln:

▶ Wenn das Kind laufend, häufiger als drei- bis viermal pro Jahr, an schwerer Angina erkrankt oder wenn es wegen vergrößerter, eitriger Mandeln oft an Mittelohrentzündungen leidet, also zu Hause bleiben muss, viel Schulzeit versäumt und sich einfach nicht erholt.

▶ Wenn es nicht richtig durchatmen und schlucken kann, weil die Gaumenmandeln so groß sind, dass sie die Luftwege behindern.

▶ Wenn ein Abszess oder eine Geschwulst an den Mandeln festgestellt wird (sehr selten).

▶ Wenn die Mandeln chronisch entzündet sind, der Entzündungsherd also laufend Toxine in den Organismus abgibt.

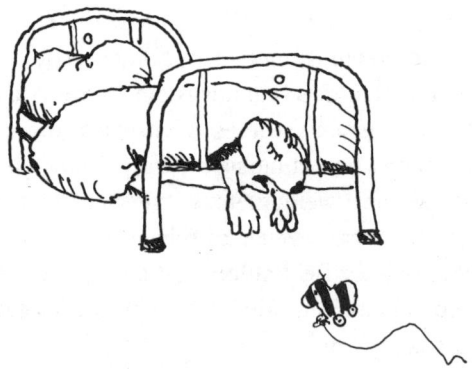

Lungenentzündung

Zuerst litt das Kind an einem ganz normalen Husten. Dann kam Fieber dazu. Jetzt, nach Tagen, ist der Infekt immer noch nicht abgeklungen. Im Gegenteil: Der kleine Patient fühlt sich elender als zuvor.

Oft befürchten Eltern, dass ein gewöhnlicher fiebriger Infekt eine Komplikation nach sich ziehen, sich zum Beispiel zu einer Lungenentzündung ausweiten könnte.

Eine Lungenentzündung (Pneumonie) wird in der Regel durch Viren oder Bakterien verursacht. Entweder entsteht die Infektion wirklich im Anschluss an eine ganz gewöhnliche Erkältung, eine Grippe oder auch eine Kinderkrankheit (etwa Masern oder Keuchhusten). Oder sie ist ganz plötzlich, ohne Vorankündigung da. Es kommt auf die Art der Lungenentzündung an.

Für medizinische Laien ist eine Lungenentzündung schwer zu erkennen, weil ganz verschiedene Symptome darauf hinweisen können – zum Beispiel:

▶ trockener Husten
▶ Atemnot, Atemgeräusche (Stöhnen, Keuchen), Brustschmerzen
▶ Mattigkeit und Fieber
▶ Erbrechen und Durchfall (vor allem bei Kleinkindern)

Eine Lungenentzündung ist eine ernste Erkrankung – vor allem bei Babys. Bei älteren Kindern muss sie nicht gefährlich sein, denn sie lässt sich heute gut behandeln. Die Therapie ist Sache des Arztes, der bei der Behandlung oft nicht ohne Antibiotika auskommt und in manchen Fällen Kinder sogar ins Krankenhaus überweisen muss.

Wie Eltern ihrem Kind helfen können

▶ Mit viel Zärtlichkeit und Geduld auf die Wünsche des Kindes eingehen.

▶ Die eigenen Sorgen möglichst nicht übertragen.

▶ Viel zu trinken geben und leichte Speisen anbieten (Joghurt, Suppen, Pudding, Toastbrot mit Honig).

▶ Ein paar Kissen zusätzlich ins Bett packen, damit der Patient mehr sitzt als liegt und leichter atmen kann.

Gut zu wissen

Antibiotika – keine harmlosen Medikamente

Ganz klar, dass Ärzte bei einer bakteriellen Infektion ein Antibiotikum verschreiben, wenn es sein muss. Wann es wirklich sein muss – da gehen die Meinungen auseinander. Oft wird bei jedem fieberhaften Infekt ein Antibiotikum verschrieben. Das kann nur zum Nachteil für Kinder sein, denn die natürliche Auseinandersetzung des kindlichen Organismus mit den Erregerkeimen wird auf diese Weise unterbrochen bzw. abgekürzt. Das heißt: Die Immunkörperbildung kann nicht mehr oder nur noch teilweise stattfinden. Das Kind bleibt also anfällig.

Antibiotika sollten deshalb nur bei schweren bakteriellen Infektionen (zum Beispiel bei einer eitrigen Mittelohr- oder Nebenhöhlenentzündung) verordnet und genau nach Vorgabe eingenommen werden. Die Behandlung ist keinesfalls vorzeitig abzubrechen, nach dem Motto: »Alles wieder okay. Dem Kind geht's bestens. Die Medizin wird nicht mehr gebraucht!«

Die verordnete Dosis der Medizin wird gebraucht, um auch wirklich alle schädlichen Bakterien abzutöten. Bleibt ein Rest der Krankheitserreger im Organismus, kann erneut eine Krankheit aufflackern. Wird jetzt wiederum ein Antibiotikum eingenommen, kann das Medikament auf Dauer an Wirkung verlieren: Die Erreger gewöhnen sich daran, werden resistent.

Kinder kommen meist schlagartig wieder auf die Beine, wenn sie bei einer bakteriellen Infektion ein Antibiotikum erhalten. Ein Medikament, das der Arzt verordnet und das meist zuverlässig wirkt. Doch die schnelle Wirkung ist verführerisch:

▶ Ein Antibiotikum erspart längeres Kranksein. Es nimmt schnell die Schmerzen und das Sich-elend-Fühlen.

▶ Ein Antibiotikum erspart den Eltern die Angst vor Komplikationen, die Sorge, dass sich der gesundheitliche Zustand ihres Kindes weiter verschlechtern könnte. So können Streptokokken – häufige Verursacher einer bakteriellen Infektion – oft gefährliche Nachfolgekrankheiten auslösen (etwa Herzklappenentzündung, Nierenentzündung, Gelenkrheumatismus).

Bei allen Vorteilen einer schnellen Therapie gibt es auch eine Kehrseite: Das Kind kann sich nicht in aller Ruhe erholen, sein Organismus schaltet in kurzer Zeit von »krank« auf »gesund«. Und dieser schnelle Wechsel kann auch Nachteile für Körper und Seele haben.

Außerdem können Antibiotika Nebenwirkungen haben (zum Beispiel Allergien auslösen).

Und noch eins: Ist das Kind ruckzuck wieder auf den Beinen, beginnt der Alltagstrott entsprechend schnell wieder. So wichtig und so angenehm das im Einzelfall auch sein mag (wenn zum Beispiel beide Eltern berufstätig sind oder wenn in der Schule gerade die ganz entscheidenden Klassenarbeiten anstehen), geht damit auch eine Chance verloren. Die Chance, einen positiven Aspekt von Krankheit zu erleben, den es neben allen negativen Aspekten auch gibt. Wenn Kinder krank sind, ist notgedrungen Ruhe angesagt. Diese Ruhepausen haben ihr Gutes: Jetzt ist Zeit für gemeinsames Spielen. Für längere Gespräche. Für jede Menge Zärtlichkeit. Die Eltern sind ansprechbar. Diese Ruhe fehlt heute in vielen Familien. Da ist häufig Druck und Hetze angesagt.

Mal aus diesem anstrengenden Alltagsbetrieb auszusteigen, kann auch ein Stückchen Erholung sein, das allen gut tut – nicht nur dem Kind, das krank ist.

8. Kapitel

Magen und Darm: wenn der Bauch wehtut

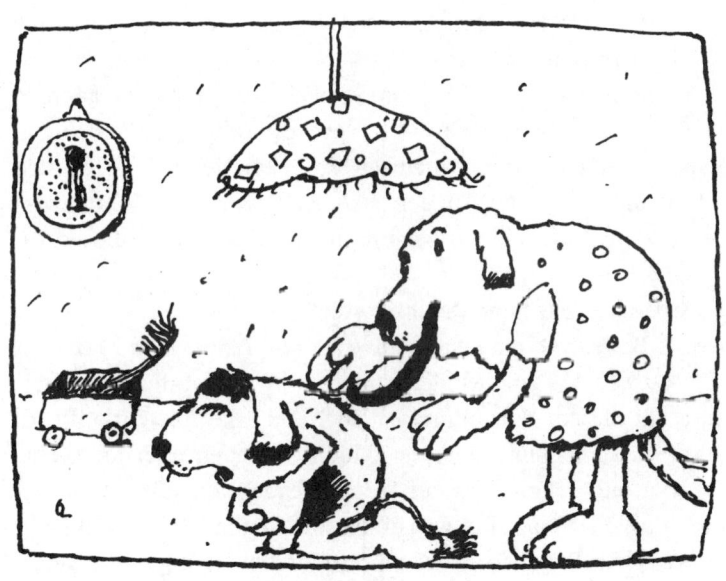

Bauchweh – ein Wort mit vielen Bedeutungen

Hat ihr Kind Bauchweh, leiden die Eltern mit. Sie wollen die Schmerzen so schnell wie möglich lindern. Nicht einfach für medizinische Laien, denn Bauchweh kann vieles bedeuten.

Warum ist gerade Bauchweh bei Kindern so oft ein Thema?

Für kleine und für größere Kinder ist der Bauch der Nabel, das Zentrum aller Empfindungen. Im Bauch kribbelt es so schön, wenn man aufgeregt vor Freude ist. Im Bauch zwickt oder zwackt es aber auch, wenn man sich elend fühlt.

Weil Kinder Gefühle aus dem Bauch heraus wahrnehmen, bezeichnen sie Schmerzen meistens ganz generell erst einmal als Bauchweh. So können zum Beispiel Ohren- oder Zahnschmerzen, Hals- oder Kopfschmerzen, Husten oder Schnupfen aus Kindersicht Bauchweh sein.

Erlebt ein Kind die Aufmerksamkeit der gesamten Familie, wenn es nur »Bauchweh« sagt, wird es wahrscheinlich immer wieder auf das Wort Bauchweh zurückgreifen, wenn es sich krank und elend fühlt – in dem sicheren Bewusstsein: »Dann wissen alle, wie schlecht ich mich fühle. Dann werde ich umsorgt.«

Bauchweh – was kann dahinter stecken?

Oft ist Bauchweh ein erster Hinweis darauf, dass eine Krankheit im Anzug ist – eine Kinderkrankheit oder ein Infekt zum Beispiel. In diesem Vorstadium ist noch Zeit, die Abwehrkräfte zu stärken. Manchmal kündigen Bauchschmerzen aber auch eine ernsthaftere Erkrankung an (zum Beispiel eine Blinddarmentzündung oder eine Harnwegsinfektion, Seiten 238f., 245ff.).

Treten die Bauchschmerzen ganz plötzlich, heftig und krampfartig im Nabelbereich auf, wird von Nabelkoliken gesprochen. Das Kind krümmt sich dann vor Schmerzen. Vor allem Babys haben oft Koliken, denn ihr Verdauungssystem reagiert auf Störungen noch besonders empfindlich.

Gut zu wissen

Den Bauch streicheln und massieren

Mit Massage, mit ein paar gezielten Griffen lässt sich Bauchweh manchmal lindern: Das Kind entspannt und beruhigt sich. Die Hände vor dem Massieren anwärmen und mit Babyöl geschmeidig machen.

▶ Mit den Händen sanft, aber fest über den Bauch bis zur Leiste streichen. Beim Baby die Beine mit einer Hand hochnehmen und festhalten.

▶ Mit den Händen den Rücken massieren.

▶ Die Beine fest am Fußgelenk fassen und ein paarmal über dem Bauch kreuzen.

▶ Mit einem Daumen die Fußsohle kneten (etwa zwei Minuten lang).

Manche Kinder halten nichts davon, massiert und gestreichelt zu werden, wenn sie unter Bauchweh leiden. Sie möchten sich am liebsten unter ihre Bettdecke verkriechen – in der Position liegen, die ihnen angenehm ist – und ihre Ruhe haben. Und das sollte respektiert werden.

Spiele, die Bauchweh erträglicher machen

> *Fünfblätterkraut*
> *leg ich auf die Haut.*
> *Male dann ein Herz,*
> *weg ist der Schmerz!*

Eine Beschwörungsformel gegen Bauchweh. Zuerst die Hand mit gespreizten Fingern als Fünfblätterkraut auf den Bauch legen. Dann mit dem Finger ein Herz auf den Bauch zeichnen. Und zum Schluss den Schmerz wegpusten.

> *Ännchen, liebes Ännchen,*
> *bist du gesund?*
> *Wie geht's deiner Katze,*
> *wie geht's deinem Hund?*
> *Sag nur, ich lasse sie grüßen*
> *vom Kopf bis zu den Füßen.*

Das Kind sachte streicheln.

> *Der kleine Hund*
> *schläft sich gesund.*
> *Schnarcht ritzeratze*
> *auf der Matratze.*

Die rechte Hand in einen Hund verwandeln, dem Kind auf den Bauch legen und eine Weile nicht bewegen. Dazu Schnarchgeräusche machen.

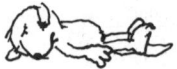

Kummer schlägt manchmal auf den Magen

Nicht nur organische, auch seelische Beschwerden verursachen manchmal Bauchschmerzen. Ganz verschiedene Kümmernisse können einem Kind auf den Magen schlagen, zum Beispiel:

▶ Zu Hause ist dauernd eine gereizte, ungute Stimmung.
▶ Die Eltern sind immer in Eile, haben keine Zeit für Zuwendung.
▶ Im Kindergarten ist es öde und trist.
▶ Die Schule verbreitet Angst und Schrecken mit ihren Zensuren und ihrem Leistungsdruck.

Auch auf zu intensive, zu viele Umweltreize reagieren sensible Babys und Kleinkinder oft mit nervösem Bauchweh, mit Weinerlichkeit und Unruhe.

Wie Eltern bei »seelischem« Bauchweh helfen können

▶ Sich nicht anstecken lassen von dem Jammer, möglichst gelassen und ruhig bleiben. Sich viel Zeit für den Sohn, für die Tochter nehmen.
▶ Für eine entspannte Atmosphäre sorgen, alle Hetze zur Seite schieben (soweit sich das machen lässt).
▶ Musizieren. Schon Babys reagieren positiv auf heitere Töne.
▶ Zusammen spielen. Versuchen, ein Gespräch anzuregen über das, was sich tut in der Familie. Das lässt sich nicht immer auf Kommando machen, ist aber einen Versuch wert. Behutsam die Probleme ansprechen, die dem Kind auf der Seele liegen könnten.
▶ Eine Wärmflasche machen (Temperatur prüfen). Die Wärmflasche in ein Tuch einschlagen und auf den Bauch legen (Seite 456).

▶ Eine Tasse Kräutertee kochen, zum Beispiel Melissentee (Rezept Seite 455).

▶ Einen feuchtwarmen Bauchwickel anbieten: Ein Wolltuch auf dem Bett ausbreiten, ein Handtuch darauf legen. Das Kind auf die Tücher legen. Ein mit warmem Kamillenaufguss getränktes Tuch auswringen und auf den Unterbauch legen. Die trockenen Tücher über das feuchte Tuch schlagen. Den Wickel etwa 15 Minuten lang wirken lassen.

Klingen die Schmerzen nicht ab oder kehren sie immer wieder, sollten Eltern ihren Kinderarzt informieren.

Gut zu wissen

Wie funktioniert das Verdauungssystem?

Was ein Kind isst und trinkt, wird im Magen-Darm-Trakt so aufbereitet, dass der Körper (über das Blut) die Stoffe erhält, die er braucht, um sich gesund zu entwickeln.

▶ *Im Mund* beginnt bereits die Verdauung: Die Speisen werden zerkaut, mit Speichel vermischt, durch Enzyme aufbereitet. Langes Kauen ist also gut für die Verdauung.

▶ *Im Magen* wird der Speisebrei durch Magensaft weiter zerkleinert.

▶ *Im Dünndarm* werden weitere Verdauungssäfte aus Leber und Bauchspeicheldrüse zugesetzt und die Nährstoffe so weit abgebaut, dass sie ins Blut und damit in den Stoffwechsel aufgenommen werden können.

▶ *Im Dickdarm* wird dem jetzt nähr- und wirkstoffarmen Nahrungsbrei Wasser entzogen.

▶ *Über den Mastdarm* wird dann der restliche Brei als Stuhl ausgeschieden.

Blähungen: wenn es im Bauch rumort

Wer ein Baby hat, kennt das: Der Magen ist gefüllt, die Windel trocken, dennoch weint das Kind. Es leidet unter Blähungen, und die können scheußlich wehtun.

Nahrung aufnehmen, Nahrung verarbeiten – die Verdauung ist eine anstrengende Sache. Anstrengend vor allem für ein Baby, dessen Magen-Darm-System noch nicht perfekt funktioniert und deshalb besonders empfindlich auf Belastungen oder Störungen reagiert: zum Beispiel auf Luft, die bei hastigem Trinken verschluckt wird. Aber auch älteren Kindern machen Blähungen gelegentlich zu schaffen.

Was hilft gegen Blähungen?

▶ Ein bewährtes Hausmittel: warmer Fencheltee. Viele schwören auch auf die Wirkung von Kümmel-, Melissen- oder Anistee oder auf eine Mischung aus allem (Zubereitung Seite 453ff.).

▶ Ein Trick, der bei Babys gut ankommt: Das Kind bäuchlings auf den Unterarm legen und sanft schaukeln. Oder auf den Arm nehmen und über eine Schulter gucken lassen.

▶ Das Kind auf den Rücken legen, die Fußgelenke umfassen und beide Beine gleichzeitig Richtung Bauch drücken.

▶ Ausreichend Zeit nehmen fürs Stillen oder Füttern. Auch ältere Kinder bei den Mahlzeiten nicht drängen – »Schnell, schnell, damit wir fertig werden!« –, sondern in Ruhe essen.

▶ Das Kind ins warme Badewasser setzen.

Warum das Bäuerchen sein muss

Ein Baby schluckt beim Trinken nicht nur Milch, sondern auch Luft. Und diese Luft muss wieder heraus, weil sie sonst Bauchweh und Blähungen verursacht. Ein Bäuerchen muss deshalb nach jeder Mahlzeit sein. Normalerweise kommt es am schnellsten, wenn man das Baby auf den Arm nimmt, über eine Schulter legt, mit ihm herumspaziert und ihm dabei sanft auf den Rücken klopft.

Manchmal hilft Herumhüpfen

> *Häschen in der Grube*
> *saß und schlief.*
> *Armes Häschen bist du krank,*
> *dass du nicht mehr hüpfen kannst?*
> *Häschen hüpf!*
> *Häschen hüpf!*
> *Häschen hüpf!*

Das Kind bei den Händen fassen. Bei den ersten Zeilen in die Hocke gehen, dann im Kreis hüpfen.

Erbrechen: hat unterschiedliche Ursachen

Manchmal zusammen mit Bauchweh und Übelkeit, manchmal auch plötzlich aus heiterem Himmel: Das, was im Magen ist, muss schleunigst hinaus. Auch wenn sich ihr Kind danach sichtlich wohler fühlt, ist Erbrechen für Eltern in der Regel doch immer ein Anlass, nach dem Grund zu fragen, denn Erbrechen ist keine Krankheit, sondern ein Symptom, das auf verschiedene Ursachen hinweisen kann. Etwa auf:

▶ *Falsche Ernährung.* Vor allem in den ersten Lebensmonaten

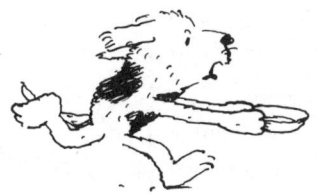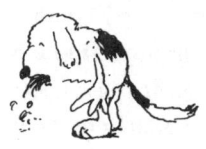

reagiert der Magen-Darm-Bereich eines Kindes sehr empfindlich. Das Verdauungssystem muss sich erst nach und nach an seine Aufgaben gewöhnen. Bekommt ein Baby zum Beispiel zu früh feste Kost, kann es mit Erbrechen darauf reagieren.

Ein Kind nimmt – im Verhältnis zu seinem Körpergewicht – ungefähr fünf- bis achtmal mehr Nahrung auf als ein Erwachsener. Der Verdauungsapparat ist also sehr belastet und kann zusätzliche Strapazen an Geburts- und anderen Feiertagen à la Kartoffelsalat mit Würstchen samt Schokoladenkuchen mit Sahne manchmal nur schwer verkraften.

Mit den Jahren stabilisiert sich das Verdauungssystem, und Störungen in dem Magen-Darm-Trakt werden seltener.

▶ *Psychische Belastungen.* Wenn außergewöhnliche Ereignisse anstehen, zum Beispiel ein Vorspiel mit der Flöte in der Musikschule oder eine entscheidende Klassenarbeit, müssen sich besonders sensible oder nervöse Kinder vor Aufregung und Anspannung manchmal übergeben.

▶ *Infekte.* Sind kleine Kinder erkältet, verschlucken sie leicht den Schleim, den sie eigentlich aushusten sollten. Das kann Erbrechen auslösen. Oder ein Hustenanfall ist so stark, dass das Kind würgen und sich übergeben muss.

▶ *Magen-Darm-Erkrankung.* Eine Magen-Darm-Infektion oder eine Blinddarmentzündung kann zum Beispiel Erbrechen hervorrufen.

▶ *Infektionen anderer Organe.* Auch eine Harnwegs- oder eine Ohren-, eine Mandel- oder Gehirnhautentzündung kann sich mit Erbrechen ankündigen.

▶ *Migräne* (Seite 135f.).

▶ *Unfall.* Kopfverletzung, Gehirnerschütterung (Seite 394f.).

▶ *Vergiftung* (Seite 358ff.).

Je jünger ein Kind, desto eher reagiert es auf Belastungen oder Krankheiten mit Erbrechen.

Vorbeugen

Reisekrankheit: bei Kindern keine Seltenheit

Kaum im Auto, in der Bahn, im Flieger oder auf dem Schiff – schon geht's los: Das Kind wird blass, klagt über ein flaues Gefühl im Magen, und dann ist es schon so weit: »Ich muss spucken!«

Die Ursache des Reiseleidens: Das Gleichgewichtsorgan im Innenohr rebelliert gegen das Geruckel und Geschuckel, das Rauf und Runter, die Rechts- und Linkskurven.

Ist dem Kind erst einmal übel, hilft meist nur noch Anhalten und frische Luft schnappen.

Wie lässt sich die Reisekrankheit vermeiden?

▶ Der Magen sollte weder ganz leer noch ganz voll sein. Vor Reisebeginn also nur wenig essen. Eventuell für unterwegs eine Thermoskanne mit leicht gesüßtem Pfefferminztee mitnehmen und den Tee zwischendurch immer wieder anbieten.

▶ Während der Fahrt nicht lesen, keine Bilder angucken, sondern aus dem Fenster in die Ferne schauen, Rate- oder Suchspiele machen. Das gilt nur für große Kinder, kleine lenkt man am besten ab mit Spielzeug, mit Kassettenhören, mit Singen und Erzählen.

▶ Kaugummi kauen (in der Apotheke nach Reise-Kaugummidragées fragen).

▶ Oder den Arzt nach Reisetabletten, Reisezäpfchen oder homöopathischen Mitteln fragen.

Nicht enttäuscht sein, wenn alle Vorsorge nichts nützt. Manchen Kindern wird trotzdem übel. Ein kleiner Trost: Mit dem Größerwerden legt sich das meistens.

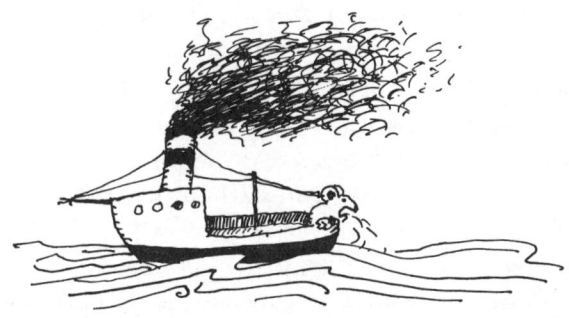

Wann unbedingt zum Arzt?

▶ Wenn das Kind noch ein Baby ist. Häufiges Erbrechen bringt den Flüssigkeitshaushalt – bei einem Baby sehr schnell – aus der Balance. Mit dem Arzt außerdem über die Ernährung sprechen.

▶ Wenn das Kind innerhalb einiger Stunden häufiger erbricht, wenn es Durchfall oder hohes Fieber oder Schmerzen hat.

▶ Wenn es keine Flüssigkeit bei sich behält.

▶ Wenn dem Erbrechen ein Sturz oder ein anderer Unfall vorangegangen ist.

▶ Wenn das Kind Giftiges oder Verdorbenes zu sich genommen hat.

Wie können Eltern ihrem Kind helfen?

▶ Ein Baby verschluckt sich leicht bei einem Brechanfall, deshalb gleich hochnehmen, wenn es sich übergeben muss. Den Kopf vorbeugen, damit die Atemwege frei bleiben. Das Kind später sicherheitshalber mit einer Handtuchrolle im Rücken auf die Seite legen.

▶ Auch die etwas älteren Kinder brauchen noch Beistand, wenn sie sich übergeben müssen, und das geschieht meistens plötzlich, oft ohne Vorzeichen (zum Beispiel bei Übelkeit).
Sie brauchen jetzt Trost und Verständnis.

▶ Nach dem Brechanfall das Gesicht mit einem kühlen, feuchten Waschlappen erfrischen, den Mund ausspülen und die Zähne putzen (ohne Zahnpasta).

▶ Viel zu trinken anbieten (vor allem bei Fieber), jedoch keine Milch:
— Wasser
— schwachen, mäßig warmen Pfefferminztee für Kinder ab drei Jahre
— mit Mineralwasser verdünnte Cola für ältere Kinder
Darauf achten, dass die Getränke vorsichtig und schlückchenweise oder teelöffelweise getrunken werden. Wenn Kinder schnell darauf lostrinken, weil sie Durst haben, kann es zu erneutem Erbrechen kommen.
Wichtig: Einen Löffel Traubenzucker als Energieträger ins Getränk geben. Muss ein Kind viel und lange erbrechen, eine Prise Salz dazugeben (siehe Durchfall, Seite 230ff.). Das betrifft jedoch nicht Babys.
Für Babys gibt es in der Apotheke entsprechende Tabletten mit der für sie verträglichen Dosierung, denn sie dürfen nicht zu viel Salz zu sich nehmen.

Gut zu wissen

Wenn Babys spucken

Das Baby ist satt. Das Baby ist zufrieden. Plötzlich spuckt es wieder Milch aus. Besorgte Eltern wollen oft nicht glauben, dass ihr Spuckbaby trotzdem ein Gedeihkind ist.

Babys, die beim Trinken zu viel Luft mitschlucken, müssen diese wieder loswerden. Beim Spucken kommt übrigens nicht so viel Milch mit, wie man glaubt zu sehen.

Wenn ein Baby an Gewicht verliert oder nicht mehr zunimmt, sollten Eltern mit ihm zum Arzt gehen.

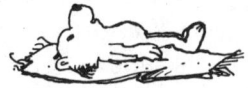

Was ist ein Magenpförtnerkrampf?

Der Magenpförtner schließt den Magen zum Zwölffingerdarm ab. Normalerweise öffnet sich dieser Ringmuskel, wenn der Nahrungsbrei aus dem Magen in den Darm weitergeleitet wird.

Ist der Ringmuskel jedoch verdickt – das kommt sehr selten und dann meist bei Jungen vor und in den ersten Lebenswochen –, entsteht ein Magenpförtnerkrampf: Der Magenausgang ist durch den überstark entwickelten Muskel verengt, die Nahrung staut sich im Magen. Die Folge: Das Baby erbricht die Milch nach dem Trinken oder auch 10 bis 30 Minuten später – oft in hohem Bogen – und trinkt danach gierig weiter. (Beim harmlosen Spucken wird dagegen immer wieder Milch in kleinen Mengen ausgespuckt.)

Die Störung muss schnell beseitigt werden, weil es sonst zu einem bedrohlichen Nahrungs- und Flüssigkeitsmangel kommt. Eine Operation lässt sich manchmal nicht vermeiden.

Durchfall: bei Kindern immer ernst nehmen

Sind Magen und Darm infiziert oder überlastet, reagiert der Organismus mit Durchfall. Der gereizte Darm zieht sich intensiver zusammen, scheidet die Nahrungsreste schneller und häufiger als zerfaserte, dünne, manchmal grüne oder sogar wässrige Stühle aus. Durchfall ist für den Körper also ein Mittel, sich der ins Verdauungssystem eingedrungenen Krankheitserreger und ihrer Giftstoffe zu entledigen.

Durchfall kommt bei Kindern häufiger vor, er kann ganz unterschiedliche Ursachen haben.

▶ *Infektionen des Magen-Darm-Trakts.* Häufigster Grund ist eine so genannte Magen-Darm-Grippe. Manchmal mit Vorzeichen – das Kind wird appetitlos –, manchmal ganz ohne Vorzeichen: Plötzlich ist der Durchfall da. Mal mit, mal ohne Fieber. Mal mit, mal ohne Erbrechen. Gibt sich die Störung nach einem Tag wieder – und das ist meistens der Fall –, dann haben wahrscheinlich Viren den Darm infiziert.

Die Magen-Darm-Grippe ist ansteckend. Die Viren werden nicht nur mit dem Stuhl oder durch ungewaschene Hände übertragen, sondern auch durch Husten und Schnupfen. (Die Ansteckungsgefahr ist zu Beginn einer Infektion am größten.) Leidet das Kind länger unter Durchfall, Darmkrämpfen und Fieber – das kommt aber nur selten vor –, kann das ein Hinweis auf eine bakterielle Infektion sein. Welcher Erreger den Durchfall verursacht, ist letztlich nur durch eine Laboruntersuchung abzuklären.

▶ *Darmerkrankungen.* Zum Beispiel Allergien gegen bestimmte Nahrungsmittel oder Zöliakie.

▶ *Krankheiten, die den Magen-Darm-Trakt nur sekundär betref-*

fen. Auch ganz andere Infektionen – zum Beispiel des Rachenraums, der Ohren oder auch eine Grippe – können Durchfall auslösen.

▶ *Falsche Ernährung.* Dass Kinder essen, was nicht unbedingt bekömmlich ist, und das in Mengen, ist bekannt. Salzige Pommes in Massen und zum Nachtisch Buttercremetorte – oft kein Problem, manchmal aber doch: Die Verdauung streikt. Die Folge sind Durchfall und viel Bauchweh.

Je kleiner ein Kind, desto empfindlicher reagiert sein Magen-Darm-System, wenn es verdauen soll, was es nicht verdauen kann. Nimmt ein Kleinkind etwa zu viel Obst zu sich, kann das Durchfall auslösen.

Säuglinge, insbesondere gestillte Babys, haben häufig weichen Stuhl, und das mehrmals am Tag. Gedeihen sie prächtig, muss das kein Grund zur Sorge sein. Er wird in der Regel fester, wenn das Kind gröbere Nahrung zu sich nehmen kann.

▶ *Mangelhafte Hygiene und infizierte Lebensmittel.* Zum Beispiel mangelnde Sauberkeit bei der Zubereitung von Nahrung (Lebensmittelvergiftung, Salmonellen).

▶ *Angst und Stress.* »Schisshasen« – Kinder, die angespannt und ängstlich sind – bekommen nicht selten Durchfall, wenn besonders Aufregendes in Sicht ist. Eine Klassenarbeit zum Beispiel.

Wann zum Arzt?

Durchfall sollte immer ernst genommen werden. Weil der Anlass so unterschiedlich sein kann, kann nur ein Arzt herausfinden, was ihn verursacht.

Wenn ihr Baby seit sechs Stunden Durchfall hat und nicht mehr trinken will, sollten Eltern den Arzt rufen. Durchfall kann wegen des großen Flüssigkeitsverlustes für Babys schnell gefährlich werden.

Auch wenn sich bei älteren Kindern diese Gefahr verringert, so ist sie doch ernst zu nehmen. Wichtige Warnzeichen: Das Kind ist benommen und matt, die Haut schlaff, die Zunge trocken wie ein Reibeisen, der Durchfall ist blutig.

Wichtige Maßnahmen

Ein Kind, das an Durchfall leidet, verliert neben der Flüssigkeit auch Elektrolyte. Um den Verlust auszugleichen, sollte es möglichst viel trinken – in kleinen Portionen und über den Tag verteilt. Dem Kind keine Milch anbieten. Bewährt haben sich folgende Getränke:

▶ Tee aus Brombeer- oder Heidelbeerblättern (Rezept Seite 454)
▶ Fenchel- oder Kamillentee
▶ dünner schwarzer Tee
▶ Karottensuppe
▶ Den Getränken eine Prise Salz und einen Teelöffel Traubenzucker zusetzen. Man kann auch eine fertige Mischung der wichtigsten Elektrolyte in der Apotheke besorgen. Vor allem für ältere Kinder geeignet:
  − mit Wasser verdünnter Fruchtsaft
  − mit Tee oder stillem Mineralwasser verdünnte Cola (Mischverhältnis: ein Drittel Cola, zwei Drittel Wasser, Cola allein enthält zu viel Zucker)

Durchfallkranke Kinder haben keinen Appetit. Das sollten Eltern respektieren und Schonkost nur anbieten, aber nicht aufdrängen. Stopfend wirken Salzstangen, geschlagene Banane, Reisschleim (aus dem Reformhaus), fein geriebener Apfel.

Vorbeugen

Reisedurchfall: wie zu vermeiden?

Eine unliebsame Überraschung, die Ferienfreuden in südlichen Ländern verderben kann: Manche Kinder reagieren mit Durchfall und Bauchweh auf das veränderte Klima, auf das ungewohnte Essen und die ungewohnte Umwelt. Welche Vorsorgemaßnahmen machen Sinn?

▶ Möglichst oft Hände waschen.

▶ Wasser immer abkochen, auch fürs Zähneputzen.

▶ Nur Getränke in Flaschen und ohne Eiswürfel bestellen.

▶ Eis, Kekse und Süßigkeiten nur abgepackt kaufen.

▶ Obst und Gemüse sorgfältig schälen oder kochen und dünsten.

▶ Fleisch durchbraten.

▶ Sicherheitshalber ein paar Medikamente zur Hand haben (vorher mit dem Arzt absprechen).

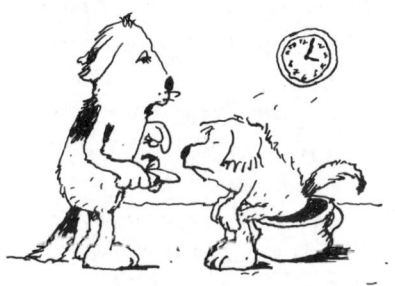

Salmonellen: Gefahr durch Lebensmittel

Übelkeit, Kopfschmerzen, Erbrechen, Durchfall – wer unter einer Salmonelleninfektion leidet, fühlt sich mehr als miserabel. Salmonellen – von diesen Bakterien gibt es mehr als 2000 verschiedene Typen – dringen in die Zellen der Darmwand ein. Das führt zu einer Entzündung. Für Kinder kann eine Salmonelleninfektion, bedingt durch den großen Flüssigkeitsverlust (Durchfall), zu einer schweren Erkrankung werden. Salmonelleninfektionen sind in den vergangenen Jahren sprunghaft angestiegen. Sie sind meldepflichtig.

Die gefährlichen Erreger finden sich hauptsächlich in Eiern und Geflügel, können aber in allen Lebensmitteln vorhanden sein. In erwärmten, warm gelagerten Lebensmitteln fühlen sich die Keime wohl und vermehren sich. Erst sehr starke Hitze macht ihnen ein Ende. Experten raten zu folgenden Vorbeugemaßnahmen:

▶ Geflügel, Fleisch, Fisch immer gut durchbraten.

▶ Leicht verderbliche Lebensmittel nur im Kühlschrank aufbewahren (vor allem Speisen, bei deren Zubereitung rohe Eier verwendet wurden).

▶ Die Hygiene in der Küche sehr genau nehmen.

▶ Abtauwasser, vor allem von Geflügel, sofort wegschütten.

▶ Speisereste vor dem Verzehr stark erhitzen (auf mindestens 70 °C).

▶ Gemüse für einen Salat nicht auf einem Brett schneiden, auf dem zuvor rohes Fleisch geschnitten wurde.

Verstopfung: wenn der Darm zu träge ist

Die Verdauung – das, was doch ganz natürlich ist, ist manchmal ein Fragezeichen für unerfahrene Eltern. Je kleiner ihr Kind, desto häufiger die Fragen: »Wie oft muss ›das große Geschäft‹ eigentlich sein – ganz regelmäßig Tag für Tag oder reicht auch alle zwei Tage? Was ist ›normal‹, was nicht mehr? Was ist Verstopfung und wann muss Darmträgheit behandelt werden?«

Es gibt hier keine Norm. Manche Kinder »müssen« dreimal am Tag, andere gehen nur dreimal in der Woche zu einer längeren Sitzung auf die Toilette.

Von Verstopfung spricht man, wenn ein Kind zusätzlich über Bauchschmerzen, Blähungen oder Übelkeit klagt oder wenn das Herauspressen des Stuhls Schmerzen bereitet. Mögliche Ursachen:

▶ *Kleine Verletzungen.* Nicht selten entstehen durch das Pressen von hartem Stuhl kleine Risse, kleine Wunden am After. Aus Angst vorm Wehtun mag manches Kind dann gar nicht mehr »können« und hält den Stuhl zurück (kommt auch schon bei Babys vor). Mit einer Salbe lässt sich dieses Problem in der Regel beseitigen.

▶ *Falsche Ernährung* ist die häufigste Ursache von Verstopfung. Bei Stillbabys sind Verdauungsstörungen selten. Bis zum nächsten Stuhlgang können sogar eine Woche, längstens zehn Tage vergehen. Solange sich das Baby wohl fühlt und gedeiht, kein Grund zur Sorge. Flaschenkinder leiden schon häufiger darunter – zum Beispiel bei der Umstellung ihrer Nahrung. Meistens hilft es, dem Baby viel zu trinken anzubieten.
Bei älteren Kindern sind oft die Lieblingsspeisen schuld an der Verstopfung: Brötchen, Süßes, Kuchen – das alles regt nicht gerade die Verdauung an. Im Gegenteil. Gesunde Kost mit vielen Ballaststoffen fördert dagegen eine regelmäßige Verdauung: Vollkornprodukte (Brot, Brötchen, Nudeln, Reis, Müsli), viel frisches Obst, rohes Gemüse (Rohkost).

▶ *Zu viel Druck.* Eltern machen aus Unsicherheit oft zu viel Druck bei der Sauberkeitserziehung – nach dem Motto: »Nun setz dich doch endlich mal aufs Töpfchen!« Viele Kinder reagieren allergisch auf gutes Zureden oder Machtworte. Sie mögen sich nicht drängen lassen. Wird ihnen der Druck zu viel, machen sie dicht, reagieren auf den Stress um Windel und Töpfchen mit Verstopfung.

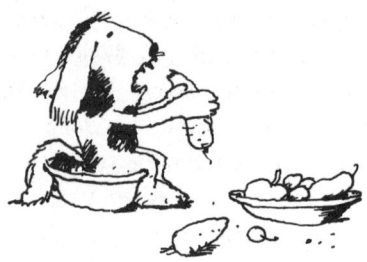

Wenn Eltern lernen, sich in Geduld zu üben und gelassen abwarten, gibt sich das Problem meistens. Denn irgendwann hat jedes Kind die Windel satt und dann klappt es mit der Sauberkeit, ganz ohne besondere Erziehungsmaßnahmen. Viele Kinder wollen sich allerdings Zeit lassen.

Auch ältere Kinder möchten in Ruhe auf die Toilette gehen. Doch wenn morgens vor der Schule Geschwister an die Tür hämmern und Dampf machen: »Schnell, schnell – wir müssen los!«, will das nicht klappen. Lieber verzichten sie schließlich darauf, auf die Toilette zu gehen, und das kann die Verdauung durcheinander bringen.

▶ *Die Seele ist aus dem Gleichgewicht.* Vor allem empfindsame Kinder können auf besondere Belastungen mit Verdauungsproblemen reagieren: auf einen Umzug, auf Kabbeleien im Kindergarten, auf Ärger in der Schule oder zu Hause.

Das beste Mittel dagegen ist, Verständnis für das Kind aufzubringen, die Belastungen möglichst auszugleichen.

Mittel gegen Verstopfung

▶ Das Trinken nicht vergessen. Obst- (vor allem Birne) und Gemüsesäfte. Viel Tee. Viel Mineralwasser (für ältere Kinder).
▶ Das Kind animieren, sich viel zu bewegen.

▶ Vom Kindergartenalter an kann man Kindern bei Verstopfung Backpflaumen aus dem Reformhaus geben. Zwei oder drei Pflaumen über Nacht in Wasser einweichen. Die Pflaumen vor dem Frühstück essen und gründlich kauen.

▶ Keine Abführmittel verwenden.

Gibt sich die Verstopfung nicht, sollten Eltern den Kinderarzt informieren, denn dauerhafte, chronische Verstopfung kann gesundheitliche Probleme verursachen.

Würmer, keine Seltenheit bei Kindern

Kein Grund zur Panik, wenn Kinder Würmer haben. Sie werden Würmer auch schnell wieder los. Und eine Schande sind die unliebsamen Gäste auch nicht, denn jeder kann sie sich einfangen.

Es gibt verschiedene Würmer, die sich im Darm ansiedeln können. Am häufigsten sind

▶ *Madenwürmer.* Im Stuhl als kurze, dünne, weiße Fädchen erkennbar. Nachts legen die Wurmweibchen ihre Eier außerhalb des Darms ab, und das juckt. Die Folge: Das Kind kratzt sich am Po. Steckt es anschließend die Finger in den Mund, infiziert es sich erneut.

▶ *Spulwürmer.* Etwa zehn Zentimeter lang. Im Stuhl zu finden oder auch in Erbrochenem.

▶ *Bandwürmer.* Mit dem Stuhl werden kleine Bandwurmglieder ausgeschieden, die sich bewegen.

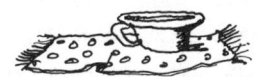

Häufige Infektionsquellen sind:
- rohes, ungewaschenes Gemüse
- Kot von Hunden und Katzen oder durch Tiere verunreinigter Sand auf dem Spielplatz
- nicht ganz durchgegartes Fleisch

Viele Kinder merken gar nicht, dass sie Würmer haben. Manche fühlen sich matt, müde, haben dunkle Ringe um die Augen. Würmer können aber auch Bauchweh und Verdauungsbeschwerden, sogar Fieber verursachen. Es ist nicht einfach, ihnen auf die Spur zu kommen. Ärzte verfügen heute über sichere Untersuchungsmethoden und wirkungsvolle, gut verträgliche Wurmmittel. Die Kur wird allen Familienmitgliedern verordnet.

Wichtige Vorbeugemaßnahmen:
- Hände oft waschen
- Fingernägel kurz schneiden und häufiger bürsten
- Wäsche häufig wechseln
- Hunde und Katzen regelmäßig entwurmen

Blinddarmentzündung: nicht einfach festzustellen

Klagt ein Kind über Bauchweh, wird das nicht selten als Alltagswehwehchen abgetan: Bauchweh ist eben ab und zu fällig. Meistens steckt ja nichts dahinter. Gibt es sich nicht von allein wieder, halten die Schmerzen sogar über Stunden an, dann sollten Eltern hellhörig werden: Bauchweh kann auch ein Hinweis auf eine Blinddarmentzündung sein.

Die Bauchschmerzen, die auf Blinddarmentzündung hindeuten, sitzen im Oberbauch, das heißt in der Magengegend. Sie wandern dann in den rechten Unterbauch, dauern stundenlang an. Der Bauch reagiert auf leichten Druck mit einem scharfen Schmerz. Beim Loslassen verstärkt sich dieser Schmerz sogar noch – erst recht, wenn das Kind versucht, das rechte Bein anzuwinkeln oder auf dem Bein herumzuhüpfen. Die Schmerzen können zwischendurch aber auch deutlich abnehmen, so dass jeder denkt, die Sache habe sich erledigt. Ein weiterer Hinweis: mäßig erhöhte Körpertemperatur (um 38 °C), Temperaturunterschied von 1 °C zwischen Achsel und After.

Auch Symptome wie Übelkeit, Erbrechen, Verstopfung oder Durchfall können dazukommen. Können – müssen aber nicht, denn das Vertrackte an einer Blinddarmentzündung ist, dass auch ganz andere Beschwerden auftreten können. Manchmal dauert es Wochen, bis aus diffusen Bauchschmerzen eine Blinddarmentzündung wird.

In Ruhe abwarten ist verboten! Ein entzündeter Wurmfortsatz muss schleunigst per Operation entfernt werden, um einen Durchbruch zu vermeiden. Bei einem Durchbruch gelangt Eiter in die Bauchhöhle – und das ist gefährlich. Deshalb sollten Eltern bei Verdacht auf Blinddarmentzündung mit ihrem Kind umgehend zum Arzt gehen. Die Operation gilt heute als Routineeingriff.

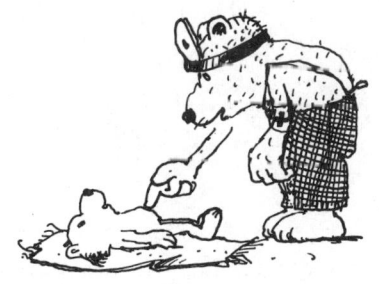

Gut zu wissen

Wenn die Lymphknoten im Bauchraum anschwellen

Auf den ersten Blick deutet alles auf eine Blinddarmentzündung hin:
Das Kind klagt über Bauchweh, über Schmerzen auf einer Seite des
Bauches, die sich steigern, wenn man auf den Bauch drückt. Beim
Arzt stellt sich oft heraus, dass nicht der Blinddarm, sondern ange-
schwollene Lymphknoten im Bauchraum die Schmerzen auslösen.

Macht ein Kind einen Infekt durch, dann schwellen in der Regel die
Lymphknoten an – die Schaltstellen des Immunsystems. Sichtbar
können sie zum Beispiel in Zusammenhang mit einer Halsentzündung rechts und links am Hals anschwellen. Unsichtbar, manchmal
aber auch schmerzhaft spürbar, im Bauchraum – mal mit, mal ohne
Fieber.

Die Entzündung der Lymphknoten muss nicht behandelt werden.
Gibt sich der Infekt, gibt sich gewöhnlich auch die Entzündung wieder. Eltern, die sich ihrer Sache nicht ganz sicher sind, sollten sicherheitshalber den Arzt aufsuchen.

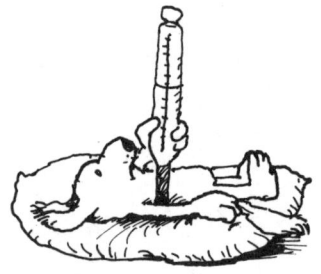

Nabel- und Leistenbruch

Wird von einem Bruch gesprochen, sind unterschiedliche Störungen gemeint. Besonders häufig bei Kindern: Nabel- und Leistenbruch.

Ein Nabelbruch gibt sich meistens von selbst wieder

Wächst der Nabelring nicht richtig zu, kommt es beim Baby zu einem Nabelbruch. Wenn sich das Baby besonders anstrengt – zum Beispiel hustet oder schreit oder sich vor Schmerzen krümmt, weil es unter Blähungen leidet –, kann sich durch diese Lücke im Nabelring ein Stück Bauchfell vorwölben. Entspannt sich das Kind, gleitet die Wölbung wieder zurück oder lässt sich zurückdrücken.

Bei Frühgeborenen ist ein Nabelbruch besonders häufig.

Die schmerzlose Ausbuchtung ist bei Anspannung der Muskeln klar zu erkennen.

Die Vorwölbung ist erbsen- bis tischtennisballgroß und sieht schlimmer aus, als sie ist. Ein Nabelbruch tut so gut wie nie weh.

Die meisten Nabelbrüche geben sich bis zum Ende des ersten Lebensjahres von selbst. Nur in Ausnahmefällen muss operiert werden.

Leistenbruch: in der Regel ein Jungenproblem

Die Leiste ist die Spalte zwischen Bauch und Oberschenkel. Leistenbrüche sind bei Jungen häufiger als bei Mädchen.

Bei besonderer Anstrengung, zum Beispiel bei Schreien, Husten oder Pressen, kann sich ein Stück Darmschlinge in den Leistenkanal stülpen und einen Bruch verursachen: Die Leiste schwillt an.

Bei Jungen wandern nach der Geburt die Hoden aus dem Bauchraum durch den Leistenkanal in den Hodensack. Normalerweise verengt sich dieser Kanal danach. Tut er es nicht, kann es zu einem Leistenbruch kommen.

Bei Mädchen sieht die Anatomie anders aus. Bei ihnen ist der Kanal wesentlich enger. Deshalb sind bei Mädchen Leistenbrüche seltener.

Manchmal muss operiert werden: wenn der Darm eingeklemmt ist, das Kind über Schmerzen klagt, erbrechen muss.

9. Kapitel

Nieren und Harnwege: besonders anfällig

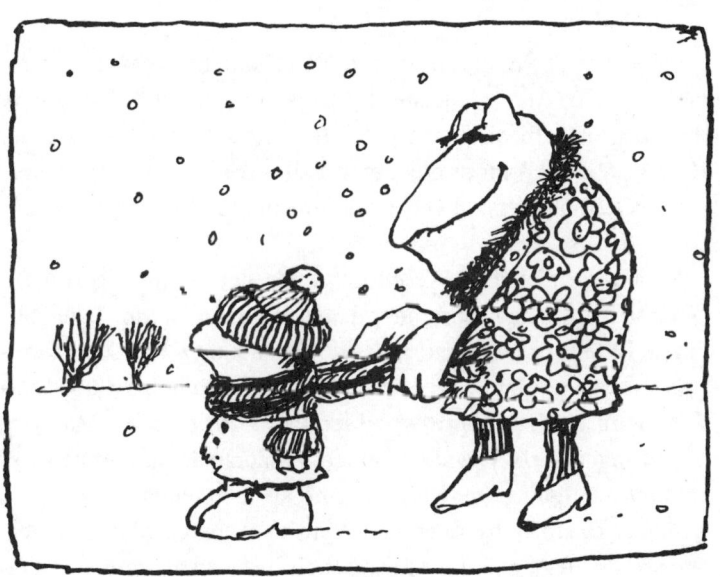

Ein hoch empfindliches Kanalsystem

In Höhe der Taille sitzen die Nieren. Eine Niere liegt links, eine rechts von der Wirbelsäule. Jede Niere ist durch einen Harnleiter mit der Blase verbunden. Aus der Blase wird der Urin durch die Harnröhre ausgeschieden.

Nieren, Harnleiter, Blase, Harnröhre – das gesamte Ver- und Entsorgungssystem, vor allem zuständig für die Regulierung des Wasser- und Salzhaushalts, ist störanfällig. (Die Nieren beeinflussen aber auch Stoffwechselvorgänge, die Blut- und Hormonbildung, den Blutdruck und weitere Funktionen des Organismus.)

Warum Mädchen häufiger mit Blasenentzündungen zu tun haben

Die meisten Störungen in diesem empfindlichen System entstehen durch Bakterien, meistens Darmkeime, die von außen über die Harnröhre in die Blase gelangen und eine Entzündung der Harnwege oder – im ungünstigen Fall – des Nierenbeckens verursachen. In den ersten Lebensjahren sind Infektionen der Harnwege nicht selten.

Weil bei weiblichen Wesen das Ende der Harnröhre und der Darmausgang eng beieinander liegen, gelangen Keime leicht aus einem Bereich in den anderen. Außerdem haben Krankheitserreger nur einen kurzen Weg von außen nach innen zu überwinden, denn die Harnröhre ist wesentlich kürzer als bei Männern oder Jungen. Kein Wunder also, dass Mädchen, dass Frauen wesentlich häufiger unter Harnwegsinfektionen leiden.

Erkrankt ein Baby oder Kleinkind zum ersten Mal an einem Harnwegsinfekt, sollte per Ultraschall untersucht werden, ob eine Fehlbildung im Nieren- oder Harnwegsbereich vorliegt. Angeborene Nierenfehlbildungen werden heute oft schon bei Ultraschalluntersuchungen während der Schwangerschaft festgestellt.

Gut zu wissen

Unbedingt viel trinken
Reichlich trinken sollten Kinder immer. Sie brauchen ebenso viel Flüssigkeit wie Erwachsene, denn sie sind dauernd in Aktion; hüpfen, rennen, toben herum – und schwitzen entsprechend, atmen Flüssigkeit ab.
Weil Kinder am liebsten ohne Pause spielen, sollten Eltern beim Trinken ein bisschen nachhelfen und daran erinnern. Wasser aus der Leitung, Mineralwasser, Tee (möglichst ungesüßt) – was ein Kind trinkt, ist nicht so wichtig. Viel wichtiger ist, dass es ausreichend trinkt, damit Nieren und Blase gut durchspült werden.

Harnwegsinfektion: manchmal kaum spürbar

Wenn ein Baby plötzlich nicht mehr trinken mag, wenn ein Kind blass, matt, lustlos ist und ohne Schwung, wenn es erbrechen muss, über Bauch- oder Rückenschmerzen klagt, wenn es Fieber hat – dann kann eine Blasen- oder Nierenbeckenentzündung die Ursache sein. Eine Infektion zeigt also unterschiedliche Symptome, vor allem bei kleinen Kindern. Und das macht die Sache für Eltern schwierig, denn eindeutigere Beschwerden, die auf einen Harnwegsinfekt hinweisen, müssen nicht auftreten. Mit dem Klopftest lässt sich feststellen, ob die Nieren betroffen sind: Mit der Handkante ein paarmal vorsichtig auf die Nieren klopfen

(Taillenhöhe, rechts und links der Wirbelsäule). Tut das weh, besteht Verdacht auf eine Nierenbeckenentzündung.

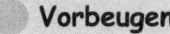

Vorbeugen

Harnwegsinfektionen vorbeugen

▶ Windeln häufig wechseln.

▶ Für kleine Kinder sind große Klos nicht ideal, denn darauf sitzen sie alles andere als entspannt. Verkrampft sich ein Kind beim Wasserlassen, entleert sich die Blase nicht vollständig. Zurück bleibt Restharn – eine ideale Brutstätte für Keime. Mit einer Fußbank oder einer Kinderklobrille geht's besser.

▶ Auf die richtige Pflege achten – vor allem bei Mädchen. Den Po nicht von hinten nach vorn abputzen, sonst können Darmkeime in Richtung Harnröhre gelangen.

▶ Nasse Badeklamotten wirken wie kalte Wickel: Der Unterleib kühlt aus, wird schlechter durchblutet und damit anfälliger für Krankheitserreger. Deshalb gleich nach dem Schwimmen umziehen.

▶ Kinder warm genug anziehen.

▶ Ausreichend trinken.

▶ Viele schwören auf die Wirkung von Kürbiskernen (Reformhaus).

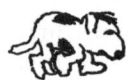

Wenn die Harnorgane Beschwerden machen

Je älter die Kinder, desto eindeutiger die Symptome:

▶ häufiger Harndrang

▶ Brennen beim Wasserlassen (gibt sich meistens eher als die Entzündung)

► Schmerzen beim Wasserlassen
► übel riechender Urin
► trüber oder verfärbter Urin
► Schmerzen in der Blasen-, in der Nierengegend
► bei Mädchen Jucken oder Schmerzen in der Scheide

Harnwegsinfektionen sind immer eine ernste Angelegenheit, denn mit jeder Blasenentzündung erhöht sich das Risiko, dass Erreger die Sperre zwischen Harnleiter und Blase überwinden und in die Nieren gelangen. Eine Nierenentzündung kann Narben im Gewebe hinterlassen.

Je mehr Narben im Gewebe, desto größer die Beeinträchtigung der Nierenfunktionen. Deshalb sollten Eltern unbedingt zum Arzt gehen, wenn ein Verdacht auf Harnwegsentzündung besteht.

Der Arzt untersucht den Urin und erhält so wichtige Hinweise für seine Diagnose. (Wichtig: Der Urin muss frisch sein. Bei abgestandenem Urin kann sich das Bild verfälschen. Bei älteren Kindern ist darauf zu achten, dass sie Mittelstrahlurin abliefern.) Oft wird auch eine Ultraschalluntersuchung gemacht, um Nieren und Harnwege zu überprüfen. Auch Ärzte, die sonst nicht gleich zu Medikamenten greifen, verordnen bei Harnwegsinfektionen Antibiotika, um Komplikationen vorzubeugen (Seite 214ff.).

Wie können Eltern die Behandlung unterstützen?

Hausmittel allein richten bei einer Harnwegsinfektion nichts aus. Sie können die Behandlung jedoch unterstützen – aber nur, wenn das Kind auch mitmacht und der Arzt nichts dagegen einzuwenden hat:

► *Wickel.* Ein Tuch in heißes Wasser tauchen, auswringen. Die

Hitze am Handrücken überprüfen: Ist sie erträglich, das feuchte Tuch auf die Blasengegend legen. Das Kind in ein großes Badetuch hüllen. Zehn Minuten liegen lassen. Anschließend warm anziehen, um die Wärme zu halten.

▶ *Wärmflasche.* Statt des Wickels eine Wärmflasche nehmen.

▶ *Heublumensack.* Einen kleinen Stoffsack lose mit Heublumen aus der Apotheke füllen, mit kochendem Wasser überbrühen, das Wasser ein paar Minuten einziehen lassen. Den Sack ausdrücken. Wenn er ein wenig abgekühlt ist, auf die Blasengegend legen.

▶ *Kamillentee* wirkt entzündungshemmend (Rezept Seite 454). Oder einen Tee aus Zinnkraut oder aus Brennnesseln zu trinken geben. Es ist allerdings nicht immer einfach, einen Tee zu finden, den das Kind auch anstandslos trinkt.

▶ *Fußbäder* steigern die Durchblutung von Nieren und Blase.

Gut zu wissen

Einnässen – nur selten eine organische Störung

Dass Sechs-, Acht-, Zehnjährige noch einnässen, am Tag und auch in der Nacht, ist keine Seltenheit. Bis zur Einschulung sind etwa zehn Prozent aller Kinder nachts noch nicht trocken. (Mit dem Problem haben Jungen häufiger zu tun als Mädchen.) Nicht nur die betroffenen Kinder empfinden das Bettnässen oft als Makel, auch den Eltern macht es zu schaffen. Sie leiden unter Schuldgefühlen, zweifeln an ihrem Erziehungsstil und haben täglich einen zusätzlichen Wäscheberg.

Ärzte unterscheiden zwischen Kindern, die schon einmal trocken waren und nach kürzerer oder längerer Zeit wieder beginnen, einzunässen, und Kindern, die gar nicht erst trocken werden. Sie fragen, ob das Kind nur nachts oder auch am Tag einnässt. Wenn es auch am Tag einnässt, rät der Arzt in der Regel gleich zu weiterführenden Untersuchungen.

Einig sind sich die Experten darin, dass nicht mangelnder Wille, sondern mangelndes Können das Kind daran hindert, trocken zu werden. Schimpfen, bestrafen, erklären, abends das Trinken verbieten – das hilft also nicht weiter. Dadurch verschärft sich das Problem nur. Das Kind gerät immer mehr unter Druck.

Unter Fachleuten gibt es ganz verschiedene Theorien über die Ursachen des Problems und entsprechend viele Behandlungsmethoden – also nicht einfach für Eltern, sich für einen Weg zu entscheiden.

Viele Experten sehen die Ursache für das Einnässen in psychischen Konflikten. Bettnässende Kinder tragen nach ihrer Meinung häufig seelischen Ballast mit sich herum. Das können ganz unterschiedliche Probleme sein, zum Beispiel Eifersucht auf Geschwister, Leiden unter Streitigkeiten zwischen den Eltern, Kummer in der Schule.

Gibt sich das Einnässen nicht, wird häufig zu einer psychologischen Behandlung geraten. Viele Therapeuten versuchen dem Kind beim Malen, Spielen, Reden zu vermitteln, wie es mit seinen Gefühlen besser umzugehen lernt. Manche setzen den Schwerpunkt auf Verhaltensänderung mit Blasen- und Konditionierungstraining.

Andere wiederum sehen im Einnässen vor allem eine Entwicklungsverzögerung des Kindes. (Die Anlage zum Bettnässen kann vererbt sein. Nicht selten hatten Mutter oder Vater in ihrer Kindheit ebenfalls mit dem Problem zu tun.)

Ganz selten nur verursachen organische Störungen, Krankheiten oder Missbildungen im Bereich von Niere, ableitenden Harnwegen und Blase das Einnässen – von Medizinern dann als Inkontinenz bezeichnet. Oft helfen Medikamente, manchmal muss auch operiert werden.

10. Kapitel

Geschlechts-organe: worauf Eltern achten sollten

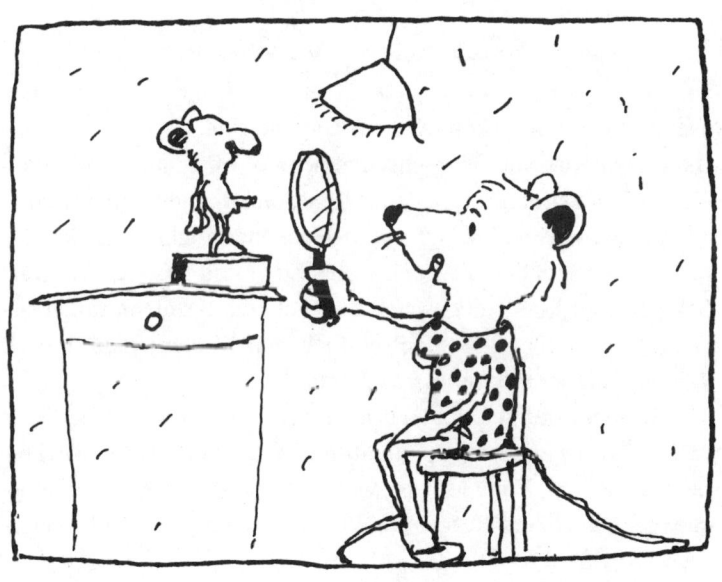

Kinder: von Anfang an sexuelle Wesen

Geschlechtsorgane sind ein bisschen mehr als nur Organe. Der kleine Unterschied zwischen Jungen und Mädchen macht vielen Eltern Probleme – oft zu ihrer eigenen Überraschung.

»Wie erklärt man einem Kind die Geschlechtsunterschiede und das, was damit verbunden ist? Wie geht man mit dem Thema kindliche Sexualität gelassen um, wenn man selbst gar nicht so frei und unbefangen ist in puncto Sexualität?«

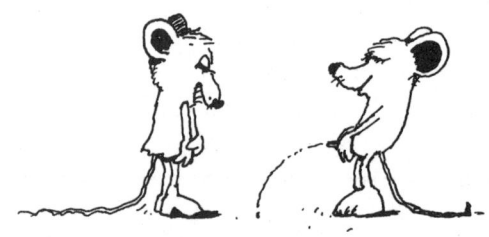

Wenn Eltern entdecken, wie unsicher sie sind

Die Unsicherheit der Erwachsenen beginnt oft schon damit, dass sie sich schwer damit tun, den Geschlechtsorganen einen Namen zu geben: »Was sollen wir sagen – das männliche Geschlechtsorgan ganz sachlich als Penis bezeichnen und das weibliche als Scheide oder besser doch nach liebevolleren Bezeichnungen suchen?« Es ist für viele nicht einfach, mit Kindern ganz locker, ganz unbefangen darüber zu sprechen.

Bei einem Jungen fällt es manchem weniger schwer, Penis durch Pimmel zu ersetzen oder durch Männchen. Und wie bei einem Mädchen? Viele Mütter, viele Väter haben hier Schwierigkeiten, liebevollere Bezeichnungen zu finden, die nicht abwertend klingen.

Mit Töchtern kommen viele Mütter weniger gut klar als mit Söhnen. Untersuchungen haben ergeben, dass Jungen für Mütter auch heute noch das bevorzugte Geschlecht sind. Sie werden beim Stillen, beim Baden, beim Wickeln intensiver und zärtlicher gehegt und gepflegt als Mädchen.

Von den ersten Lebenstagen an sind Kinder sexuelle Wesen

Auch in unseren aufgeklärten Zeiten nehmen viele Erwachsene oft nur ungern zur Kenntnis, dass Kinder sexuelle Wesen sind, und zwar von Kleinkindzeit an.

Ganz selbstverständlich interessieren sich bereits Babys für ihre Geschlechtsorgane und erkunden sie neugierig – so wie sie das mit vielen anderen Körperteilen auch tun. Mit einem ganz besonderen sinnlichen Vergnügen erforschen Kinder ihre Genitalien: ein gutes Gefühl, damit zu spielen.

Kaum den Babyschuhen entwachsen, beginnen Kinder nicht nur sich selbst wahrzunehmen, sondern auch andere neugierig zu betrachten: ein Junge, ein Mädchen – was ist der Unterschied? Sie interessieren sich plötzlich für das Geschlecht ihrer Freunde, für die entsprechenden Organe und für die aufregenden Gefühle, die sich beim Spielen ergeben (Doktorspiele).

Jungen und Mädchen, die sich selbst, die ihre Gefühle, ihren Körper und seine Reaktionen früh kennen lernen und die mit anderen Kindern ihre Doktorspiele machen dürfen, ohne dass Erwachsene dauernd Grenzen setzen, haben später eine gute Chance, Liebe mit Freude und Lust zu erleben.

Weil sich viele Eltern schwer tun mit dem Thema Sexualität von Kindern, weil sie sich unsicher fühlen und das Verhalten ihrer Söhne und Töchter manchmal nicht richtig einordnen können, scheuen sie sich oft, mit anderen darüber zu sprechen. Sie nehmen nicht wahr, dass viele Mütter, viele Väter mit der gleichen Unsicherheit ihre fröhlichen, unbefangenen Kinder betrachten. Ein Gespräch, ein Erfahrungsaustausch mit anderen Eltern kann ausgesprochen hilfreich sein.

Mit der kleinen Tochter schon zum Gynäkologen?

Von Anfang an sind bei einem kleinen Mädchen Geschlechtsorgane vorhanden, auch die inneren Organe wie Gebärmutter, Eileiter, Eierstöcke. Natürlich noch sehr klein, aber perfekt ausgebildet. Deshalb ist es eigentlich selbstverständlich, dass auch kleine Mädchen Unterleibsbeschwerden haben können, genau wie die großen. Beschwerden, die Eltern nicht unbedingt – und das ist ihnen meistens nicht bewusst – wahrnehmen wollen. Die Gründe:

▶ Manche Mütter, manche Väter können es kaum ertragen, dass ihr Kind nicht immer ein Kind bleibt, sondern Schritt für Schritt erwachsen wird. »Ach, wenn es doch immer so klein, so niedlich und unschuldig bliebe!« Unvorstellbar für manche Eltern, dass die Tochter schon auf dem Weg ist, eine Frau zu werden.

▶ Der Gedanke, mit der Tochter zum Gynäkologen gehen zu müssen, ist vielen Müttern unangenehm. Vor allem Müttern, die selbst eine Scheu vor gynäkologischen Untersuchungen haben.

▶ In vielen Familien ist Sexualität ein Thema, über das nicht geredet wird. Also wird auch über die entsprechenden Körperfunktionen und -organe nicht gesprochen.

Dazu kommt eine weitere Unsicherheit: An wen soll man sich wenden, wenn eine Sechs-, Acht- oder Zehnjährige über Beschwerden klagt oder wenn sich Fragen ergeben? Normalerweise hilft der Kinderarzt weiter, empfiehlt eventuell, einen speziell ausgebildeten Kindergynäkologen aufzusuchen; der Kinderarzt weiß vor allem, wie und wo ein Kindergynäkologe zu finden ist.

Wenn aus dem Thema Sexualität zu Hause kein Geheimnis gemacht, sondern über alles Geschlechtliche unbefangen geredet wird, muss der erste Besuch beim Gynäkologen auch nicht mit großer Angst und Aufregung verbunden sein. Dann beschränkt sich die Anspannung in den meisten Fällen auf ein wenig Herzklopfen.

Das Herzklopfen lässt nach, wenn es der Mutter gelingt, selbstbewusst und ohne großes Bangen mit der Tochter den Arzttermin wahrzunehmen. Der Kindergynäkologe wird auf das Kind und seine Gefühle eingehen, wird es nur untersuchen, wenn es unbedingt sein muss, dann aber genau erklären, was er tut. Er wird vor allem nur eine Untersuchung durchführen, wenn das Kind damit einverstanden ist. Und das ist es meistens, wenn die Mutter daneben steht.

Wann zum Kindergynäkologen?
Welche Probleme machen Mädchen vor der Pubertät zu schaffen?

► *Entzündungen im Genitalbereich.* Bemerkbar macht sich eine Entzündung meistens durch Jucken, Brennen, durch Schmerzen im Unterleib. Geben sich die Schmerzen nach ein, zwei Tagen nicht, sollte die Ursache abgeklärt werden. Meistens wird eine Scheidenentzündung durch Keime verursacht, die vom Darm in die Scheide gelangen (wie bei einer Blasenent-

zündung). Auch Herpesviren können vom Mund in die Scham-
gegend übertragen werden (Händewaschen nicht vergessen).
Babys leiden manchmal unter einer Pilzinfektion.

Der Arzt empfiehlt lauwarme Sitzbäder, Umschläge mit Joghurt (Krankheitserreger mögen keine Milchsäure) oder Salbe.

▶ *Ausfluss.* Im Zusammenhang mit einem dicken Schnupfen
fließt manchmal nicht nur weißer, klarer Schleim aus der
Nase, sondern auch aus der Scheide. Der Grund: Bei einer Erkältung produzieren nicht nur die Schleimhäute im Nasen-
Rachen-Raum vermehrt Schleim, sondern auch die Schleimhäute in der Scheide. Auch im Zusammenhang mit Kinderkrankheiten, wie Masern oder Scharlach, kann dieser Ausfluss
auftreten.

Zum Arzt sollten Mütter mit ihren Töchtern gehen,

– wenn der Ausfluss nicht nachlässt,

– wenn er unangenehm riecht,

– wenn er blutig oder eitrig ist.

▶ *Fremdkörper in der Scheide.* Dass Spielzeug nicht in Körper-
öffnungen, wie Nasenlöcher oder Scheide, gesteckt werden
darf, wird den meisten Kindern zu Hause eingetrichtert. Dennoch kommt es vor, dass Minibausteine und Ähnliches bei
Doktor- oder anderen Spielen in die Scheide gelangen, und
das muss nicht unbedingt Beschwerden machen. Meistens ist
Ausfluss ein Hinweis, dass da etwas nicht in Ordnung ist. (Das
Jungfernhäutchen nimmt übrigens nur ganz selten Schaden
bei diesen Spielen.)

▶ *Verletzungen in der Scheide.* Wenn Blut aus der Scheide tröp-
felt, ist der Arzt aufzusuchen.

▶ *Schmerzen im Unterbauch.* Selten ein gynäkologisches Problem, häufiger eine Blasen- oder Blinddarmentzündung.

Vorbeugen

Wie die Scheide säubern bei kleinen Mädchen?

Die äußeren Genitalien einmal täglich mit Wasser und Seife reinigen: Die Falte zwischen der großen und der kleinen Schamlippe mit einem frischen feuchten Einmal-Waschlappen auswischen (oder den Lappen täglich wechseln oder mit den Händen waschen). Immer von vorn nach hinten in Richtung Darm wischen, damit die Darmbakterien nicht in die Scheide gelangen können (auch beim Abputzen daran denken).

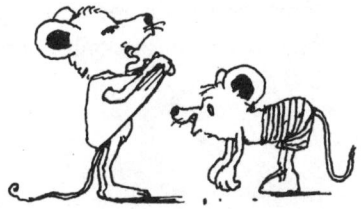

Gut zu wissen

Wie aus Mädchen junge Frauen werden

Dass bei einem neugeborenen Mädchen die Schamlippen relativ groß sind, überrascht viele Eltern.

Von der Mutter gehen Hormone in den Kreislauf des Kindes über. Diese Hormone werden nach der Geburt erst langsam wieder abgebaut. Deshalb haben kleine Mädchen in der ersten Lebenszeit auch Ausfluss – für den Arzt ein Hinweis darauf, dass der Geschlechtsapparat in Ordnung ist.

Zu den äußeren Geschlechtsorganen gehören die Schamlippen und der Kitzler, zu den inneren (nicht sichtbaren) Scheide, Gebärmutter, Eileiter und Eierstöcke.

Erst mit der Pubertät beginnt der Körper, weibliche Hormone (Östrogene und Gestagene) zu produzieren: Aus einem kleinen Mädchen wird nach und nach eine Frau. Jede Frau hat aber auch einen geringen Anteil männlicher Hormone. Diese Hormone bewirken:

▶ dass die Schweiß- und Talgdrüsen vermehrt arbeiten (die Folge: veränderter Körpergeruch, oft auch Akne, Seite 310ff.),

▶ dass sich die Brust entwickelt,

▶ dass die inneren und äußeren Geschlechtsorgane reifen und wachsen,

▶ dass die Menstruation beginnt,

▶ dass die Scham- und Achselhaare wachsen,

▶ dass das ganze Kind ein ordentliches Stück wächst.

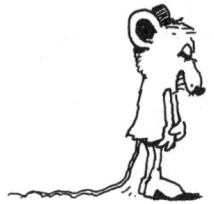

Die erste Menstruation – ob sie mit positiven oder negativen Gefühlen erwartet wird, hängt wesentlich davon ab, wie Eltern ihre Tochter auf das Großwerden, auf das Frausein vorbereiten.

Wieso kommt es zur monatlichen Blutung? Alle vier Wochen gibt eine Schaltzentrale im Gehirn an die Eierstöcke das Signal zum Eisprung. Der gesamte Zyklus wird durch Hormone gesteuert. Das freigesetzte Ei wandert dann vier, fünf Tage lang durch den Eileiter Richtung Gebärmutter.

Findet eine Befruchtung statt, nistet sich das Ei in der Gebärmutter ein. Die Schleimhaut der Gebärmutter ist darauf vorbereitet, das Ei aufzunehmen.

Findet keine Befruchtung statt, kommt von der Steuerungsstelle im Gehirn das Signal, die Schleimhaut in der Gebärmutter abzulösen, denn sie wird nicht gebraucht: Die Regelblutung beginnt. Nach vier bis sieben Tagen endet die Menstruation.

Menstruation: jeden Monat ein paar lästige Tage

Nicht selten sehen junge Mädchen Monat für Monat ihrer Menstruation mit Bangen entgegen: Da gerät einiges aus dem Lot. Schon in den Tagen vor der Regel verändert sich bei vielen die Stimmung. Sie ist gereizt oder nervös. Aus kleinen Kümmernissen werden große. Die Welt sieht grauer aus als sonst.

Während der Menstruation ist das Befinden oft erst recht miserabel. Die Mädchen fühlen sich schlapp und lustlos. Und weh tut das Ganze auch noch: Im Rücken zieht es. Im Bauch zwickt es. Die Ursache des Übels: Hormone bewirken ein Verengen der Blutgefäße. Damit ist die Durchblutung gestört, und das löst Schmerzen aus.

Wer voller Schrecken der monatlichen Regel entgegenbibbert, der verkrampft sich: »Jetzt kommt das wieder auf mich zu. Da bin ich immer zu nichts zu gebrauchen!« Anspannung und Stress können sich negativ auswirken. Werden Schmerzen erwartet, stellen sie sich nicht selten auch prompt ein.

Mütter, die unter ihrer Menstruation zu leiden haben, die sich während der Tage ins Bett zurückziehen und von der Familie Verständnis und Rücksichtnahme erwarten, geben diese Haltung an ihre Töchter weiter. Wegen dieses Vorbilds steht für viele junge Mädchen von vornherein fest: »Die Regel haben heißt krank sein!« Was tun gegen die lästigen Menstruationsbeschwerden?

▶ *Nachdenken.* Sich bewusst machen, was das eigentlich heißt, eine Frau zu sein mit der Fähigkeit, ein Kind zur Welt zu bringen. Die Menstruation in diesem positiven Zusammenhang sehen. Lernen, sie als eine natürliche und nicht schmerzvolle Angelegenheit zu empfinden. Damit mindert sich der Druck. Mit dieser positiven Haltung verschwinden häufig auch die Schmerzen oder sie verringern sich wenigstens.

▶ *Ausruhen.* Alle viere von sich strecken. Ruhig und tief in den Bauch atmen. Ganz entspannt und locker liegen. Angenehmen Tagträumen nachhängen.

▶ *Ablenken.* Sich nicht unter eine große Decke in den Sessel zurückziehen, sondern aus dem Haus gehen. Etwas unternehmen und dabei das Rückenziehen und die Bauchkrämpfe vergessen (das gelingt gar nicht selten).

▶ *Verwöhnen.* Das tun, was man gerne macht, und die Alltäglichkeiten für eine Weile zur Seite schieben (ohne schlechtes Gewissen).

Was tun bei typischen Jungenproblemen?

An wen sich wenden, wenn ein kleiner Junge Probleme hat mit Penis oder Hoden? Die richtige Anlaufadresse ist sicherlich der Kinderarzt. Wenn es sein muss, überweist er das Kind an einen Urologen oder Kinderchirurgen. Was sind überhaupt »typische« Jungenprobleme?

▶ *Hodenhochstand.* Die Hoden entwickeln sich im Unterbauch, wandern im Normalfall noch vor der Geburt aus dem Bauch über den Leistenkanal in den Hodensack und sind da, etwa haselnussgroß, fühlbar. Manchmal bleiben sie auf ihrem Weg

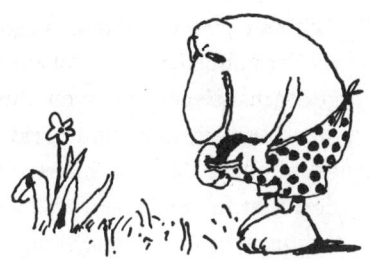

hängen: im Bauchbereich oder im Leistenkanal. Oder sie erreichen ihr Ziel, ziehen sich aber immer wieder aus dem Hodensack zurück, zum Beispiel bei Kälte. Ein Hodenhochstand kann Folgen haben. Der Hoden ist eingeengt und, wenn er im Bauchraum sitzt, zu hohen Temperaturen ausgesetzt. Die Wärme kann die samenproduzierenden Zellen schädigen: Sie funktionieren später nicht, und das bedeutet Kinderlosigkeit. Deshalb sollte ein Hodenhochstand möglichst frühzeitig behandelt werden. Die meisten Ärzte empfehlen eine Behandlung im Laufe des zweiten Lebensjahres.

Die Behandlungsmethoden: Der Arzt entscheidet sich entweder für eine Hormontherapie (heute in vielen Fällen durchführbar) oder für eine Operation.

▶ *Wasserbruch.* Schwillt ein Hodensäckchen an, wird von einem Wasserbruch gesprochen – weil das Säckchen mit klarer Flüssigkeit gefüllt ist (beim Neugeborenen manchmal gleich nach der Geburt zu sehen). Normalerweise gibt sich die Anschwellung von allein wieder. Bleibt sie bestehen, sollte sich ein Arzt die Schwellung anschauen. Ein Wasserbruch und ein Leistenbruch sind für den Laien schwer zu unterscheiden.

▶ *Eichelhautentzündung.* Es kann vorkommen, dass sich die Penisspitze entzündet (zum Beispiel infolge einer Vorhautverengung). Das Ganze ist zwar nicht schlimm, aber doch lästig: Es schmerzt. Was lässt sich dagegen tun?

Die Vorhaut sachte zurückschieben, aber nur, wenn sie beweglich ist. Dann den Penis behutsam waschen, trocknen (Fön), eine antiseptische Salbe auftragen. Bei Verdacht auf Vorhautverengung den Arzt fragen.

▶ *Vorhautverengung* (Phimose). Bei einem Baby, bei einem Kleinkind ist die Vorhaut mit der Penisspitze (Eichel) verklebt. In den ersten Lebensjahren ist es also ganz normal, dass sich die Vorhaut nicht über die Eichel des Gliedes zurückziehen lässt. Diese Verklebungen lösen sich mit den Jahren meist von selbst.

Beim Baden die Vorhaut nicht zurückschieben

Leider heißt es in vielen Familien immer noch: Beim Waschen die Vorhaut zurückschieben – und genau das ist falsch bei kleinen Jungen. Ihre Vorhaut ist noch mit der Eichel verbunden. Wird die Vorhaut zurückgeschoben, reißt sie leicht ein. Das kann Narben und damit eine Verengung der Vorhaut bedeuten.

Später, wenn sich die Vorhaut leicht bewegen lässt, wird die Eichel mit Seife und Wasser gewaschen.

Eine richtige Vorhautverengung ist selten. Sie lässt sich oft erst nach dem fünften, sechsten Geburtstag feststellen. Ist die Verengung so stark, dass sich die Penisspitze häufiger entzündet oder das Wasserlassen Probleme macht – der Penis bläht sich dabei auf –, dann empfiehlt der Kinderarzt eine Operation.

Die Beschneidung ist ein harmloser Eingriff, bei dem die Vorhaut ganz oder teilweise entfernt wird. Er wird heute ambulant durchgeführt. Hinterher kann der Penis jedoch eine Weile ziemlich wehtun.

Gut zu wissen

Wie aus Knaben junge Männer werden

Auch auf einen Jungen gehen Geschlechtshormone der Mutter über. Deshalb sind bei einem neugeborenen Kind die Hoden im Verhältnis zum übrigen Körper erstaunlich groß. Doch das normalisiert sich wieder.

Das sichtbare Geschlechtsteil eines Jungen ist der Penis mit Eichel und Vorhaut. Der Hodensack enthält (fühl-, aber nicht sichtbar) die Hoden, etwa erbsengroß. Außerdem zählen noch die Nebenhoden, Samenleiter, Bläschen- und Vorsteherdrüse (Prostata) zu den Geschlechtsorganen.

Mit der Pubertät beginnt die große Veränderung: Der Körper produziert jetzt das männliche Geschlechtshormon (Testosteron). Jeder Junge hat aber auch einen geringen Anteil weiblicher Hormone. Die Hormone bewirken,

▶ dass die Schweiß- und Talgdrüsen vermehrt arbeiten (Folge: veränderter Körpergeruch und bei vielen Jungen tritt auch Akne auf, Seite 310ff.),

▶ dass Hoden und Vorsteherdrüse reifen und wachsen,

▶ dass der Penis größer wird,

▶ dass der Stimmbruch beginnt,

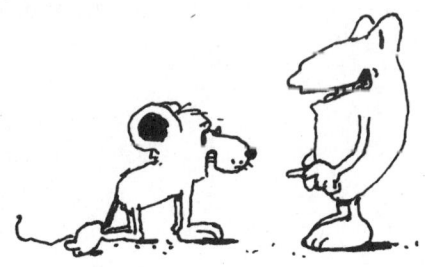

► dass die Scham- und Achselhaare wachsen,

► dass sich ein erster Schimmer von Bart zeigt,

► dass das Kind ein ordentliches Stück wächst.

Alle Jungen sind fasziniert, wenn sich ihr Glied aufrichtet, steif wird. Das geschieht ab und an bereits zu Babyzeiten, auch in den Kinderjahren und erst recht während der Pubertät, und zwar nicht nur im Zusammenhang mit Onanieren, mit Verliebtsein und der ersten Freundin.

Wieso wird der Penis steif? Eine Steuerungsstelle im Gehirn reagiert auf sexuelle Reize, gibt den Befehl, das Glied intensiver zu durchbluten. Das Blut fließt nicht ab: Das Glied versteift sich.

Im Laufe der Pubertät – bei dem einen früher, bei dem anderen später – beginnen die Hoden, Spermien zu produzieren. Die Samenzellen werden in den Nebenhoden gespeichert, gelangen bei einem Samenerguss durch den Samenleiter zur Vorsteherdrüse, werden dort mit Sekret gemischt und durch die Harnröhre nach außen befördert.

Irgendwann ist dann der erste feuchte Fleck im Betttuch: ein Hinweis auf den ersten Samenerguss, der sich oft ganz unbewusst im Schlaf vollzieht.

11. Kapitel

Der Bewegungs- apparat macht manchmal lästige Beschwerden

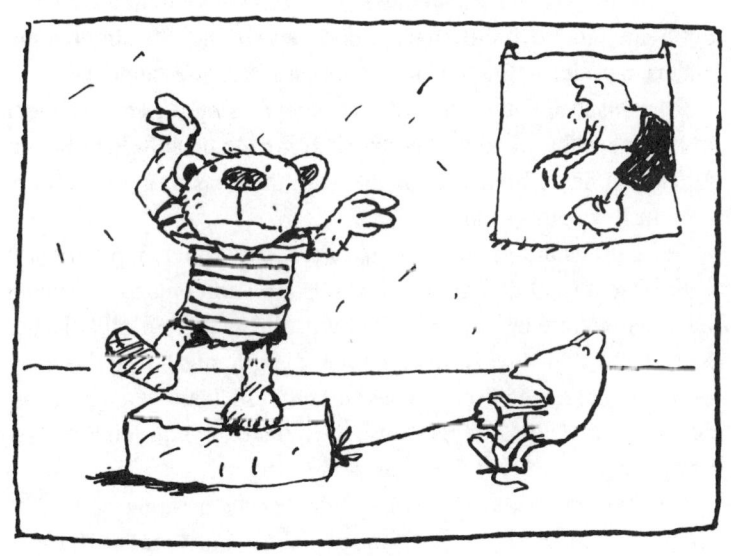

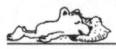

Bei schlechter Haltung zum Arzt

»Sitz nicht so schief und krumm« oder »Halt dich gerade!« – Die alten Sprüche sind nicht passé. Und sie zeigen – wie eh und je – keinerlei Wirkung, denn Kinder schalten bei diesen Worten einfach auf Durchzug: Die Zurechtweisungen flutschen zum einen Ohr rein, zum anderen raus.

Viele Erwachsene beschränken sich aufs stereotype Wiederholen ihrer Ermahnungen. Damit hat sich's. Sie sehen in dem krummen Rücken in erster Linie einen Schönheitsfehler, und den nehmen sie – leider – oft nicht allzu ernst: »Das wird sich mit der Zeit schon geben!« Irrtum.

Aus Haltungsfehlern werden auf Dauer Haltungsschäden, wenn nichts dagegen getan wird. Diese Schäden sind häufig die Ursache für spätere Rückenleiden. Unter Rückenschmerzen leidet heute jeder dritte Deutsche, und zwar heftig. Sie sind bei Erwachsenen der häufigste Grund, einen Arzt aufzusuchen.

Rückenspezialisten sehen die Ursachen dieses Übels vor allem in Übergewicht, in zu schweren Schulranzen, in falschem Sitzen (über dem Schreibtisch »hängen«, statt davor »sitzen«), vor allem aber in Bewegungsmangel.

Bewegungsmangel prägt den Tag vieler Kinder: morgens auf dem Weg zur Schule im Bus sitzen. Dann stundenlang stillsitzen im Klassenzimmer (an Schulmöbeln, die – aus orthopädischer Sicht – für den Rücken alles andere als gut sind), unterbrochen nur von kurzen Pausen. Turnstunden sind heute rar im Stundenplan. Anschließend zu Hause wieder sitzen: vor den Schularbeiten, vor dem Fernseher, vor dem Computer.

Der Bewegungsapparat braucht das, was der Name sagt – Bewegung: täglich ein, zwei Stunden Toben und Turnen. Und ge-

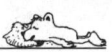

Und das ist – nach Meinung der Experten – auch die beste Position. Der Schneidersitz ist ebenfalls eine ganz akzeptable Stellung. Die Stellung ab und an zu wechseln kann nicht schaden. Und das tun Kinder nach einer Weile auch ganz instinktiv. Wichtig ist vor allem, dass der Fernseher nicht zu hoch steht und die Kinder nicht zu dicht heranrücken (etwa zweieinhalb Meter von dem Gerät Abstand halten). Und vor allem nicht zu lange in den Kasten gucken!

Skoliose: wenn das Rückgrat verkrümmt ist

Ist die Wirbelsäule seitlich verkrümmt, wird von einer Skoliose gesprochen. Die Verkrümmung ist nicht immer auf den ersten Blick erkennbar. Meistens macht sie sich während der Wachstumsphase bemerkbar, bei Mädchen wesentlich häufiger als bei Jungen. Sie kann Folge einer Verletzung oder einer zu schwachen Muskulatur des Rückens sein, selten Folge einer Erkrankung. Je früher sie erkannt und behandelt wird, desto besser.

Häufig wird der Wirbelsäulenkrümmung mit Krankengymnastik oder einem Korsett entgegengewirkt. Manchmal muss aber auch operiert werden.

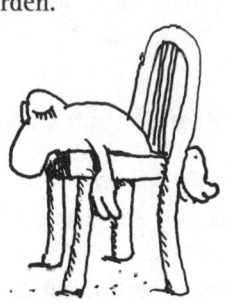

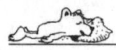

Gut zu wissen

Schlaff oder straff – was Körpersprache ausdrückt

Vor dem Fernseher lungern. Auf dem Bett lümmeln. Am Tisch hocken. Wenn ihre Sprösslinge schlaff herumhängen, dann graust es Eltern: »Wie lässt sich das ändern?«

Körpersprache ist verräterisch. Ein Kind, das schlapp durch die Gegend schlurft, drückt aus, dass es sich beladen und belastet fühlt – ohne Saft und Kraft. Diese Haltung ist ein Notsignal.

Mütter und Väter sollten dieses Signal wahrnehmen. Sie geben ihrem Kind mehr Halt, wenn sie sich dem Sohn, der Tochter zuwenden und sich nicht mit guten Ratschlägen begnügen, wie: »Nun reiß dich zusammen!« Wenn Eltern ihrem Kind immer wieder zu verstehen geben: »Du bist prima!«, stärken sie damit nicht nur sein Selbstwertgefühl, sondern auch sein Rückgrat.

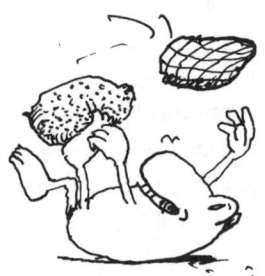

Für eine gute Haltung: toben und turnen

Acht Spiele, die den Rücken stärken

Am Boden schaukeln. Auf den Rücken legen. Die Beine anziehen und mit den Händen umfassen, den Kopf möglichst dicht an die Knie heranziehen. Dann vor und zurück schaukeln.

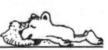

Durch die Luft radeln. Auf den Rücken legen. Den Rücken fest am Boden lassen, die Arme verschränken und als »Kissen« unter den Kopf legen. Dann mit den Beinen durch die Lüfte »radeln«. Erst langsam, dann immer schneller.

Katze spielen. Ganz entspannt in Krabbelposition auf Händen und Knien verharren. Dann alle Glieder anspannen und einen Katzenbuckel machen. Wieder entspannen und den Rücken durchhängen lassen: Das Spiel einmal, zweimal, mehrmals wiederholen.

Wie ein Hase hoppeln. In die Hocke gehen und in Hockstellung versuchen, wie ein alter Hase durchs Zimmer zu hoppeln.

Wenn Löwen springen. Löwe spielen und im Krabbelstand kreuz und quer durchs Zimmer jagen. Versuchen, aus dem Krabbelstand in die Höhe zu springen.

Langstrecken, ausstrecken. Im Krabbelstand auf Händen und Knien erst den rechten Arm nach vorn und das linke Bein nach hinten strecken. Dann den linken Arm nach vorn und das rechte Bein nach hinten strecken.

Im Trockenen schwimmen. Auf den Bauch legen. Den Oberkörper anheben, den Kopf hoch halten, das Kinn strecken. Dann mit den Armen Schwimmbewegungen machen.

Zehen kraulen. Auf den Boden setzen. Die Beine – dicht bei dicht – ausstrecken und die Knie durchdrücken. Dann versuchen, mit der rechten Hand den rechten großen Zeh und mit der linken Hand den linken Zeh zu kraulen.

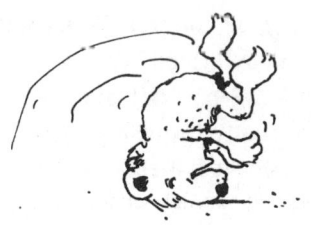

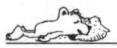

Auch schon bei Babys auf die Haltung achten

Dass Babys so winzig, so zart aussehen, verunsichert junge Eltern: »Wie geht man mit diesem empfindlichen Wesen am besten um?« Eins vorweg: Babys sind nicht so zerbrechlich, wie sie aussehen. Ein paar wichtige Punkte:

▶ *Den Kopf abstützen.* Die Halsmuskulatur eines Neugeborenen ist noch nicht kräftig genug, das Köpfchen aus eigener Kraft zu halten. Und dieses Köpfchen ist reichlich groß im Verhältnis zum übrigen Körper. Der Kopf eines Babys muss also in den ersten Lebenswochen immer mit einer Hand abgestützt werden.

▶ *Häufig die Lage wechseln.* Zum Schlafen liegt ein Baby am besten auf der Seite. Dem Kind eine zusammengerollte Decke oder ein Kissen in den Rücken legen, dass es im Schlaf nicht auf den Rücken kippen kann. Tagsüber ist dann Abwechslung angesagt: mal auf dem Rücken, mal auf dem Bauch liegen.
Eine häufige Todesursache bei Babys ist der plötzliche Kindstod: Die Kinder sterben ganz plötzlich, meistens nachts, und zwar ohne vorherige Anzeichen von Krankheit. Die meisten Todesfälle kommen im Herbst und im Winter vor. Da viele Babys auf dem Bauch liegend vorgefunden wurden, warnen Fachleute heute vor der Bauchlage. Die Bauchlage gilt als ein Faktor unter verschiedenen Risikofaktoren.

▶ *Wie trägt man ein Baby am besten?* Bäuchlings auf Mutters oder Vaters Unterarm und Hand liegend, lassen sich Babys besondes gern herumtragen. Aber auch auf andere Art und Weise lässt sich ein Baby bequem tragen: Das Kind im Arm wiegen. Oder es aufrecht halten, den Kopf an einer breiten Schulter angelehnt.

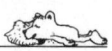

▶ *Tragehilfen.* Tragetücher, Tragesitze, Tragebeutel finden viele Eltern ausgesprochen praktisch, und sie schaden dem Rücken des Babys nicht – aller Skepsis zum Trotz. Wichtig ist, dass beim Neugeborenen der Kopf und auch der Rücken abgestützt sind. Und dass ein Baby nicht dauernd und lange per Tuch oder Sitz oder Beutel transportiert wird. Zwischendurch braucht es Bewegungsfreiheit.

Hüftschäden: heute schon früh feststellbar

Gar nicht so selten leiden Babys unter Hüftschäden. Bei einer Hüftdysplasie ist die Hüftgelenkspfanne nicht voll entwickelt: das Pfannendach ist zu steil.

Wird die Dysplasie nicht frühzeitig erkannt und behandelt, besteht die Gefahr, dass aus der Dysplasie eine Luxation wird, das heißt, der Hüftkopf gleitet über den Rand des Gelenkpfannendachs hinaus, die Hüfte renkt sich also aus. (Spätere Folgen ab dem 30., 35. Lebensjahr: Arthrose.)

Heute kann man Hüftschäden mithilfe einer schmerzfreien, risikolosen Ultraschalluntersuchung schon bei Neugeborenen feststellen und mit der Behandlung umgehend beginnen. Heute wird empfohlen, bei allen Babys im Alter um 4 bis 6 Wochen die Hüften mit Ultraschall zu untersuchen. Das ist von Vorteil, denn je früher die Behandlung beginnt, desto größer sind die Erfolge. Früher war eine Diagnose durch Röntgen erst nach ein paar Lebensmonaten möglich, es verging also kostbare Zeit.

In der Regel kann eine früh erkannte Hüftdysplasie mit Spreizhose, -schiene oder -schale behandelt werden. Diese Gerätschaften sehen schlimmer aus, als sie sind. Babys gewöhnen

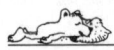

sich schnell daran und fühlen sich in ihrer Bewegung kaum eingeengt. Für sie ist die gesamte Prozedur meist weniger mühsam
als für die Eltern.

Da die Ultraschalluntersuchung nicht zum üblichen Programm
der Vorsorgeuntersuchungen gehört, müssen Eltern im Risikofall
darauf drängen, dass diese Untersuchung gemacht wird:

▶ wenn bei anderen Familienmitgliedern Hüftleiden vorhanden
sind,
▶ wenn eine Steißlage vor oder bei der Geburt bestand,
▶ wenn bei den ersten Vorsorgeuntersuchungen Verdacht auf
einen Hüftschaden aufkommt,
▶ wenn die Falten am Po und am Kniegelenk asymmetrisch sind,
▶ wenn ein Baby das eine Bein wesentlich weniger bewegt als
das andere oder wenn es Schwierigkeiten hat, ein Bein oder
beide Beine zu spreizen,
▶ wenn ihr Kind hinkt und sich das Hinken nicht gibt.

Mit der linken Hand schreiben – keine Störung, sondern ganz normal

Linkshänder durften früher nicht so bleiben, wie sie waren. Kaum
in der Schule, wurden sie umtrainiert. Das hat sich – glücklicherweise – inzwischen geändert. Linkshänder dürfen Linkshänder
bleiben. Auch wenn bei vielen immer noch gilt: Rechtshändig
gleich richtig, linkshändig gleich falsch.

Mit welcher Hand ein Kind zuerst zugreift, hängt nicht von
seiner Hand ab, sondern von seinem Gehirn. Das Großhirn besteht aus zwei Hälften. Die linke Hälfte ist zuständig für die
rechte Hand, die rechte Hälfte für die linke Hand.

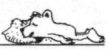

In der Regel ist die linke Gehirnhälfte dominant, deshalb also meistens die Rechtshändigkeit. Manchmal ist das aber auch umgekehrt: Die rechte Gehirnhälfte ist die stärkere, das Kind ist also Linkshänder.

Wird ein Linkshänder mit Macht zum Rechtshänder umgepolt, muss nicht nur die Hand, sondern auch die entsprechende Gehirnhälfte umschalten, und das macht das Umgewöhnen doppelt anstrengend.

Linkshänder haben nicht selten Anlaufschwierigkeiten beim Schreiben, Malen, Basteln – beim gesamten Tun mit den Händen. Und das ist kein Wunder. Alles, womit wir im Alltag hantieren, ist auf Rechtshänder ausgerichtet.

Babys zeigen noch keine Vorliebe für rechts oder links. Erst im Kindergartenalter lässt sich mit einiger Sicherheit sagen, ob ein Kind mit der linken oder mit der rechten Hand besser zurechtkommt. Wer sein Kind beobachtet, stellt bald fest, ob es eine Tendenz zur rechten oder zur linken Hand hat:

▶ wenn es die Zähne putzt,
▶ wenn es einen Löffel in die Hand nimmt,
▶ wenn es nach einem Stift greift.

Die meisten Linkshänder sind im Ganzen links besser: schießen den Fußball mit dem linken Fuß ins Tor oder hüpfen beim Kästchenspiel auf dem linken Fuß.

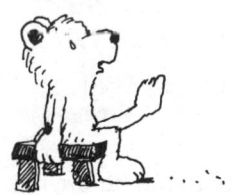

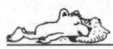

Fingerspiele

Mehr als eine Geschicklichkeitsübung

Die Hände sind bewundernswerte Instrumente – von Anfang an perfekt. Streckt ein Baby zum ersten Mal seine Hand nach einem Spielzeug aus, ist diese Bewegung der Auftakt, sich mit der Welt auseinander zu setzen. Hand und Kopf haben viel miteinander zu tun.

Gelingt es dem Kind, sein Spielzeug festzuhalten, ist ein riesiger Entwicklungsschritt getan: Das Spielzeug wird mit Fingern und Händen, mit der Zunge gründlich erkundet. Wer nach einer Sache greifen kann, lernt auch zu begreifen, was es mit diesem Ding auf sich hat.

Je älter das Baby wird, desto deutlicher zeigt sich, was seine Hände alles können: Greifen, Tasten, Halten. Mit viel Üben werden die Hände immer geschickter.

Im Gehirn liegen das Zentrum, das die Fingerfertigkeit steuert, und das Zentrum, das zuständig ist für die Sprachentwicklung, dicht nebeneinander. Experten fanden heraus, dass Kinder, die viel mit ihren Fingern spielen, auch besonders schnell sprechen lernen. Fingerspiele sind auch eine Möglichkeit, die Geschicklichkeit der Finger zu üben.

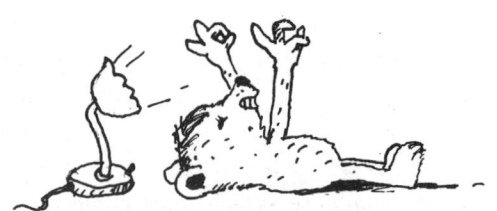

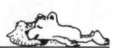

Da hast 'nen Taler

Da hast 'nen Taler,
geh auf den Markt,
kauf dir 'ne Kuh,
Kälbchen dazu.
Das Kälbchen hat ein Schwänzchen.
Dideldideldänzchen.

(Bei der letzten Zeile das Kind in der Hand kitzeln.)

Das ist der Daumen

Das ist der Daumen,
der schüttelt die Pflaumen,
der sammelt sie auf,
der trägt sie heim,
und der Kleinste isst sie ganz allein.

Wachsen kann verflixt wehtun

Beim Gutenachtsagen war da noch nichts. Keine Schmerzen. Kurz nach dem Einschlafen oder auch mitten in der Nacht geht es dann los. Das Kind wacht auf, weil Ober- und Unterschenkel, oft auch das Knie ganz scheußlich wehtun.

Viele Eltern wissen aus Erfahrung, dass diese Attacken nur nachts kommen. Für sie steht fest: »Das muss mit dem Wachsen zu tun haben!«

Für Ärzte ist die Sache weniger eindeutig. Weil sich aber meist keine organischen Ursachen feststellen lassen, bleibt es häufig bei der elterlichen Diagnose »Wachstumsschmerzen«. Der Aus-

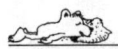

druck hat sich eingebürgert – inzwischen auch bei Ärzten. Die Schmerzen gelten als lästig, aber harmlos. Sie ergeben sich tatsächlich oft im Zusammenhang mit einem Wachstumsschub oder auch mit großer körperlicher Anstrengung (gelegentlich sind Muskeln und Gelenke beim Sport überstrapaziert worden).

Wie helfen, damit die Nacht nicht schlaflos zu Ende geht?
► Das Kind ins Elternbett holen. Dann entspannt sich die Situation meist, und die Schmerzen werden erträglicher.
► Das Bein oder die Beine massieren.
► Die Waden mit Melissengeist oder Johannisöl einreiben.
► Eine Wärmflasche machen oder ein heißes Bad anbieten.

Wenn ein Kind häufig über Beinschmerzen klagt, sollten Eltern das Ganze nicht auf die leichte Schulter nehmen. Es gibt einige Erkrankungen, die sich auf ähnliche Art und Weise zeigen können, zum Beispiel:
► Hüfterkrankungen
► Gelenkrheumatismus
► Knochentumor (ganz selten)

Im Zusammenhang mit einem Infekt kann es bei kleinen Kindern zu einem Hüftschnupfen kommen: Sie hinken eine Weile. Gibt sich das Hinken nach einer Woche nicht wieder, sollten Eltern mit dem Arzt darüber sprechen.

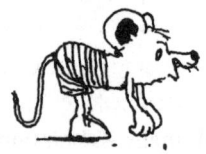

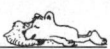

Gut zu wissen

Muskelkater

Jeder kennt das: Nach dem Laufen oder Turnen kann man sich kaum rühren. Ganz klar: Muskelkater. Die Oberschenkel tun weh. Alles tut weh. Und wie wird man einen Muskelkater schleunigst wieder los? Ein Tipp: Die schmerzenden Stellen mit Arnikasalbe, Melissenöl oder mit Lavendelspiritus einreiben.

Bei einem Muskelkater staut sich Milchsäure an. Durch die in diesen Heilmitteln enthaltenen Stoffe wird die angestaute Säure abgebaut.

O- und X-Beine: bei kleinen Kindern ganz normal

Die Beine bleiben nicht so, wie sie zu Babyzeiten sind. Sie wachsen nicht nur kräftig, sondern verändern im Laufe der Jahre auch ihre Form.

Ein Säugling kommt mit O-Beinen zur Welt. Die knubbeligen Babybeine strecken sich mit den Monaten. Das Kind versucht, sich aufzurichten, beginnt das Laufenlernen mit leicht nach innen gekippten Fersen, nach außen gerichteten Fußspitzen und macht seine ersten Schritte auf der Innenkante der Füße – aus O-Beinen werden leichte X-Beine. Das hat seinen Sinn: Ist man noch wackelig auf den Füßen, steht es sich auf X-Beinen sicherer. In dieser Stellung fällt es leichter, das Gewicht zu halten und auszubalancieren. Kein Grund zur Sorge. Die X-Beine bleiben nicht. Es sei denn, das Kind hat Übergewicht. Dann schaffen es die Beine manchmal nicht, sich zu recken und zu strecken. Eine andere Möglichkeit, auf Dauer X-Beine zu bekommen: Vererbung, wenn es also noch mehr X-Beine in der Familie gibt.

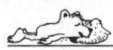

Gut zu wissen

Ein heißes Familienthema: Wie groß wird das Kind?

Bei den einen Kindern passiert es um den zwölften, dreizehnten, vierzehnten Geburtstag herum: Sie wachsen mit Macht. Wachsen den Eltern schnell über den Kopf. Die anderen Kinder schauen ihnen dabei zu, bei ihnen tut sich nicht viel mit Wachsen.

Nicht nur für Kinder ist das Wachsen ein wichtiges Thema, sondern auch für Eltern. Vor allem für Eltern, die vielleicht unter ihrer eigenen Größe immer noch leiden.

Ob ein Kind in die Höhe schießt oder nicht, ist vor allem Sache der Gene und der Ernährung. Jeder Junge, jedes Mädchen hat sein eigenes Tempo beim Wachsen. Manche starten ganz früh, manche beginnen erst damit, wenn die anderen längst damit fertig sind.

Mithilfe einer Röntgenaufnahme der Handwurzel lässt sich die endgültige Größe eines Kindes in etwa voraussagen – je älter das Kind bei der Untersuchung ist, desto genauer. Sinn macht solch eine Untersuchung, wenn das Thema groß oder klein im Familienleben nicht zum Dauerbrenner werden soll. Oder wenn der Verdacht auf Klein- oder Großwuchs abgeklärt werden muss.

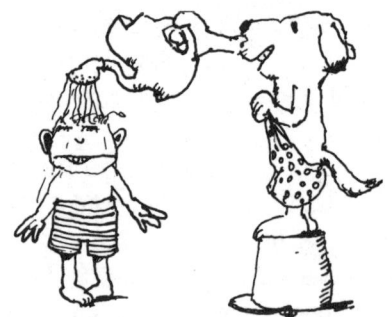

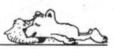

Gymnastik für die Füße

Damit sie sich gesund entwickeln

Die Zehen krallen. Die Zehen spreizen. Spiele mit den Füßen sind ein gutes Heilmittel, wenn die Füße nach innen kippen oder andere Fehlhaltungen zeigen.

Fußgymnastik ist für jeden gut: Sie kräftigt die Fußmuskulatur, fördert die Durchblutung, übt die Beweglichkeit der Gelenke und trainiert dazu auch den Kopf.

Nicht nur die Hände sind wichtige Greifwerkzeuge, durch viele Nervenstränge mit dem Gehirn verbunden, sondern auch die Füße. Das Gehirn eines Babys, eines Kleinkindes braucht Reize, um sich gut zu entwickeln: zum Beispiel mit einem Fuß Stöckchen und Steinchen aufklauben. Oder mit den fünf Zehen einen Strohhalm festklammern. Greifen heißt auch hier Begreifen.

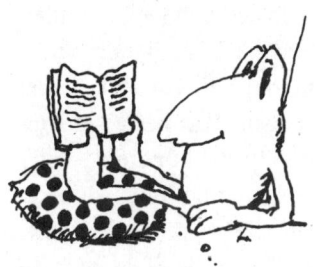

Auf und nieder wippen. Einen Fuß hinter den anderen stellen. Die Arme ausbreiten. Vom Zehen- in den Fersenstand wippen.

Vorwärts, rückwärts gehen. Ein paar Schritte auf den Zehenspitzen, auf den Fersen, auf dem Fußinnen- oder Außenrand gehen. Vorwärts laufen, rückwärts laufen.

Mit den Füßen malen. Einen Stift zwischen die Zehen nehmen und Kreise und Linien auf Papier zeichnen.

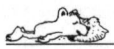

Im Kreis laufen. Einen Kreis aus einem dicken Tau auf den Boden legen. Auf dem Tau balancieren und ein paar Runden drehen.

Kügelchen greifen. Aus Papier Kügelchen in verschiedenen Größen formen, auf dem Boden auslegen, die Kügelchen mit den Zehen vom Boden nehmen.

Stoff knüllen. Stoff auf dem Boden auslegen. Auf den Stoff stellen und versuchen, den Stoff mit den Zehen vom Boden aufzunehmen.

Damit ein Kind fest auf den Füßen steht

Babyfüße sind niedlich. Sie werden gestreichelt und geknuddelt und bewundert: Wie rosig, wie weich sie doch sind! Später, wenn sich ein Baby auf die Füße stellt, ist das wieder ein wichtiges Familienereignis: Das Kind lernt gehen, laufen. Es gewinnt ein Riesenstück Selbstständigkeit. Danach geraten die Füße meist aus dem Blickwinkel. Sie haben einfach zu funktionieren.

Und sie funktionieren sehr gut. Zehen, Gewölbe, Hacken – der gesamte Fuß ist nicht nur ein perfekter Gewölbebau, sondern – nach Meinung von Naturheilkundlern – auch ein wichtiger Knotenpunkt des Körpers. Hier befinden sich Reflexzonen, empfindlichste, feine Nervenstränge, die in Verbindung stehen zu anderen Organen. Wichtig sind die Füße auch als Unterbau der Wirbelsäule. Ohne gesunde Füße keine gute Haltung.

Die Fußsohlen streicheln, die Füße sanft durchkneten – eine Fußmassage wirkt sich positiv auf das Befinden aus.

Am Anfang sind die Füße platt

Babyfüße sind zwar rundlich und platt, sind jedoch keine »echten« Plattfüße: Die Fußsohle ist einfach weich und gut gepols-

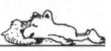

tert. Schon beim Strampeln mit nackten Füßen kräftigt ein Baby Muskeln und Bänder und übt das Zusammenspiel.

Wenn das Kind herumläuft, kommt der Fuß langsam in Form. Das Laufen lernt es am besten barfuß. Kinderfüße brauchen weder Schutz noch Halt. Das Kind spürt festen Boden unter sich, nimmt Unebenheiten wahr, entwickelt ein Gefühl für seine Füße. Zu Beginn probieren Kinder unbewusst aus, wie sich's am besten geht: Fußspitzen nach innen oder nach außen? Viele laufen in den ersten Jahren über den großen Zeh. Kein Anlass, beunruhigt zu sein. Der Watschelgang verwächst sich normalerweise spätestens im Kindergartenalter. Nach innen gekantete Füße, Knick-Senkfüße geben sich oft von selbst.

Kinderfüße entwickeln sich am besten, wenn sie freien Lauf haben. Barfußlaufen, über Stock und Stein, durch Feld, Wald und Wiese laufen, ist nicht nur ein sinnliches Vergnügen, sondern die beste Fußgymnastik. Auf hartem Pflaster dagegen sollten kleine Füße und zarte Gelenke durch gute Schuhe vor harten Stößen geschützt werden.

Fußgymnastik ist die beste Therapie
Angeborene Fußfehler wie Klump-, Sichel- oder Hakenfuß sind selten. Sie werden in der Regel bei den Vorsorgeuntersuchungen vom Kinderarzt festgestellt und mit Fußgymnastik, speziellen Verbänden oder Schienen behandelt. Beim Klumpfuß wird operiert.

Wer jedoch falsche Schuhe trägt, kann sich Fußschäden in kurzer Zeit einhandeln. Wenn der Fuß in einen zu kleinen Schuh eingepfercht ist, kann aus einem gesunden Fuß ein Spreizfuß werden. Oder die Zehen verkrümmen sich, weil der Schuh zu eng ist. Kinder sagen oft keinen Mucks, wenn ihre Schuhe zu klein

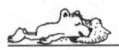

werden. Sie ziehen einfach die Zehen ein, um sich nicht von den geliebten Tretern trennen zu müssen.

Bei Kleinkindern sind nach innen gekantete Füße oder Knick- und Senkfüße ganz normal. Da sie sich mit der Zeit von selbst geben, ist eine Behandlung deshalb meist nicht nötig.

Beim Thema Fehlhaltungen der Füße – Haltungen, die außerhalb der Norm liegen – scheiden sich jedoch die Geister. Viele Orthopäden verordnen Einlagen mit der Begründung, nur mit ihrer Hilfe ließe sich die Fehlstellung korrigieren.

Andere Experten behaupten, Einlagen würden nichts nützen oder könnten sogar schaden, weil sie den noch formbaren Fuß abstützen und den Fuß hindern, seine Muskeln zu trainieren.

In einem Punkt sind sich alle einig: Fußgymnastik ist die beste Therapie. Doch die Übungen brauchen ihre Zeit. Sich diese Zeit zu nehmen und auch die nötige Disziplin aufzubringen ist gar nicht so einfach. Dazu kommt, dass Fußgymnastik nicht gerade zu den Lieblingsbeschäftigungen von Kindern gehört.

Vorbeugen

Wichtig: vernünftige Schuhe, die richtig passen

Kinderschuhe dürfen nicht einfach so nebenbei gekauft, sondern müssen sorgfältig ausgesucht werden. Sie sollten:

▶ weich und biegsam sein,

▶ eine rutschfeste Sohle haben,

▶ nicht nur in der Länge, sondern auch in der Breite passen. Bei der Länge gilt: ein Zentimeter Raum zwischen großem Zeh und Schuh. Nicht wenige Kinder tragen ein, zwei und mehr Nummern zu kleine Schuhe. Deshalb beide Füße im Schuhgeschäft mit einem speziellen Gerät messen lassen (Weitmaßsystem),

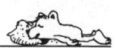

▶ aus Leder sein, damit die Füße atmen können,
▶ ein Fußbett haben.

Und noch ein Tipp: Ein Schuh, der gut passt, darf nicht drücken. Auch nicht, wenn er funkelnagelneu ist.

Die meisten Kinder tragen gerne Sandalen, und das ist gut so: In Sandalen können Zehen zappeln, sich festkrallen, sich strecken.

Turnschuhe sind immer noch »in« (und dazu auch praktisch). Sie sollten aus Leder oder Stoff sein, ein Fußbett, eine biegsame Sohle haben. Gut an Turnschuhen ist, dass die Zehen dank der breiten Spitze genug Spielraum haben.

In der Nacht können die Schuhe gründlich austrocknen und lüften, denn auch die kleinen Kinderfüße schwitzen schon (Seite 315f.).

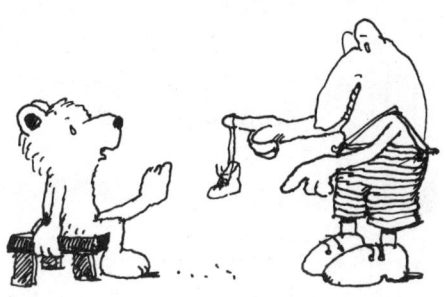

12. Kapitel

Die Haut: gleichzeitig robust und empfindlich

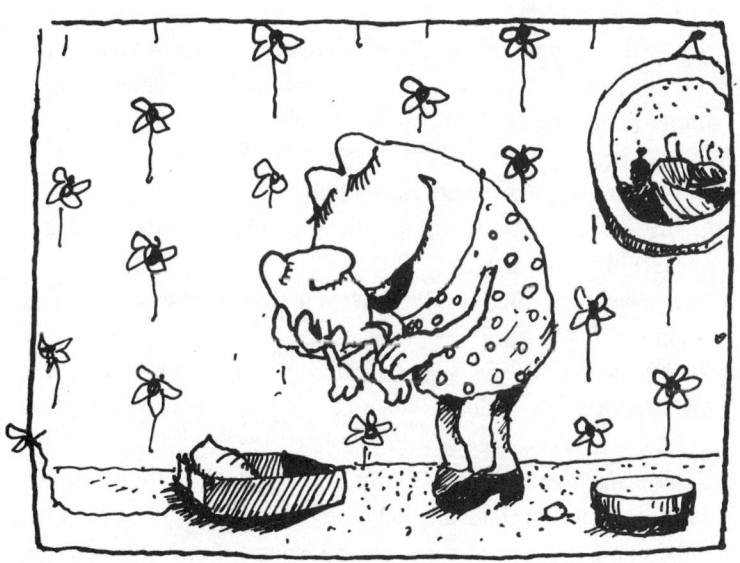

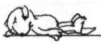

Haut: viel mehr als nur eine Hülle

Die Haut – das größte Organ eines Kindes – ist gleichzeitig eine empfindsame, empfindliche und auch strapazierfähige Hülle, die verschiedene Aufgaben zu erfüllen hat.

► Sie hält den Organismus von Kopf bis Fuß zusammen.
► Sie schützt den Körper. Wehrt ab, was ihm schaden kann (zum Beispiel Krankheitserreger). Schützt auch vor Verletzungen.
► Sie ist ein wichtiges Sinnesorgan. Nimmt Kälte und Wärme wahr und Berührungen auf.
► Sie ist zuständig für die Wärmeregulation des Organismus.

Die Haut ist eine Grenze zwischen *innen* und *außen*. Sie spiegelt nicht nur wider, wie lange wir schon leben, sondern auch, wie gesund oder ungesund wir leben.

Erkranken innere Organe, kann sich auch die Haut verändern. Bei einer Leberentzündung färbt sie sich gelb. Bei einer Nebennierenerkrankung ist der Teint bräunlich.

Wenn Erlebnisse »unter die Haut« gehen

Außerdem sagt die Haut einiges über unser Innenleben, über unsere Gefühle aus. Sie wird

► rot, wenn wir wütend oder verlegen sind oder wenn wir uns freuen,
► bleich, wenn wir uns anstrengen oder Angst haben, erschrecken, aufgeregt sind.

An der Haut lässt sich also häufig unser seelisches Befinden ablesen. Ein Kind, dem es gut geht, sieht in der Regel auch »blühend« aus: Die Haut ist rosig und glänzend. Ein Kind, das sich

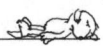

elend fühlt, wirkt meist angestrengt und blass: Die Haut ist fahl und matt, schuppig, trocken.

Ob und wie eine Haut auf innere Spannungen (körperliche, seelische) oder auf Einflüsse von außen reagiert, ist auch eine Sache der Veranlagung. Bei dem einen Kind ist die Haut sensibler, »dünnhäutiger« als bei dem anderen, dem so schnell nichts »unter die Haut« geht.

Haut ist ein wichtiges Verständigungsmittel zwischen Menschen. Streicheln, drücken, in den Arm nehmen – alles löst Empfindungen in uns aus. Mal gute Empfindungen, dann genießen wir den hautnahen Kontakt. Mal ungute, dann möchten wir lieber Abstand halten.

Welche Bedeutung die Haut nicht nur für das körperliche, sondern auch für das seelische Befinden hat, ist noch nicht allzu lange bekannt. Heute weiß man: Ohne die über die Haut transportierten Reize kann ein Baby nicht gedeihen.

Die Haut des Kindes enthält unendlich viele Sensoren, die erst aktiviert werden müssen, um Empfindungen wie kalt und warm, trocken und feucht, hart und weich wahrzunehmen und im Gehirn zu verarbeiten.

Wird die Haut gestreichelt, massiert, gedrückt, werden Impulse an das Gehirn weitergeleitet. Vor allem die angenehmen Reize prägen sich ein und sind später wieder abrufbar. Unangenehme Empfindungen versucht das Gehirn zu übergehen.

Hauterkrankungen werden vor allem durch Viren und Bakterien, durch chemische, physikalische und psychische Prozesse ausgelöst. Seelische und genetische Faktoren haben einen Einfluss darauf, ob das Kind schnell damit fertig wird oder nicht. Ob es häufiger erkrankt oder nicht.

Nach Meinung psychotherapeutisch orientierter Ärzte haben

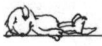

Menschen, die Stress, Wut, Enttäuschung, die ihre leidvollen Erfahrungen herausweinen, herausschreien, heraustoben, seltener unter gesundheitlichen Störungen zu leiden als Menschen, die ihren Schmerz hinunterschlucken, verdrängen oder überspielen. Wenn die Seele es nicht zeigen kann, dass sie in Not ist, dann scheint der Körper, und zwar besonders häufig die Haut, diese Aufgabe zu übernehmen. Man wird krank.

Gut zu wissen

Die Haut: das größte Sinnesorgan des Körpers

Die Haut ist eine bis zu einem Zentimeter dicke Trennschicht zwischen dem Organismus und der Außenwelt. Sie besteht aus drei Schichten:

▶ *Oberhaut.* Mit Hornhaut, einer Hautschicht, die aus abgestorbenen Zellen besteht. In der Oberhaut befinden sich Talg-, Schweiß- und Duftdrüsen, dazu Pigmentzellen, die die Hautfarbe festlegen.

▶ *Lederhaut.* Die mittlere Hautschicht, verantwortlich für die Beschaffenheit der Haut, für ihre Festigkeit und Elastizität. Ausgestattet mit Fühlkörpern, die auf Berührung, auf Druck reagieren, aber auch auf Empfindungen wie Schmerz oder Kälte.

▶ *Unterhaut.* Dieses Gewebe verbindet Körper und Haut.

Haare und Nägel sind auch Bestandteile der Haut.

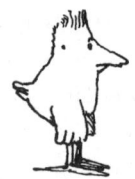

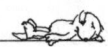

Mangel an Zärtlichkeit macht Babys krank

Schmusespiele mit ihrem Baby – für Eltern die schönsten Momente des Tages. Mit Freuden nehmen sie den Winzling auf den Arm. Drücken ihn an sich. Spüren Haut an Haut seine Wärme. Massieren seine rosige, glatte Haut. Genießen den kleinen Sohn, die kleine Tochter mit jeder Berührung und spüren dabei, wie die Bindung zwischen Kind, Mutter und Vater wächst.

Diese zärtlichen Momente sind nicht nur die schönsten des Tages, sondern auch die wichtigsten. Für die Eltern. Für das Kind.

Nur ein Baby, das liebevolle Eltern erlebt, lernt, Liebe zu erwidern. Lernt, auf Menschen zuzugehen, sie zu umarmen, an sich zu drücken. Und kann später als Erwachsener Menschen hautnah an sich heranlassen.

Mit dem ganzen Körper Sinnlichkeit erleben

Jedes Streicheln ist für ein Baby nicht nur ein sinnliches Erlebnis, sondern auch ein Reiz für Nervensystem und Gehirn. Über Tastkörperchen in der Haut – pro Quadratzentimeter sieben bis 150 Tastkörperchen – nimmt das Kind die Zärtlichkeit wahr und in sich auf: Jeder neue Impuls ist ein Anreiz und bedeutet ein Stück Weiterentwicklung.

Ein Baby ist nur dann fröhlich und entspannt, wenn sein Bedürfnis nach Wärme und Nähe, nach Körperkontakt und Zuwendung befriedigt wird. Muss ein Kind darauf verzichten, kann es sich nicht gesund entwickeln. Es verkümmert, kann im Extremfall sogar an einem Mangel an Liebe sterben.

Aber nicht nur Babys brauchen Streicheleinheiten. Egal, ob groß oder klein, alle Menschen brauchen für ihr Wohlbefinden viel Liebe, viel Hautkontakt.

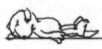

Schmusespiele zum Wohlfühlen

Zärtliche Spiele für Babys, aber auch für ältere Kinder

Mr. Däumling. Mit einem Daumen – dem Däumling – über einen Kinderfuß wandern. Die Fußsohle streicheln. Vorsichtig von der Ferse Richtung Zehen.

Auf dem Tisch tanzen. Zwei kleine Hände auf den Tisch legen. Zwei große Hände auf die kleinen legen. Die Hände nach Musik über den Tisch tanzen lassen: im Kreis, von einer Tischkante zur anderen.

Erst Wind, dann Sturm. Zuerst sanft und leise über eine Kinderhand pusten. Dann immer kraftvoller, bis aus dem Windgesäusel Sturmgebraus wird.

Die Haarwuschler. Mit fünf Fingern durch die Kinderhaare fahren. Erst einen Finger, dann zwei Finger einziehen, und das Kind raten lassen: »Wie viele Finger machen sich oben auf dem Kopf zu schaffen?« Ist gar nicht einfach, das herauszufinden.

Autofahren. Mit dem Kind auf dem Schoß ein unsichtbares Lenkrad halten. Rechts-, Linkskurven nehmen, schuckeln und ruckeln, langsam zuckeln und dann zügig davondüsen.

Der Kriechkrabbelmolch. Aus einer Hand einen Kriechkrabbelmolch machen, der durch die Haare, über die Stirn, hinter die Ohren, in den Nacken, über die Schultern und den Bauch des Kindes kriecht und krabbelt.

Über Felder und Wiesen. Die Innenseite einer Kinderhand als Landschaft betrachten, die Handlinien sind Flüsse und Wege. Mit dem kleinen Finger in dieser Landschaft spazieren gehen: über Flüsse hüpfen, über Wege tippeln, im Kreis laufen.

Wenn die Katze kommt. Mit vier Fingern über einen nackten Kinderrücken schleichen, und dazu mit ein paar Worten von einer Katze erzählen, die sich auf dem Rücken zu schaffen macht.

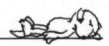

Der kleine Fisch. Mit dem Daumen eine Kinderhand umrunden, die mit gespreizten Fingern auf dem Tisch liegt. Aus dem Daumen einen kleinen Fisch machen, der von einer Bucht in die andere schwimmt. Der Daumen streicht jeweils dicht an den Fingern entlang.
(Siehe auch Fingerspiele, Seite 276)

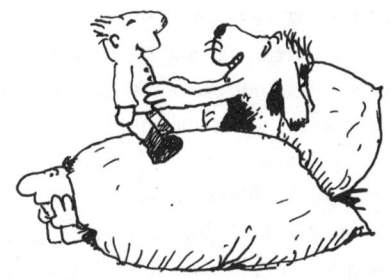

Vorbeugen

Haut braucht eine gute Pflege
Weil Haut empfindlich ist, im Kindesalter noch wesentlich empfindlicher als im Erwachsenenalter, braucht sie eine besondere Pflege und einen guten Schutz.

Babyhaut. Die Haut eines Erwachsenen ist durch einen Säureschutzmantel, einen Film aus Wasser, Schweiß und Fett, gegen Krankheitserreger geschützt. Bei einem Baby ist dieser Säureschutzmantel erst in Ansätzen vorhanden, da seine Talg- und Schweißdrüsen noch nicht perfekt arbeiten. Babyhaut enthält viel Wasser, wenig Fett, ist kaum elastisch und hat noch keine schützende Hornschicht. Oberhaut und Lederhaut sind noch nicht fest miteinander verwoben. Babyhaut ist also wesentlich empfindlicher als Erwachsenenhaut,

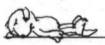

längst nicht so widerstandsfähig und deshalb wenig gefeit gegen Erreger und andere schädigende Einflüsse von außen.

Deshalb das Baby nur in klarem Wasser baden, eine schonende Seife benutzen, und die Seife sparsam verwenden. Ein Baby muss nicht täglich gebadet werden, ein-, zweimal in der Woche reicht. Da die meisten Babys jedoch einen Heidenspaß dabei haben, ist gegen tägliches Baden nichts einzuwenden.

Nach dem Waschen oder Baden das Kind gründlich abtrocknen. Mit Körperlotion oder Babyöl einreiben. Das Öl sparsam verwenden, den Po nicht zu dick eincremen, damit Luft an die Haut kommt.

Noch ein paar Tipps für ältere Kinder

▶ Weil die Haut im Gesicht dünner ist als am Körper, das Gesicht ab und zu eincremen – vor allem bei Kälte, Nässe und Wind. Auch die Lippen zum Beispiel mit Vaseline, Calendulasalbe oder Johannisöl eincremen.

▶ An Füßen und Händen, Beinen und Armen wird die Haut besonders beansprucht. Deshalb nach dem Duschen oder Baden gründlich eincremen. Warme, trockene (Heizungs-)Luft, aber auch kalte Luft trocknet die Haut aus. Im Winter dicke Socken und Handschuhe anziehen, um die Haut zu schützen.

▶ Dem Kind viel zu trinken geben. Wasser ist gut für den ganzen Körper, auch für die Haut.

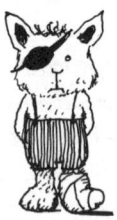

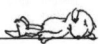

Ausschlag – keine Krankheit, sondern ein Symptom

Ausschlag kann eine unbedeutende, harmlose Angelegenheit sein, aber auch ein Hinweis auf eine gravierende gesundheitliche Störung. Verschiedene Ursachen können Ausschlag zur Folge haben:

▶ *Infektion.* Nicht nur Haut-, sondern auch ganz andere Infektionen können dahinter stecken.

Hautinfektionen: Der Ausschlag ist auf eine oder einige Hautstellen begrenzt. Verursacher sind häufig Parasiten oder Insekten (Seite 305, 375ff.).

Organinfektionen oder Kinderkrankheiten: Der Ausschlag breitet sich über den ganzen Körper aus. Verursacher sind in der Regel Viren oder Bakterien; zum Beispiel Viren, die Masern zur Folge haben (Seite 320).

▶ *Allergie.* Ausschlag kann eine allergische Reaktion auf bestimmte Stoffe sein, die mit dem Organismus in Berührung gekommen sind. Stoffe, die zum Beispiel in der Nahrung oder in Medikamenten enthalten sind (Seite 342ff.).

▶ *Reizung.* Kinderhaut ist zart und »dünnhäutig«, reagiert deshalb nicht selten überempfindlich auf zu intensive Reize, wie Hitze oder Reibung (Seite 299f., 366ff.).

Weil Ausschlag ein Hinweis auf eine ernste Erkrankung sein kann, sollte sich ein Arzt die Hautveränderungen anschauen. Vor allem, wenn das Kind außerdem fiebert, über Schmerzen klagt, wenn der Ausschlag juckt oder blutet.

Am besten vorher mit dem Arzt abklären, ob Ansteckungsgefahr bestehen könnte, das Kind also in die übliche Sprechstunde kommen soll oder besser nicht.

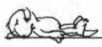

Gut zu wissen

Mittel, die die Behandlung von Hautkrankheiten unterstützen

▶ *Echinacea* gilt als wertvolles Hausmittel, auch geeignet zur Behandlung von Hautkrankheiten. Es gibt allerdings Skeptiker, die die Wirkung anzweifeln. Echinaceatinktur im Verhältnis 1:5 verdünnen, die betroffene Hautstelle mit der verdünnten Tinktur abtupfen. Oder Kompressen machen (Seite 175).

▶ *Höhensonne.* Es kann hilfreich sein, Ausschläge kurz mit UV-Licht zu bestrahlen. Das Kind ein, zwei Meter entfernt mit Augenschutz und höchstens eine Minute lang vor die Höhensonne setzen.

▶ *Ernährung.* Durch eine gesunde Vollwertkost lassen sich manche Hauterkrankungen mildern: wenig Zucker und Weißmehl, viel Müsli, Salat und Obst (Seite 445ff.).

(Alle Maßnahmen mit dem Arzt absprechen.)

Eiterflechte

Innerhalb kurzer Zeit bilden sich nässende, eitrige Hautbläschen, meistens im Gesicht, um den Mund. Aber auch jeder andere Hautbezirk kann infiziert werden. Verursacher dieser Bläschen sind Streptokokken oder Staphylokokken. Diese Krankheitserreger werden äußerst schnell von Kind zu Kind übertragen. Sie können überall dort übertragen werden, wo Kinder die Köpfe zusammenstecken. Die Bläschen verschorfen schnell. Unter der gelben Kruste bleibt eine offene Wundstelle. Kratzen Kinder die Kruste weg – und das tun sie meistens –, vergrößert sich die Wundstelle.
Der Arzt verordnet eine antiseptische oder antibiotische Salbe, die auf offene Wundstellen aufzutragen ist (nicht auf die Kruste).

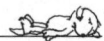

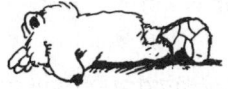

Wie lassen sich die Beschwerden lindern?

Was Eltern tun können, um ihrem Kind Ausschlag erträglicher zu machen (Maßnahmen mit dem Arzt absprechen):

▶ Ganz einfach und praktisch: Hamameliscreme.

▶ Die betroffene Hautstelle mit Stiefmütterchen- oder Schafgarbentee waschen (Rezept Seite 455). Hinterher mit Calendulasalbe eincremen.

▶ Dem Badewasser Salbeisud zusetzen (Rezept Seite 455).

▶ Bei nässenden Ausschlägen die betroffene Stelle mit Hamameliswasser (im Verhältnis 1 : 2 verdünnt) abtupfen.

Juckreiz: lästig und unangenehm

Juckreiz ist wie Ausschlag ein Symptom für eine gesundheitliche Störung. Ganz unterschiedliche Faktoren können Juckreiz verursachen:

▶ Infektion der Haut (zum Beispiel durch Insektenstiche oder Pilze, Seite 375ff., 314f.)

▶ Kinderkrankheiten (wie Windpocken, Seite 328)

▶ Organerkrankungen (wie Zuckerkrankheit)

▶ Allergien (etwa auf Nahrungsmittel, Seite 342ff.)

▶ trockene Haut

Hat das Jucken kein Ende, sollten die Eltern sicherheitshalber mit ihrem Kind zum Arzt gehen.

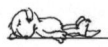

Was tun, wenn der ganze Körper juckt:
▶ dem Kind Unterwäsche aus Baumwolle anziehen,
▶ warm baden (dem Bad Natriumkarbonat zusetzen).

Wenn's nur an bestimmten Stellen juckt:
▶ Zinksalbe auftragen,
▶ die Haut mit feuchten Umschlägen kühlen.
▶ Viele schwören auf folgendes Hausmittel: Aus Heidelbeeren einen dicken Brei kochen. Den Brei auf Mull streichen, und auf die betroffene Hautstelle legen.
(Die Maßnahmen mit dem Arzt absprechen.)

Wenn die Haut juckt, wird gekratzt. Ermahnungen halten Kinder nicht davon ab, zu piddeln und zu knibbeln. Kurze, saubere Fingernägel können beim Kratzen weniger Schaden anrichten als lange, nicht ganz so saubere. Wenn's sich gar nicht anders machen lässt, sind Kinder meist einsichtig und bereit, dünne Handschuhe zu tragen. Damit lässt sich in Maßen verhindern, dass das Kind Wunden immer wieder – vor allem nachts – aufkratzt.

Gut zu wissen

Hitzepickel: kein Grund zur Sorge
Viele hellhäutige Kinder mit blonden oder roten Haaren sind empfindlich: Auf den Wangen oder in den Kniekehlen – überall dort, wo besonders viele Schweißdrüsen sitzen – bildet sich bei Hitze ein hellroter Ausschlag: Hitzepickel, ein Hinweis darauf, dass die Schweißdrüsen verstopft sind.
Nicht Salbe und Creme, sondern Abkühlung hilft: jede Menge frische Luft, ein kühles Bad, dünne Kleidung, möglichst aus Baumwolle.

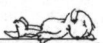

Keine Seltenheit bei Babys:
der Po ist wund

Babyhaut ist zart und dünn, besonders am Po. Wenn die Haut das feuchte, warme Klima in der Windel nicht verträgt, wird der Po wund. Keine Seltenheit bei Babys. Auch die Nahrung kann schuld sein am wunden Po. Denn nicht jedes Baby verträgt Säure (Zitronen, Orangen, bestimmte Gemüse).

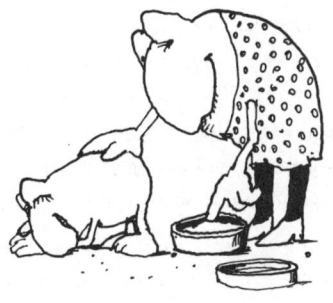

Was hilft, wenn der Po wund ist?

▶ Auf die Ernährung achten (auch bei der Mutter, wenn sie stillt);

▶ häufiges Wickeln. Manche Babys vertragen Stoffwindeln besser als Papierwindeln mit Folie. Bei anderen ist es genau umgekehrt. Außerdem enthält der Stuhl hautreizende Stoffe, deshalb das große Geschäft immer rasch und vollständig beseitigen;

▶ den Po mit klarem Wasser oder mit Schafgarbentee säubern, wenn er sehr wund ist (Rezept Seite 455). Nach dem Säubern den Po vorsichtig trockenfönen (untere Wärmestufe);

▶ frische Luft und – wohl dosiert – Sonne. Das Baby zwischendurch möglichst häufig ohne Windel lassen;

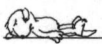

▶ Kamillentee ins Badewasser geben (Rezept Seite 454);
▶ Zinksalbe (auch Calendulasalbe) auf die wunde Hautstelle auftragen.

Wenn nichts hilft, sollte untersucht werden, ob das Baby unter einer Infektion mit Hefepilzen leidet.

Gut zu wissen

Grieß: Pünktchen auf der Nase
Auch dies ist eine typische Babysache: In den ersten Lebenswochen erscheinen bei manchen Babys winzige Pickelchen mit weißgelben Spitzen auf Nase und Wangen. Die Ursache: Die Schweißdrüsen arbeiten noch nicht perfekt. Sobald sie richtig funktionieren, verschwinden die Pünktchen von selbst. Am besten übersieht man sie einfach.

Milchschorf und Gneiss – schwer zu unterscheiden

Babys haben oft Schuppen im Haar – und Eltern damit Probleme: »Einfach so lassen, wie's ist, oder muss etwas dagegen getan werden?«

Gneiss
Gneiss kann bei Babys und Kleinkindern auftreten. Vor allem bei Kindern mit fettiger Haut. Die gelblichen Schuppen sitzen auf der Kopfhaut, seltener in Hautfalten. Sie machen keine Beschwerden, jucken nicht, lassen sich mit Babyöl oder Vaseline (über Nacht einwirken lassen) und mit einem Wattebausch ent-

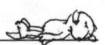

fernen. Eine Vorsorgemaßnahme: Die Kopfhaut mit einer weichen Haarbürste massieren. Gneiss ist also nichts, was Eltern beunruhigen müsste.

Milchschorf

Milchschorf ist auch typisch für Babys. Schuppen bilden sich erst auf Wange und Stirn, manchmal auch am Hals, später in den Haaren. Milchschorf juckt kaum.

Der Belag verschwindet in der Regel nach einiger Zeit von selbst. Also kein Grund zur Sorge. Milchschorf kann allerdings ein erster Hinweis auf eine Hautallergie oder auf eine Neurodermitis sein (Seite 307ff.). Und noch eins: Komplikationen können sich ergeben, wenn ein Baby unter Milchschorf leidet und in der Familie Herpes vorkommt. Dann sollte sicherheitshalber der Kinderarzt informiert werden (Seite 303f.).

Gut zu wissen

Soor – ein lästiger Hefepilz

Wenn der Po wund ist und kleine rote Pünktchen auf der Haut erscheinen, die sich weiß schuppen, deutet das auf eine Infektion mit Hefepilzen hin. Mittel, die dagegen helfen:

▶ Bäder mit Eichenrindensud (Rezept Seite 453)
▶ Bäder mit aufgelöstem Kaliumpermanganat
▶ Gentiana violett auftragen (färbt den Po zeitweise violett, Wäsche leider dauerhaft. Das Baby deshalb gut einpacken)
▶ Zinksalbe auftragen (aber nur dünn)

Alle Maßnahmen mit dem Arzt absprechen. Wenn Hausmittel nicht weiterhelfen, wird er ein Pilzmittel verordnen (Seite 314f.).

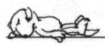

Hautflecken, Hautmale – oft ein kosmetisches Problem

Hautmale sehen unterschiedlich aus und können unterschiedliche Ursachen haben. Es gibt behaarte und nicht behaarte, rote, gelbe, braune. Die meisten sind harmlos, kein Zeichen von Krankheit, aber manchmal ein kosmetisches Problem. Ein Problem, das Kindern zu schaffen machen kann. Flecken, die plötzlich sichtbar werden, können auch ein Hinweis auf innere Krankheiten sein.

▶ *Feuermal oder Storchenbiss.* Voller Schrecken entdecken viele Eltern nach der Geburt, dass ihr Baby einen Fleck in V-Form im Nacken hat (auch Storchenbiss genannt). Diese rosaroten bis hellvioletten, flächenhaften Flecken sind harmlos. Seltener kommen sie auf der Stirn vor, auf den oberen Augenlidern, auf der Nase. Auch über dem Steißbein können sie sitzen.

Symmetrische Flecken, die mitten im Nacken, mitten auf der Stirn sitzen, verschwinden mit der Zeit, oft schon während der ersten Lebensmonate. Einseitige Flecken können zeitlebens bestehen bleiben.

Große Feuermale bedeuten oft eine große psychische Belastung, vor allem wenn sie das Gesicht entstellen. Inzwischen kann man sie mit Laserstrahlen erfolgreich behandeln.

▶ *Blutschwamm.* Diese dunkelblauen bis roten, weichen Male entstehen im Allgemeinen im ersten Lebensjahr und wachsen mit dem Baby mit. Bis zum Schuleintritt verschwinden sie oft wieder oder werden kleiner. Blutschwamm (Hämangione) im Gesicht und im Windelbereich können am Anfang mit Kältetherapie behandelt werden oder auch mit Laser.

▶ *Leberflecken* sind in der Regel harmlos.

302

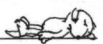

Hautmale können bösartig werden

Hautmale sind meist gesundheitlich unbedenklich. Verändert sich jedoch ein Hautmal plötzlich, wächst es in die Höhe oder zur Seite, fängt es an zu jucken, zu schmerzen, zu brennen, zu bluten, sollten Eltern mit ihrem Kind zum Hautarzt gehen. Denn aus bestehenden Malen können bösartige Hautveränderungen entstehen – bei Kindern kommt das aber nur selten vor. Als Vorbeugemaßnahme wird das Gewebe notfalls entfernt.

Herpes: mit jedem Schnupfen sind die Bläschen wieder da

Viele Kinder kennen das Übel schon aus Erfahrung. Ein paarmal im Jahr leiden sie unter Herpes:

Erst spannen die Lippen, sie kribbeln und brennen, dann entstehen am Mund unansehnliche, mit Flüssigkeit gefüllte Bläschen. Manchmal sitzen die hässlichen Bläschen auch in den Nasenlöchern, seltener an anderen Stellen im Gesicht.

Bei vielen Betroffenen breiten sich die Bläschen auch im Mund oder an den Geschlechtsorganen aus. Sie tun weh und jucken. Nach einer Weile platzen sie auf, nässen, verkrusten dann und verschwinden schließlich.

Wenn die Bläschen anfangen zu eitern, haben sie sich zusätzlich mit Bakterien infiziert (dann sicherheitshalber zum Arzt gehen).

Verursacher des Übels sind die Herpes-simplex-Viren. Sie sind hoch ansteckend. So können Kinder infiziert werden, wenn sie ein Erwachsener küsst, der das Virus in sich trägt. Viele Kinder und Erwachsene sind infiziert, ohne es zu wissen.

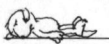

Das Virus schlummert in den Nervenzellen und wird aktiv, wenn die Abwehrkräfte darnieder liegen (vorher wird es nicht aktiv): bei Infekten oder bei Fieber zum Beispiel. Aber auch ein Sonnenbad kann schon ausreichen, um die Viren zu aktivieren. Auch seelische oder körperliche Anspannung löst nicht selten Herpes aus.

Etwa 15 Prozent der Bevölkerung leiden unter Herpes. Haben sich die Viren eingeschlichen, bleiben sie erhalten, und zwar ein Leben lang.

Was hilft gegen die Bläschen?

Virusinfektionen sind kaum ursächlich zu behandeln – anders als Infektionen durch Bakterien. Der Arzt kann auch bei Herpes nur partiell helfen, kann eine Salbe verschreiben, die verhindert, dass sich der Ausschlag ausbreitet.

Gleich zu Beginn, wenn die Haut spannt und kribbelt, muss die Salbe aufgetragen werden. In einer späteren Phase helfen Pasten, die Bläschen schnell auszutrocknen, damit sie abheilen. Auch Melissenextrakt kann Linderung bringen. Ein paar zusätzliche hilfreiche Maßnahmen:

▶ Die Bläschen möglichst nicht mit Händen und Fingern berühren.

▶ Die Hände oft waschen, und ein eigenes Handtuch benutzen.

▶ Die Abwehrkräfte stärken. Für gesunde Ernährung, viel Bewegung, viel frische Luft und ausreichend Schlaf sorgen.

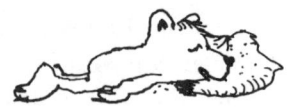

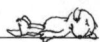

Krätze: die ganze Familie behandeln

Eine Krankheit ist wieder im Kommen: die Krätze. Winzige Milben bauen sich bis zu einem halben Zentimeter lange Gänge in die Haut, legen dort ihre Eier ab und verursachen damit starkes Jucken. Betroffene Hautregionen sind die Hände (vor allem zwischen den Fingern), Füße (zwischen den Zehen), Ellenbogen, Achseln, Genitalbereich.

Durch Körperkontakt, aber auch durch infizierte Kleidung und Bettwäsche können sich Kinder anstecken. Die Milben überleben nur auf der Haut, sonst sterben sie nach fünf, sechs Tagen ab.

Krätze lässt sich mit Medikamenten wirksam behandeln, vorsorglich sollte die ganze Familie mit einbezogen werden. Die Kinder ein paar Tage nicht zur Schule schicken (mit dem Arzt absprechen).

Wohnung, Kleidung, Bett- und Spielzeug gründlich reinigen und lüften.

Gut zu wissen

Warzen – geheimnisvolle Gebilde

Warzen sind kleine oder auch größere, gutartige und harmlose Knötchen auf der Haut, hervorgerufen durch Viren. Plötzlich sind sie da, und ebenso plötzlich verschwinden sie wieder – ganz unberechenbar. Schmerzhaft sind sie in der Regel nicht und auch nicht gefährlich. Nur wenn sie unter der Fußsohle sitzen, tun sie manchmal weh. Meistens entstehen sie an den Händen. Bildet sich eine Warze, kommen oft mehrere nach. Sie sind ansteckend. Und wie sind Warzen wieder wegzubekommen?

Einige schwören auf die Wirkung von gesalzenem Zwiebelsaft. (Den

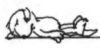

Saft mehrmals täglich auf die Warze tupfen.) Oder auf Kompressen mit gesalzenem Ringelblumensaft.

Andere raten dazu, die Warze einfach zu ignorieren. Im Vertrauen darauf, dass sie irgendwann von allein verschwindet. Und das kann lange dauern. Dieser »Glaube« hilft manchmal sogar besser als medizinische Behandlungsmethoden. Die lassen Warzen zwar verschwinden, dafür ergeben sich nicht selten neue.

Wenn Eltern nicht sicher sind, ob das Hautgebilde wirklich eine Warze ist, sollten sie es sicherheitshalber dem Arzt zeigen.

Furunkel: bloß nicht ausdrücken

Wenn sich eine Talgdrüse oder die entsprechende Haarwurzel mit Bakterien infiziert und entzündet, schwillt die Haut an, wird heiß, rötet sich. Es entsteht eine schmerzhafte, eitergefüllte Pustel: ein Furunkel, das nach ein paar Tagen platzt oder auch abheilt, ohne zu platzen. Manchmal bilden sich auch mehrere Furunkel an einer Stelle.

Furunkel tun weh, Furunkel sind unansehnlich, gefährlich sind sie aber in der Regel nicht. Treten sie allerdings immer wieder auf, muss sich der Arzt Gedanken über die Ursache dieser Störung machen.

Vorsichts- und Behandlungsmaßnahmen:

▶ Das Furunkel nicht ausdrücken, die Infektion könnte sich sonst ausbreiten.

▶ Die Pustel erst mit Kamillentee abtupfen (Seite 454), dann mit einem Pflaster abdecken, damit sie nicht aufgekratzt wird. Bei älteren Kindern, die schon vernünftig sind und nicht kratzen, auf das Pflaster verzichten und lieber auf die heilende Wir-

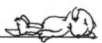

kung von Luft und Sonne vertrauen. Das Baby möglichst oft
ohne Windel und Höschen herumlaufen lassen.

▶ Unbedingt auf Hygiene achten: frische Waschlappen, frische
Handtücher.

▶ Damit das Furunkel schneller reift, einen Breiumschlag mit
Kartoffeln machen (Seite 453). Oder Heilerde mit warmem
Wasser anrühren, einen halben Zentimeter dick auftragen und
umwickeln. Oder einen Umschlag mit Echinaceatinktur machen (Seite 296). Oder Ichthyolsalbe verwenden.

Wenn das Furunkel starke Schmerzen verursacht, nicht binnen
drei Tagen aufplatzt oder sich zurückentwickelt, mit dem Kind
zum Arzt gehen. Erst recht und so schnell wie möglich, wenn
sich um das Furunkel herum rote Striche bilden. Eventuell muss
das Furunkel mit einem kleinen Skalpell aufgeschnitten werden,
um den Eiter zu entfernen.

Neurodermitis: das Jucken ist kaum auszuhalten

Nicht selten kündigt sich eine Neurodermitis schon im Säug-
lingsalter an. Juckende, rote Hautstellen auf Wangen und Stirn
sind oft der erste Hinweis auf eine Überempfindlichkeit der
Haut. Mit der Zeit verändert sich die Krankheit: Vom Kleinkind-
alter an bilden sich Rötungen, Schuppen, Verdickungen vor al-
lem an den Gelenkbeugen von Armen und Beinen, oft auch im
Gesicht, am Haaransatz, im Nacken. Die Haut ist von Kopf bis
Fuß sehr trocken, oft rissig. Und das Schlimmste: Die Haut juckt.
Der Juckreiz quält die Kinder, ist oft kaum auszuhalten, und die
Eltern leiden mit.

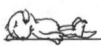

Eine Neurodermitis kann in jeder Lebensphase auftreten und auch wieder verschwinden. Etwa bei der Hälfte der erkrankten Kinder wächst sie sich mit der Pubertät aus. 1,2 Millionen Kinder leiden allein in Deutschland an dem juckenden Ekzem. Seit dem Jahr 1975 hat sich laut Bundesverband Neurodermitiskranker die Zahl der erkrankten Kinder verdoppelt.

Auffällig ist, dass die Neurodermitis in manchen Familien, auch in Allergikerfamilien, gehäuft auftritt. Erbanlagen spielen also eine Rolle. Die Ursachen der Krankheit sind noch nicht endgültig geklärt. Vermutet wird eine Stoffwechselstörung, ein gestörtes Immunsystem und Allergien.

Die Neurodermitis (medizinisch »atopische Dermatitis« genannt) gibt es nicht. Jedes Kind macht diese Krankheit auf seine ganz eigene Art und Weise durch, braucht also auch ein individuelles, auf sein Krankheitsbild speziell abgestimmtes Therapiekonzept. Ein Allheilmittel gegen diese Krankheit, das Wunder wirkt, ist (noch) nicht zu erwarten, denn die Krankheit wird durch ganz unterschiedliche Faktoren bestimmt – Faktoren, die bei jedem Kind nach einem anderen Muster zusammenwirken. Beeinflusst wird die Krankheit durch:

▶ *Allergien* (zum Beispiel gegen bestimmte Nahrungsmittel, Hausstaub oder Pollen, Seite 342ff.)
▶ *Umwelteinflüsse*
▶ *Infektionen*
▶ *psychisches Befinden*

Babys nehmen über die Haut Kontakt zur Außenwelt auf. Wenn die Haut qualvoll juckt und brennt, findet das, was für Babys so wichtig ist, oft nicht mehr unbeschwert und voller Freude statt: Zärtlichkeit und Streicheln, denn die Eltern sorgen sich: »Hof-

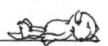

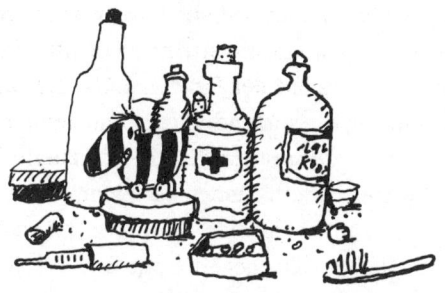

fentlich tut das nicht weh!« Weil Mütter und Väter sich oft scheuen, die verkrustete Haut zu berühren, werden die erkrankten Babys meist weniger in den Arm genommen als gesunde Kinder. Und damit vergrößert sich der Kummer, was wiederum die Hautsymptome verstärken kann. Aus diesem Kreislauf herauszufinden, ist für Kind und Eltern nicht einfach. Und manchmal ist das nur mit psychotherapeutischer Hilfe möglich.

Das Schlimmste an der Krankheit ist das unerträgliche Jucken. Die Kinder kratzen und kratzen, bis die Haut schließlich blutig, oft eitrig ist. Der Juckreiz treibt die betroffenen Kinder zur Verzweiflung und ihre Eltern ebenfalls: Sie verstehen, dass das Kratzen zunächst einmal erleichtert. Trotzdem müssen sie es verhindern, weil dadurch alles nur noch wesentlich schlimmer wird.

Ärzte versuchen meist zuerst, den Juckreiz mithilfe von Medikamenten zu lindern. Inzwischen gibt es sehr wirkungsvolle Mittel, auch für die Behandlung von Neurodermitis. Außerdem fahnden die Ärzte nach möglichen Allergenen. Dieses Suchen verlangt von der ganzen Familie viel Zeit, Geduld und Disziplin. Viele Mediziner verordnen auch eine Spezialdiät. Weil Neurodermitis eine Krankheit mit vielen Facetten ist, sind die Therapien,

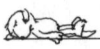

die heute zur Verfügung stehen, auch sehr unterschiedlich. Für Eltern ist es nicht einfach, sich zu entscheiden für schulmedizinische Heilverfahren oder für alternative Methoden.

Was Eltern für ihr Kind tun können:

▶ *Viel miteinander schmusen.* Neurodermitiskinder haben nicht nur unter Juckreiz und Ekzemen zu leiden, sondern auch unter der Reaktion ihrer Umwelt. Und die ist nicht immer verständnisvoll. Umso wichtiger ist es, dass Eltern ihr Kind liebevoll in die Arme nehmen, streicheln, massieren! Zeigen, dass sie keine Scheu haben, die kranke Haut zu berühren.

▶ *Autogenes Training* (ein psychologisches Verhaltenstraining) hilft vielen Kindern, sich zu entspannen.

▶ *Auf gewissenhafte Hautpflege achten.* Selten duschen, möglichst oft nur mit Wasser waschen und alkalifreie Seife verwenden. Nicht zu heiß baden, nur selten mit Badeöl. Die Haut mit entzündungshemmenden Mitteln eincremen. (Alle Maßnahmen mit dem Arzt absprechen.)

▶ *Leichte Kleidung besorgen.* Raue und synthetische Stoffe vermeiden. Baumwolle und Leinen haben sich bewährt. (Nach dem Waschen gründlich klarspülen.)

▶ *Klimawechsel* wirkt sich oft positiv aus (Meer, Hochgebirge).

Akne: im Gesicht lauter Pickelchen und Pusteln

Um den dreizehnten Geburtstag herum, mal früher, mal später, tauchen plötzlich die ersten Pickel, die ersten Pusteln im Gesicht und auf dem Rücken auf und machen Probleme. Vor allem psychische Probleme. Kaum ein Jugendlicher bleibt davon verschont.

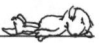

Viele Jugendliche, in der Pubertät sowieso hyperempfindsam auf jedes und alles reagierend, mögen sich selbst nicht mehr sehen: »Fürchterlich, dieses Pickelgesicht da im Spiegel!« Auch wenn sie ihre Betroffenheit ganz cool überspielen, leiden die meisten mehr unter den lästigen Pickeln, als sie zugeben mögen. Erst recht, wenn aus einigen einzelnen Stippchen eine starke Akne wird.

Umso wichtiger, dass die Pickel und Pusteln nicht zum großen Familienthema werden, das dauernd als Gesprächsstoff herhalten muss.

Ob es bei ein paar Pickeln bleibt oder ob viele daraus werden, ist sowohl eine Sache der Gene als auch der Hormone. Bei vielen sprießen und blühen die Pickel besonders intensiv, wenn ihnen Stress und Ärger »unter die Haut gehen«. Auch hier zeigt sich, dass man an der Haut ablesen kann, wie man sich fühlt.

Bei der Akne spielen die Androgene (männliche Geschlechtshormone) die entscheidende Rolle. Sie regen die Talgproduktion an, sowohl bei Mädchen – auch Mädchen haben einen Anteil männlicher Sexualhormone – als auch bei Jungen. Bei Jungen natürlich intensiver, deshalb haben sie auch häufiger mit Akne zu kämpfen als Mädchen. Mit Mitessern und Pickeln, die vor allem im Gesicht, auf der Brust und dem Rücken sprießen, denn hier sitzen die meisten Talgdrüsen.

Die Folge: Die Haut wird fettiger, glänzender. Ein Hinweis darauf, dass die Talgproduktion auf Hochtouren läuft. Wenn abgebaute Hautzellen und Fett die haarfeinen Gänge der Talgdrüsen verstopfen, bilden sich Mitesser: Kleine weiße Knötchen unter der Haut.

Mitesser lassen die Haut schmuddelig aussehen. Auch das macht Jugendlichen zu schaffen, wenn sie Wert auf gepflegtes

Aussehen legen. Mit mangelnder Reinlichkeit haben Mitesser und Pickel aber nichts zu tun.

Mitesser infizieren sich leicht mit Bakterien und entzünden sich dann. Jeder hat Bakterien auf der Haut, aber Aknekinder haben reichlich viel davon.

Bakterien vermehren sich schnell. Sie weichen die Wände der Talgdrüse auf, und die Entzündung geht in das umgebende Gewebe über. Aus dem Mitesser wird ein Eiterpickel, der ohne Narbe abheilt, wenn die Entzündung nicht zu tief geht. Der aber eine Narbe hinterlässt, wenn tiefere Hautschichten betroffen sind.

Wer unter einer ausgeprägten Akne leidet, sollte nicht damit herumexperimentieren, sondern sich vom Arzt beraten lassen. Glücklicherweise lässt sich Akne heute mit entsprechenden Medikamenten (zum Beispiel Vitamin-A-Säure-Präparaten) behandeln.

Viele schwören auf eine Umstellung der Ernährung: Vollkornprodukte und Rohkost, kein Fleisch, keine Eier, kein Zucker, keine scharfen Gewürze. Es ist jedoch nicht bewiesen, dass es tatsächlich eine wirksame Diät gegen Pickel gibt.

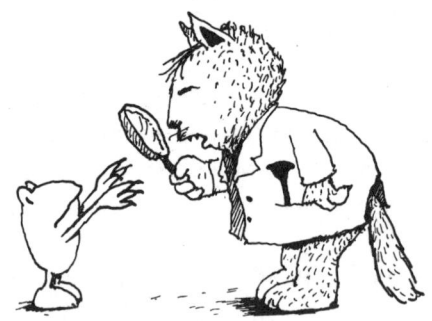

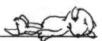

Vorbeugen

Hautpflege bei Pickeln und Mitessern

Die richtige Methode, Mitesser zu entfernen:

▶ Die Haut mit einem Kamilledampfbad aufweichen (Seite 187f.).

▶ Oder warme Kompressen auflegen.

▶ Finger waschen, Finger mit Zellstoff umwickeln.

▶ Die Haut auseinander ziehen, und den Mitesser vorsichtig von unten nach oben herausdrücken.

▶ Die Hautstelle mit Pickelstift oder alkoholfreiem Gesichtswasser abtupfen.

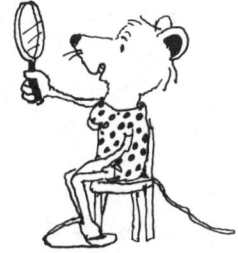

Die Mitesser höchstens einmal in der Woche ausdrücken. Sich diese Prozedur am Anfang am besten von einer Kosmetikerin zeigen lassen, denn durch falsche Herumdrückerei wird das umliegende Gewebe leicht verletzt, mit der Folge, dass Bakterien eindringen und es zu der Infektion kommt, die eigentlich vermieden werden sollte.

Ein paar Tipps zur Hautpflege:

▶ Das Gesicht zweimal täglich mit milder Reinigungsmilch säubern. (Weitere Pflegemittel, Kosmetika nur nach Absprache mit dem Hautarzt verwenden.)

▶ Lieber trocken als nass rasieren.

▶ Viel in die Sonne gehen (aber nicht zu lange).

313

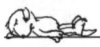

Pilze: pflanzliche Untermieter auf der Haut

Vor allem zwischen den Zehen, im Mund, in der Vagina siedeln sich gerne Pilze an. Unter ungünstigen Umständen dringen sie sogar in den Körper ein.

Die häufigste Pilzerkrankung ist der Fußpilz. In Schwimmbädern, rund um das Becken, in den Dusch- und Umkleidekabinen – überall, wo es feucht und warm ist, gedeihen Pilze bestens, und hier stecken sich Kinder leicht an. (Das verhindern Fußduschen leider auch nicht immer.) Mögliche Hinweise auf Fußpilz können sein:

▶ Bläschen, rissige Hautstellen zwischen den Zehen, die sich schälen, Wunden hinterlassen und jucken.

▶ Dicke, gelbliche Zehennägel, wenn der Pilz auch noch die Nägel befallen hat (bei Kindern selten).

Was hilft gegen Fußpilz?

Damit sich der Fußpilz nicht ausbreitet, sollte man sich bereits bei den ersten Symptomen ein Medikament vom Arzt verschreiben lassen. Viele Eltern schwören allerdings auf bewährte Hausmittel: einmal pro Woche ein Molkebad oder Kaliumpermanganat ins Badewasser geben.

Darüber hinaus ist dafür zu sorgen, dass:

▶ die Füße täglich gründlich gewaschen und vor allem gründlich abgetrocknet werden (vor allem zwischen den Zehen),

▶ milde Seifen oder Waschlotionen verwendet werden, die den natürlichen Säureschutzmantel der Haut nicht zerstören,

▶ während der Erkrankung nicht barfuß durch die Wohnung gelaufen wird (Ansteckungsgefahr, besonders bei Teppichböden),

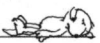

▶ täglich die Socken zu wechseln sind (luftdurchlässige Woll-
oder Baumwollsocken),

▶ die Schuhe häufiger gewechselt werden, damit sie zwischendurch austrocknen können,

▶ Turnschuhe nach Möglichkeit aus Leder oder Stoff sind.

Weitere Vorsorgemaßnahmen:

▶ Die Füße regelmäßig mit Lavendelöl (10 Prozent) einreiben
(vor allem nach dem Besuch im Schwimmbad).

▶ Socken und Strümpfe des Kindes auf jeden Fall separat waschen. Denn in der Waschmaschine besteht ebenfalls Ansteckungsgefahr. Die Pilze werden von einem Wäschestück zum
anderen geschwemmt, selbst große Hitze kann Pilzen nämlich
nichts anhaben.

Schweißfüße – schon bei Kindern ein Problem?

Die einen Kinder schwitzen kaum, die anderen dafür kräftig. Sie
haben schnell eine feuchte Stirn, feuchte Hände und auch feuchte Füße. Stirn, Hände, Füße – hier sitzen die meisten Schweißdrüsen. Ob sie gut oder nicht ganz so gut funktionieren, ist Veranlagung. Der Schweißgeruch wird von Bakterien verursacht,
die auf der feuchten Haut sitzen. Jeder kann Schweißfüße haben – auch schon ein Baby. Was lässt sich gegen Schweißfüße
tun?

▶ Strümpfe nur aus Naturfasern anziehen.

▶ Schuhe am besten aus luftdurchlässigem Material tragen (im
Sommer Sandalen).

▶ Schuhe häufiger wechseln.

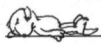

▶ Viel barfuß laufen. Vor dem Zubettgehen Füße immer waschen.

▶ Hin und wieder ein warmes Fußbad machen (auf das sich aber längst nicht alle Kinder einlassen). Dauer etwa 15 Minuten. Als Zusätze eignen sich gut Kamillen-, Fichtennadel- oder Eichenrindenextrakt.

▶ Die Füße jeden Tag mit einer schweißbindenden Salbe (Apotheke) einreiben.

Auf die Fingernägel achten

Nicht nur die Haut, auch die Nägel spiegeln wider, ob ein Kind gesund ist. Normalerweise sind die Nägel rosig und glatt. Sind sie jedoch

▶ nach innen gebogen, ist das nicht selten ein Hinweis auf Eisenmangel,

▶ brüchig, dann fehlt es oft an Kalzium,

▶ gerillt (Querrillen), kann das Folge einer schwereren Erkrankung sein.

Weiße Tupfen auf den Nägeln sind dagegen kein Anzeichen von Krankheit, auch nicht von Kalkmangel.

Wenn sich das Nagelbett entzündet

Entzündet sich das Nagelbett – vor allem bei Nägelkauern gar nicht so selten –, helfen manchmal schon warme Seifenbäder und Calendulasalbe. Den Finger oder Zeh mit Gaze und Heftpflaster schützen. Bei starken Schmerzen oder wenn der Eiter nicht abfließt, sicherheitshalber mit dem Kind zum Arzt gehen.

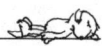

Nägel schneiden

Auch wenn Kinder das so gar nicht leiden können: Finger- und
Fußnägel müssen ab und an geschnitten werden, zur Not – wenn
das Stillhalten zu schwer fällt – nachts im Schlaf. Die Fußnägel
gerade und nicht zu kurz schneiden.

Nägelkauen

Kinder, die häufig an den Nägeln oder an der Nagelhaut knab-
bern, sind angespannt oder überfordert, gelangweilt oder unaus-
geglichen. Schimpfen und Ermahnen nützt in diesen Fällen
überhaupt nicht. Besser überlegen, was dem Nachwuchs zu
schaffen machen könnte. Ein Trick, der bei älteren Kindern
manchmal hilft: ein Nageletui schenken und zeigen, wie man die
Nägel pflegt.

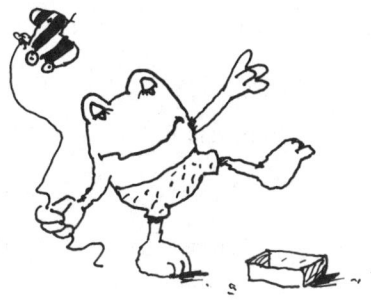

13. Kapitel

Kinderkrankheiten: nicht mehr das Hauptthema beim Kinderarzt

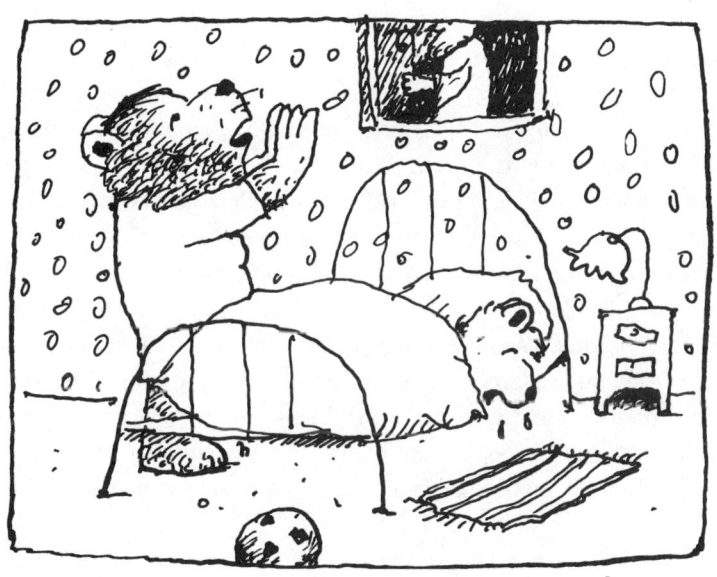

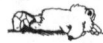

Rote Flecken, rote Pünktchen – erste Hinweise

Vor zwei Stunden noch ist der Vierjährige putzmunter auf seinem Dreirad durch die Gegend gekurvt. Jetzt ist die gute Laune dahin. Er hat sich aufs Sofa verkrümelt, quengelt, nörgelt – nichts ist ihm recht. Erfahrene Eltern wissen: »Der Junge brütet etwas aus!«

Was im Anmarsch ist, wird am nächsten Morgen schon deutlicher: Der Knabe ist von oben bis unten mit roten Pünktchen übersät und hat Fieber. Eine typische Kinderkrankheit – aber welche?

Für Eltern ist es nicht immer einfach, Masern von Röteln oder Röteln von Scharlach zu unterscheiden. Da helfen auch die Schaubilder nicht weiter, die viele vorsorglich zu Hause haben: »So sieht das Kind bei Scharlach aus« und »So bei Röteln«. Der Ausschlag, den sie bei ihrem Kind entdecken, hat in der Realität mit den Bildern oft wenig gemein.

Die Diagnose muss der Kinderarzt stellen. Manche Kinderärzte sind bereit, einen Hausbesuch zu machen, wenn Verdacht auf eine Kinderkrankheit besteht. Andere bestellen das erkrankte Kind in die Praxis, führen es jedoch in ein separates Wartezimmer, damit es nicht weitere Patienten anstecken kann.

Viele Kinderkrankheiten werden durch Viren hervorgerufen, zum Beispiel Masern, Röteln, Windpocken. In diesen Fällen muss der Arzt die Behandlung darauf beschränken, die Beschwerden zu lindern, denn bei einer Viruserkrankung hilft darüber hinaus meist nur Abwarten, Geduld haben, die Abwehrkräfte mobilisieren. Mit Virusinfektionen muss der Körper aus eigener Kraft fertig werden.

Durch Bakterien hervorgerufene Kinderkankheiten, wie Schar-

lach, können und sollten mit Antibiotika behandelt werden, um Komplikationen zu vermeiden – so die Meinung vieler Schulmediziner.

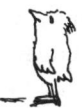

Kinder in Ruhe krank sein lassen?

Anhänger alternativer Heilmethoden vertreten die These, dass Kinderkrankheiten ihren Sinn haben und nicht unbedingt durch Impfung verhindert oder eiligst mit Medikamenten aus der Welt geschafft werden sollten. Aus ihrer Sicht ist nicht in jedem Fall wünschenswert, dass ein Kranker schnell wieder gesund wird. Krankheit zwingt den kleinen Patienten, Ruhe zu halten, die Krankheit durchzustehen und ihr nicht auszuweichen. Das Kind soll Pause machen beim Wachsen, Spielen und Lernen. Wer krank ist, darf sich verwöhnen lassen, darf richtig faul sein, kann während der Krankheit neue Kräfte sammeln.

Viele Mediziner, viele Heilpraktiker glauben, dass diese Pause der geistigen und seelischen Reifung einem Kind zugute kommt. Meinen, dass sie dem Kind neuen Schwung bringt, mehr Ausgeglichenheit nach der Genesung.

Die typischen Kinderkrankheiten, wie Keuchhusten oder Masern, treten heute viel seltener auf als noch vor Jahren. Die Gründe, warum Kinderkrankheiten seltener geworden sind:

▶ Immer mehr Kinder sind gegen viele dieser Krankheiten geimpft (Seite 414ff.).

▶ Die Lebensumstände der Familien haben sich zum Positiven geändert. Die meisten Eltern achten auf die Gesundheit ihrer Kinder, nehmen das Thema Vorsorge wichtig (Seite 430ff.).

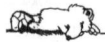

Also nicht die gefährlichen Infektionskrankheiten machen Kindern, Eltern und Ärzten in unserer Zeit zu schaffen, sondern die banaleren Infekte: Husten, Schnupfen, Heiserkeit, Magen-Darm-Infektionen häufen sich. Dazu kommen Allergien und durch Umweltschäden bedingte Krankheiten (Seite 342ff.).

Gut zu wissen

Antikörper schützen vor neuen Infektionen

Bis zum Schulanfang wird ein Kind mit etwa 200 verschiedenen Viren konfrontiert. Im Kindergarten, auf dem Spielplatz, in der U-Bahn, überall schwirren Krankheitserreger herum. Kommt ein Kind mit Viren oder Bakterien in Berührung, arbeitet sein Immunsystem auf Hochtouren.

Reichen die Abwehrkräfte aus, dann bleibt es munter und vergnügt. Reichen sie nicht aus, dann wird es krank. Dass kleine Kinder schnell krank werden, liegt daran, dass

▶ ihr Immunsystem noch nicht ausgereift ist,

▶ die Viren neu sind und ihr Körper noch nicht die entsprechenden Abwehrstoffe (Antikörper) produziert hat.

Kommt das Immunsystem mit Krankheitskeimen in Kontakt – das geschieht nicht nur durch Ansteckung, sondern auch durch Impfung –, bildet der Organismus gegen diese Erreger Antikörper. Und diese Antikörper schützen das Kind eine Weile oder sogar auf Dauer vor neuen Infektionen (Seite 414ff.).

Auch Erwachsene sind nicht gegen Kinderkrankheiten gefeit, wenn sie weder dagegen geimpft wurden noch diese Krankheiten bisher durchgemacht haben. Sie leiden dann stärker darunter als Kinder (zum Beispiel bei Windpocken).

Ansteckung

Krankheit	Inkubationszeit*	Ansteckungsgefahr	Immunität	Vorbeuge-maßnahmen
Drei-Tage-Fieber	7 bis 17 Tage	3 Tage vor Ausbruch der Krankheit	lebenslang	keine
Keuchhusten	7 bis 14 Tage	hohe Ansteckungsgefahr in der 1. Woche; danach Abnahme bis zur 5. Woche	nicht lebenslang	impfen
Masern	8 bis 14 Tage	vom 5. Tag der Inkubationszeit bis 4 Tage nach dem Auftauchen der Flecken	lebenslang	impfen
Mumps	16 bis 20 Tage	7 Tage vor bis 10 Tage nach Auftreten der Schwellung	lebenslang	impfen
Pfeiffersches Drüsenfieber	bei Kindern meist 10 Tage	unbekannt	erneute Erkrankung möglich	keine
Ringelröteln	7 bis 14 Tage	Kinder mit Ausschlag sind nicht mehr ansteckend	vermutlich lebenslang	keine
Röteln	11 bis 23 Tage	1 Woche vor Entstehen der Flecken, bis der Ausschlag verschwindet	meist lebenslang	impfen
Scharlach	2 bis 7 Tage	bei Ausbruch der Krankheit bis 2 Tage nach Beginn der Antibiotika-behandlung	erneute Erkrankung möglich	keine
Windpocken	14 bis 21 Tage	2 Tage vor Auftreten des Ausschlags bis Abfallen der Borken	vermutlich lebenslang	keine

* Als Inkubationszeit wird der Zeitraum zwischen Ansteckung und Ausbruch von Symptomen der Krankheit bezeichnet.

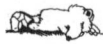

Drei–Tage–Fieber:
macht vor allem Babys zu schaffen

Ganz plötzlich, aus heiterem Himmel beginnt das Kind zu schwitzen und zu fiebern. Weil das Fieber rasch auf 39 bis 40 °C klettert und so hoch bleibt, sind die Eltern voller Sorge, vor allem, wenn das Kind noch ein Baby ist.

Der Kinderarzt kann die Angst meist schnell nehmen, denn oft heißt die Diagnose: Drei-Tage-Fieber. Zu dem Fieber kommt manchmal Erbrechen. Die Virusinfektion verläuft fast ausnahmslos ohne Komplikationen (Fieberkrämpfe können allerdings – selten – auftreten, Seite 51ff.). Zwischen dem sechsten Lebensmonat und dem dritten Lebensjahr ist Drei-Tage-Fieber die häufigste Infektionskrankheit. Solange das Kind fiebert, ist die Krankheit übrigens sehr ansteckend. Wer sie einmal durchgemacht hat, ist in Zukunft davor gefeit.

Trotz des hohen Fiebers sind die meisten Kinder erstaunlich fidel, liegen nicht müde und matt im Bett, sondern spielen in der Regel ganz vergnügt und essen sogar einigermaßen gut. Die meisten der kleinen Patienten werden schnell wieder gesund – der Name der Krankheit ist schon ein Hinweis darauf.

Mit dem Ausschlag ist bald alles vorbei
Gegen Ende der Krankheit, wenn das Fieber vorbei ist, entsteht innerhalb weniger Stunden ein Ausschlag aus einzelnen, erbsengroßen rosa bis roten Flecken. Ein Ausschlag, der glücklicherweise nicht juckt. Die Flecken breiten sich vor allem auf dem Rumpf aus, aber auch auf Armen und Beinen, weniger im

Gesicht. Es dauert noch einmal drei, vier Tage, dann verschwinden auch die Flecken wieder. Man muss also nichts dagegen tun.

Weil das Drei-Tage-Fieber eine Virusinfektion ist, beschränkt sich die Behandlung darauf, das Fieber zu senken und dem Kind das Kranksein zu erleichtern (Seite 32f.).

Keuchhusten: am schlimmsten sind die Nächte

Keuchhusten ist keine Virusinfektion, wie die meisten Kinderkrankheiten, sondern eine bakterielle Infektion der Atemwege. Weil heute viele Kinder gegen Keuchhusten geimpft sind, ist die Krankheit seltener geworden (Informationen zur Impfung, Seite 422f.). Mit Beginn des Hustens und dann etwa vier Wochen lang kann ein Keuchhustenkind andere anstecken.

Die Krankheit beginnt etwa ein bis zwei Wochen nach Ansteckung und sieht zuerst nach einer ganz normalen Erkältung mit Schnupfen und Husten aus. Gerade in diesem Stadium, wenn also kaum einer ahnt, dass der Husten vielleicht ein Keuchhusten sein könnte, ist diese Krankheit besonders ansteckend. Jeder, der nicht geimpft ist, kann sich infizieren, auch ältere Erwachsene. Und leider auch jedes Baby. Selbst Neugeborene sind nicht durch Antikörper von der Mutter gegen Keuchhusten geschützt. Am häufigsten erkranken jedoch Kleinkinder.

Aus der meist noch für harmlos gehaltenen Erkältung entwickelt sich etwa nach 14 Tagen ein heftiger, beängstigender Husten. Das Kind leidet besonders nachts unter quälenden Hustenattacken – jeder Anfall besteht aus einer ganzen Anzahl von Hustenstößen. Keuchend wird nach Luft geschnappt, die Luft mit Mühe eingeatmet, der zähe, glasige Schleim mehr erbrochen

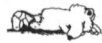

als abgehustet, häufig kommt der Mageninhalt dazu. Schlimm ist die Angst, zu ersticken. Erschöpft von dem Hustenanfall, schläft der kleine Patient danach meist ein. Schläft, bis ihn die nächste Hustenattacke wieder weckt.

Bei kleinen Babys, die noch nicht stark husten, besteht die Gefahr, dass sie nicht mehr atmen, das Bewusstsein verlieren oder krampfen. Deshalb werden Babys bei Keuchhusten vom Arzt oft vorsorglich ins Krankenhaus überwiesen.

Obwohl durch Bakterien verursacht, kann der Arzt den Keuchhusten mit Antibiotika (Seite 214f.) nur verhindern oder abmildern, wenn das Kind gleich nach der Ansteckung mit dem Medikament versorgt wird. Diesen Zeitpunkt zu erkennen ist in der Praxis natürlich kaum möglich. Ist die Krankheit ausgebrochen, können Antibiotika nicht mehr viel bewirken. Sie nehmen allerdings die Ansteckungsgefahr. Der Arzt verordnet bei Keuchhusten häufig schleimlösende Präparate, manchmal auch Beruhigungsmittel. Auf diese Mittel wollen jedoch viele Eltern besser verzichten.

Mögliche Komplikationen, die im Zusammenhang mit Keuchhusten auftreten können:
▶ Mittelohrentzündung (Seite 138ff.)
▶ Lungenentzündung oder Bronchitis (Seite 213f., 201ff.)
▶ Hirnhautentzündung (Seite 53)

Diese Sekundärerkrankungen können mit Antibiotika behandelt werden (Seite 214f.).

Wie man einem Keuchhustenkind helfen kann
▶ Am wichtigsten ist, Ruhe zu bewahren, auch beim übelsten Hustenanfall. Das ist nicht einfach für Eltern, die angespannt,

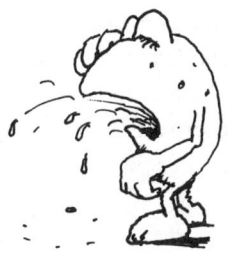

ängstlich und ebenso erschöpft sind wie ihr Kind nach etlichen schlaflosen Nächten.

▶ Das Kind beim Husten auf den Arm nehmen und streicheln. Auf diese Weise kann es Erbrochenes nicht verschlucken oder einatmen.

▶ Mit dem Patienten in einem Zimmer schlafen, um bei den Hustenanfällen gleich bei ihm sein zu können.

▶ Für viel frische und feuchte Luft sorgen. Deshalb im Zimmer feuchte Tücher aufhängen und zwischendurch lüften.

▶ Darauf achten, dass das Kind einigermaßen Ruhe hält. Das Herumtoben, Herumhüpfen kann neue Hustenanfälle auslösen.

▶ Viel zu trinken anbieten und immer in kleinen Portionen. Am besten Tee.

▶ Das Kind nur mit Medikamenten versorgen, die mit dem Arzt abgesprochen sind. Keine extra Hustensäfte besorgen.

▶ Naturheilkundliche Ärzte empfehlen Thymiansirup oder Veilchentee (Seite 456).

▶ Thymiantee ins Badewasser geben (Seite 456).

▶ Bei den Hustenanfällen eine Schüssel für den ausgehusteten Schleim oder für Erbrochenes parat halten. (Die Schüssel hinterher mit heißem Wasser ausspülen.)

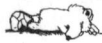

▶ Das Kind nach einem Hustenanfall mit möglichst breiigen, leichten Speisen in kleinen Portionen füttern, damit mit dem nächsten Husten nicht alles gleich wieder erbrochen wird. (Viele Kinder haben erstaunlich guten Appetit bei Keuchhusten.)

Monate nach dem Keuchhusten hüsteln und husten manche Kinder immer noch – jetzt nur noch aus Gewohnheit. Es dauert, bis sie sich diesen Husten wieder abgewöhnen.

Windpocken: machen fast alle Kinder durch

Sie werden – wie der Name schon sagt – mit dem Wind übertragen: von einem Zimmer ins andere. Von einem Stockwerk ins nächste. Windpocken sind mehr als ansteckend. Entsprechend häufig bekommen Kinder diese Virusinfektion, meist schon zu Kindergartenzeiten.

Zwei, drei Wochen nach der Infektion merken Eltern normalerweise, dass ihr Kind sich nicht wohl fühlt. Es ist blass, klagt über Kopfweh, bekommt leichtes Fieber. Kurz darauf bilden sich kleine rote Flecken – ein erster Hinweis auf Windpocken. Die Windpocken können aber auch ganz plötzlich da sein, ohne weitere Anzeichen von Krankheit.

Windpocken können nicht nur von einem Windpocken-, sondern auch von einem Gürtelrosekranken übertragen werden, denn beide Krankheiten werden durch das gleiche Virus verursacht.

Aus den Flecken, die sich über den ganzen Körper und das Gesicht ausbreiten – entweder dicht an dicht oder lose verteilt –,

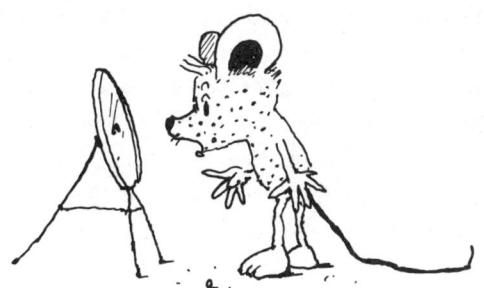

entwickeln sich mückenstichgroße Bläschen, die immer neu, schubweise auftreten, verteilt über ein paar Tage. Bläschen, die erst mit Flüssigkeit gefüllt sind, dann austrocknen, eine Kruste bilden, zum Schluss abfallen und einen hellen braunroten Fleck zurücklassen.

Besonders unangenehm ist, dass sie sich bei vielen Kindern nicht nur über Rumpf und Gesicht ausbreiten, sondern auch in den Haaren, an den Augen, in den Ohren, in der Mundschleimhaut, am After, an den Genitalien auftreten.

Wenn die Pusteln scheußlich jucken

Windpocken sind – aus ärztlicher Sicht – eigentlich eine harmlose Angelegenheit. Wenn das Jucken nicht wäre! Die meisten Kinder leiden darunter, dass die Pusteln jucken, und zwar stark jucken. Die Patienten werden entsprechend nervös und kribbelig, weil es überall zwickt und zwackt. Die Folge: Die Bläschen werden aufgekratzt, entzünden sich natürlich häufig, und dann wird's erst recht lästig: Die Kratzstellen können vernarben.

Ärzte verordnen Zinkpasten, spezielle Puder und Lotionen, um den Juckreiz zu lindern. Wenn das Jucken schwer auszuhalten ist, verschreiben viele Mediziner ein Antihistaminikum, um

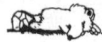

so das Blutigkratzen zu verhindern. Was Eltern noch für ihr Kind tun können:

▶ *Ablenken.* Malen, basteln, fernsehen, spielen, sodass man das Jucken fast vergessen kann.

▶ *Abtupfen.* Der Juckreiz lässt ein wenig nach, wenn die Pusteln mit Essigwasser abgetupft werden (Seite 453).

▶ *Gurgeln.* Den Mund mit Salzwasser ausspülen, wenn sich die Pocken auch im Mund angesiedelt haben (Seite 455, nicht gerade beliebt bei Kindern).

▶ *Fingernägel schneiden.* Je kürzer die Nägel, desto weniger Schaden lässt sich damit anrichten, wenn ein Kind die Bläschen aufkratzt.

Zwei Tage vor bis sieben Tage nach Auftreten und Verkrusten der Bläschen besteht Ansteckungsgefahr. Für Neugeborene sind Windpocken eine lebensgefährliche Erkrankung.

Bei Schwächung des Immunsystems kann viele Jahre später eine Zweiterkrankung, eine Gürtelrose, auftreten. Die Infektion wird durch denselben Virus verursacht (Herpes zoster).

Röteln: vor allem für Schwangere gefährlich

Auslöser für diese eigentlich harmlose Kinderkrankheit ist das Rötelnvirus. Zwischen Ansteckung und Krankheit vergehen etwa 11 bis 23 Tage. Fünf Tage vor Ausbruch bis sieben Tage nach Ausbruch der Krankheit, wenn der Ausschlag verschwindet, kann ein Kind andere anstecken, und zwar nur in direktem Kontakt.

Ein Kind wird mit Röteln in der Regel leicht fertig, die Krankheit ist im Normalfall kein größeres Problem. Meist kann sich der Arzt darauf beschränken, die Diagnose zu stellen.

Ganz anders bei einer Schwangeren, die nicht gegen Röteln geimpft ist und die Krankheit auch früher nicht durchgemacht hat. Infiziert sie sich in den ersten Schwangerschaftsmonaten mit dem Virus, kann ihr noch ungeborenes Baby schwer geschädigt werden. Ein Rötelnkind also vorsorglich zu Hause lassen, damit es vor allem Schwangere nicht anstecken kann.

Stecken sich Kinder mit dem Rötelnvirus an, merken die einen gar nichts von der Infektion. Sie fühlen sich kein bisschen krank. Die anderen fühlen sich zwar krank, leiden aber nicht unter größeren Beschwerden.

Bei den meisten, nicht bei allen Kindern beginnt die Krankheit mit Ausschlag: Hinter den Ohren entstehen kleine rosa bis rote, etwa erbsengroße Flecken. Röteln können aber auch mit leichten Kopfschmerzen oder mit Schnupfen beginnen.

Der Ausschlag breitet sich innerhalb eines Tages über das Gesicht und über den gesamten Körper aus. Außerdem schwellen die Lymphdrüsen im Nacken und hinter den Ohren an, nicht selten bekommen die Kinder auch leichtes Fieber. Komplikationen (Kopfschmerzen, steifer Nacken) sind äußerst selten.

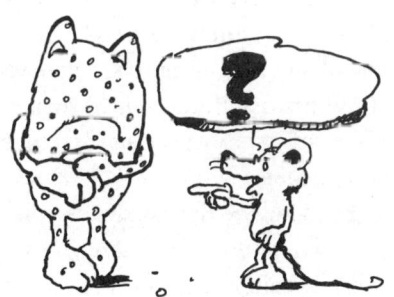

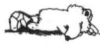

Nach zwei, drei Tagen gibt sich mit dem Fieber auch der Ausschlag: Das Kind ist wieder gesund und damit meist ein Leben lang gegen Röteln immun (Röteln-Impfung Seite 421f.).

Ringelröteln – der Schmetterlingsausschlag

Ein, zwei Wochen nach der Ansteckung beginnt die Virusinfektion mit einem juckenden Ausschlag im Gesicht, der sich vom Mund aus – Kinn, Mund und Nasenspitze bleiben frei – wie Schmetterlingsflügel über die Wangen bis zu den Ohren ausbreitet. In den kommenden Tagen ziehen sich die rotvioletten, manchmal auch gelblichen, leicht erhöhten Flecken wie ein Netz oder wie eine Girlande erst über Arme und Beine, dann über den Rumpf. Nicht selten bilden sich auch in der Wangenschleimhaut Flecken.

Ganz unterschiedliche Symptome können zusätzlich, müssen aber nicht auftreten: Müdigkeit, leichter Temperaturanstieg, Kopf-, Bauch- und Halsschmerzen. Bei manchen Patienten schwellen auch die Lymphknoten an, und die Kinder klagen über Gelenkschmerzen.

Meistens macht die Krankheit jedoch (abgesehen vom Juckreiz, Seite 297f.) keine besonderen Beschwerden und ist nach ein, zwei Wochen wieder vergessen. Mit dem Auftreten des Ausschlags ist ein Kind praktisch nicht mehr ansteckend. Wer einmal an Ringelröteln erkrankt ist, ist danach wahrscheinlich lebenslang immun dagegen.

Ganz wichtig: Schwangere dürfen sich auf keinen Fall anstecken. Das Virus kann dem noch ungeborenen Baby schaden und Missbildungen verursachen.

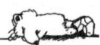

Gut zu wissen

Pfeiffersches Drüsenfieber:
eine langwierige Angelegenheit

Zuerst sieht alles nach einer Grippe aus: Schnupfen, Hals- und Bauchschmerzen, Müdigkeit, Gliederschmerzen, geschwollene Drüsen am Hals, dazu hohes Fieber, selten auch Ausschlag (ähnlich dem Rötelnausschlag). Weil bei dieser Erkrankung mehrere Symptome zusammenkommen, kann der Arzt diese Virusinfektion nur mithilfe einer Blutuntersuchung sicher diagnostizieren.

Die Therapie muss sich – wie bei den meisten Virusinfektionen – auf Beschwerden lindernde, zum Beispiel Fieber senkende Maßnahmen beschränken. Bettruhe hält das kranke Kind wahrscheinlich freiwillig, denn es fühlt sich müde und schlapp. Pfeiffersches Drüsenfieber verlangt von Eltern vor allem Geduld und liebevolle Pflege. Es kann vier Wochen oder sogar noch länger dauern, bis das Kind wieder einigermaßen zu Kräften kommt.

Das Virus wird durch Speicheltröpfchen übertragen. Früher erkrankten vor allem Jugendliche daran, inzwischen ist auch eine Kinderkrankheit daraus geworden. Die Inkubationszeit ist unterschiedlich, meist beginnt die Krankheit etwa eine Woche nach Ansteckung mit Fieber. Unbekannt ist, wie lange ein an Pfeifferschem Drüsenfieber erkranktes Kind andere anstecken kann. Wer die Krankheit einmal durchgemacht hat, kann sie später durchaus noch einmal bekommen.

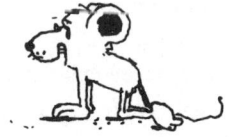

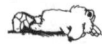

Masern: Furcht vor Komplikationen

Dass Masern nicht mehr allzu häufig vorkommen, ist der Impfung zu verdanken. Doch das ändert sich. Bedingt durch eine weit verbreitete Impfmüdigkeit flackert diese Kinderkrankheit wieder auf (Informationen zum Impfen Seite 420f.).

Ein bis zwei Wochen nach Ansteckung beginnen Masern mit einer Erkältung: mit Reizhusten, mit Schnupfen und roten verquollenen Augen, die empfindlich auf Licht reagieren: Das Kind fiebert. Ist es noch klein, dann leidet es dazu vielleicht an Durchfall, muss eventuell erbrechen.

Auf den Gedanken, dass diese Erkältung etwas anderes sein könnte als ein dicker Infekt, kommen Eltern nach drei bis vier Tagen: Das Fieber klettert auf 39 bis 40 °C. Jetzt entsteht der typische Masernausschlag mit hellrosa Flecken, zuerst hinter den Ohren, dann im Gesicht, auf dem Rumpf, den Armen. Zum Schluss sind auch die Beine gefleckt. Im Mund, in der Wangenschleimhaut bilden sich weiße Stippchen mit rotem Hof, so groß wie Salzkörner. Diese Stippchen unterscheiden Masern von Röteln, beide Krankheiten zeigen im Anfangsstadium sonst ähnliche Symptome. Aus den hellroten Flecken werden dunkelrote bis violette, die nach und nach ineinander laufen.

Masernkinder mögen sich meist nicht im Spiegel anschauen, so fremd sehen sie aus: verquollen und elend. Wer Masern hat, ist weinerlich und fühlt sich richtig krank, vor allem wegen des hohen Fiebers. Es kann zirka drei Wochen dauern, bis sich ein Kind von Masern erholt hat.

Während der Inkubationszeit bis zwei Tage nach Beginn des Ausschlags kann ein Masernkind per Tröpfcheninfektion beim Husten, Niesen und beim Sprechen andere anstecken.

Masern sind eine Virusinfektion, die Krankheit lässt sich also nicht ursächlich behandeln. Der Arzt kann die Beschwerden lediglich lindern, eventuell Fieber- und Hustenmittel verschreiben. Mittelohr-, Lungen- und Gehirnhautentzündung sind gefürchtete Sekundärerkrankungen bei Masern. Kommt zu der Virusinfektion Masern eine bakterielle Infektion, wird der Arzt in der Regel Antibiotika verordnen (Seite 214ff.). Manche Ärzte geben auch vorsorglich Antibiotika, um einer Zweiterkrankung durch Bakterien vorzubeugen.

Wie Eltern ihrem Kind das Kranksein erleichtern können:

▶ Bei hohem Fieber Wadenwickel machen (Seite 48f.).

▶ Das Kind liebevoll verwöhnen (Seite 56ff.).

▶ Das Zimmer leicht abdunkeln (Masernkinder sind lichtempfindlich).

▶ Viel zu trinken anbieten.

▶ Für frische, kühle, feuchte Luft im Zimmer sorgen.

▶ Den Mund mit Kamillentee ausspülen (Rezept Seite 454).

Mumps: Fieber und dicke Backen

Früher war Mumps (Ziegenpeter) eine verbreitete Kinderkrankheit. Dank der Mumpsimpfung ist diese Virusinfektion selten geworden (Seite 421).

Nicht geimpfte Kinder können sich überall (in geschlossenen Räumen) anstecken, müssen also nicht unbedingt direkten Kontakt zu einem mumpskranken Kind haben. Wer sich angesteckt hat, erkrankt etwa 16 bis 20 Tage später.

Manche Kinder merken von der Virusinfektion gar nichts oder kaum etwas. Sie sind vielleicht ein bisschen müde, ein wenig

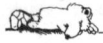

schlapp, mehr ist da nicht. Andere fühlen sich sehr elend und malade, wie bei anderen Kinderkrankheiten auch: Sie werden unleidlich, beginnen zu frösteln, sind appetitlos, klagen über Kopfschmerzen und einen trockenen Mund, bekommen Fieber, das nicht selten bis 40 °C ansteigt.

Vor allem Kinder zwischen dem fünften und zehnten Lebensjahr erkranken an Mumps. Sie können wiederum andere anstecken, und zwar sieben Tage vor Ausbruch bis zehn Tage nach Ausbruch der Krankheit.

Wenn die Drüsen anschwellen

Dass ein Kind Mumps hat, erkennen Eltern vor allem an den dicken Backen: Die Speicheldrüsen schwellen an. Erst schwillt die Drüse unter einem Ohr an, ein, zwei Tage später die Drüse unter dem anderen Ohr. Zusätzlich können auch die Speicheldrüsen unter dem Kinn anschwellen.

Das Öffnen des Mundes, das Kauen und Schlucken tut weh. Mithilfe von Wärme lassen sich die Beschwerden lindern. Ein altbewährtes Mittel, die Beschwerden zu lindern: dem Kind einen Schal um die dicken Backen binden, der mitten auf dem Kopf verknotet wird. Was Eltern außerdem noch tun können:
▶ Das Fieber senken (Seite 32ff.).
▶ Eine Wärmflasche in ein Handtuch wickeln und dann an die geschwollene Backe halten. Erst an die eine, nach einer Weile an die andere Backe.
▶ Den Mund mit Kamillentee ausspülen (Seite 454).
▶ Dem Kind viel zu trinken geben, denn bei Mumps ist der Mund häufig sehr trocken.
▶ Brei und Suppen anbieten, damit das Schlucken weniger Schwierigkeiten macht.

Mögliche Komplikationen bei Mumps

Mumps ist eigentlich keine schwere Krankheit. Viele Eltern fürchten allerdings Komplikationen, die sich bei dieser Virusinfektion ergeben können:

▶ Gehirnentzündung oder Hirnhautentzündung (Seite 53). Deshalb sollten Sie unbedingt sofort einen Arzt verständigen, wenn das Kind über starke Kopfschmerzen und einen steifen Nacken klagt.

▶ Erkranken Jungen in der Vorpubertät oder in der Pubertät an Mumps, können sich die Hoden, die Nebenhoden oder die Prostata entzünden (bei Mädchen die Eierstöcke). Wenn die Hoden anschwellen oder der Unterleib schmerzt, den Kinderarzt informieren. In diesem Fall ist Bettruhe angesagt. Diese Entzündung kann später – das geschieht aber nur selten – Unfruchtbarkeit zur Folge haben.

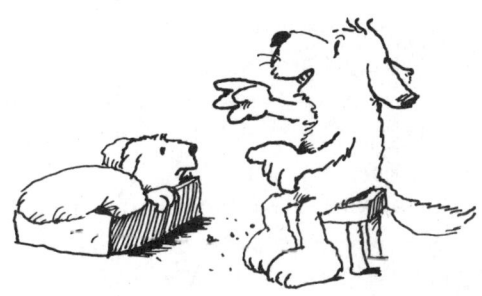

Normalerweise wird nach vier, fünf Tagen aus dem Ziegenpeter-Gesicht wieder das vertraute alte: Die Drüsen schwellen ab. Manchmal kann's auch länger dauern, bis sich alles normalisiert. Wer einmal Mumps durchgemacht hat, ist dagegen ein Leben lang immun.

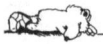

Scharlach: nicht unbedingt eine einmalige Sache

Vor allem im Winter kommen Kinder mit der Nachricht aus dem Kindergarten oder aus der Schule: »Bei uns ist Scharlach!« Auch wenn diese Infektionskrankheit, die durch Bakterien, Streptokokken, verursacht wird, viel von ihrem Schrecken verloren hat, beobachten besorgte Mütter und Väter ihren Sprössling daraufhin ein paar Tage lang aufmerksamer als sonst.

Wer einmal Scharlach hatte, ist danach nicht unbedingt immun. Vier- bis fünfmal kann ein Kind daran erkranken, ehe es gegen alle Erregertypen, die Scharlach zur Folge haben, gefeit ist. Übertragen werden die Erreger durch Tröpfcheninfektion.

Die Krankheit beginnt mit Fieber, mit Schüttelfrost, Halsschmerzen und Schluckbeschwerden, in der Regel kommt Erbrechen dazu. Die Lymphknoten schwellen an. Ein, zwei Tage später setzt der typische Ausschlag ein: zuerst in der Leistenregion, in den Achselhöhlen, dann breiten sich die samtigen, stecknadelgroßen, etwas erhöhten Flecken (sieht aus wie Gänsehaut), die dicht an dicht sitzen und erst hellrot, dann intensiv rot sind, über den ganzen Körper einschließlich Gesicht aus. Nur Mund- und Kinnpartie bleiben blass (Milchbart). Ganz typisch für Scharlach ist die himbeerrote Zunge. (Im Anfangsstadium ist sie allerdings weiß belegt.) Nach einer Woche schuppt sich die Haut und juckt entsprechend.

Früher waren Komplikationen im Zusammenhang mit Scharlach gefürchtet, zum Beispiel Herz-, Nieren- und Gelenkentzündungen, aber auch Mittelohr-, Nebenhöhlen- oder Lymphknotenentzündungen. Heute lassen sich diese Gefahren durch konsequente Behandlung mit Antibiotika weitgehend bannen. Konse-

quent heißt: Das Scharlachkind muss mindestens zehn Tage lang Penicillin einnehmen. Das Medikament darf keinesfalls vorher schon abgesetzt werden, mit der Begründung: »Dem Kind geht es ja schon viel besser, es braucht keine Medikamente mehr!«

Mit Ausbruch der Krankheit kann ein Scharlachkind andere anstecken. Ein, zwei Tage nach Beginn der Behandlung mit Antibiotika besteht übrigens keine Ansteckungsgefahr mehr. Manche Mediziner verzichten auf die Behandlung mit Antibiotika (Seite 214ff.).

Solange ein Scharlachkind Fieber hat, sollte es zu Hause im Bett bleiben. Wenn es sich gesund und ausreichend stabil fühlt – und das ist bei einer Behandlung mit Antibiotika überwiegend nach zwei oder drei Tagen der Fall –, kann es wieder in den Kindergarten oder zur Schule gehen.

Diphterie – in unseren Breiten heute fast vergessen

Diphtherie, eine gefährliche, sehr ansteckende Infektionskrankheit, ist dank der Impfung und erfolgreicher Behandlungsmethoden inzwischen fast in Vergessenheit geraten – jedenfalls in unseren Breiten. In anderen Ländern, zum Beispiel in Russland, ist die Angst vor Diphtherie akut. Der Impfschutz hält übrigens nicht ein Leben lang, Erwachsene können also wieder daran erkranken. Eine Ansteckung ist aber sehr unwahrscheinlich, denn in der Bundesrepublik sind die meisten Kinder gegen Diphtherie geimpft (Impfen, Seite 423f.).

Diphtherie wird durch Bakterien und ihre Toxine hervorgerufen. Symptome, die darauf hinweisen:

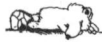

▶ Im Anfangsstadium leichtes Fieber, Kopfschmerzen, manchmal Husten.

▶ Der Hals, das Schlucken tut weh. Das Kind ist blass, fühlt sich sehr krank, viel kränker als bei einem Infekt, nach dem die Krankheit zuerst aussieht.

▶ Die Mandeln sind geschwollen und mit einem grauweißen Belag überzogen.

Wird eine Diphtherie nicht gleich und gezielt im Krankenhaus behandelt, können sich gefürchtete Komplikationen ergeben, wie schwere Atemnot, Erstickungsanfälle. Außerdem kann das Herz in Mitleidenschaft gezogen werden.

Gut zu wissen

Kinderlähmung: unbedingt zum Impfen gehen
In den Fünfzigerjahren war Kinderlähmung ein Angstthema: Tausende Kinder erkrankten daran. Dank der Impfung hat die Infektion ihren Schrecken verloren. Heute ist von dieser Krankheit kaum noch die Rede. Verschwunden ist sie jedoch nicht. Wenn kein ausreichender Impfschutz besteht, kann sie als Epidemie, die sich schnell ausbreitet, wieder zurückkehren (Impfen Seite 424f.).

14. Kapitel

Allergien: wenn das Immunsystem verrückt spielt

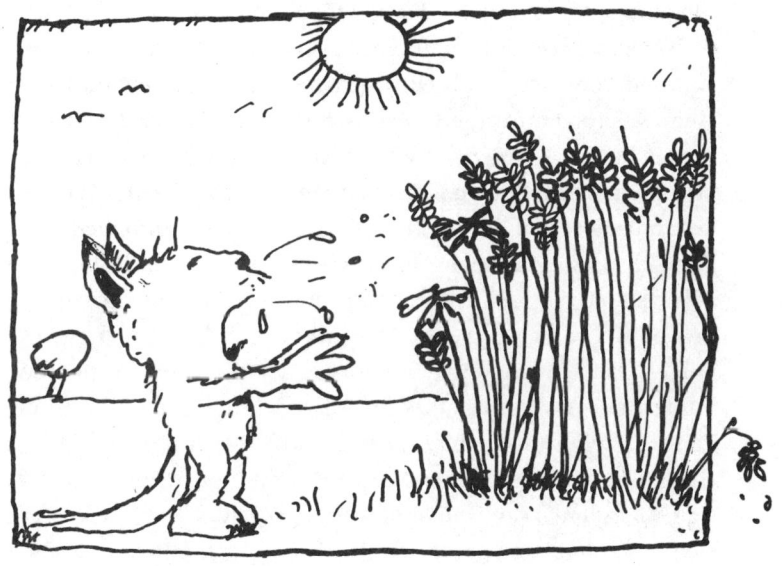

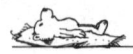

Wenn die Abwehr über das Ziel hinausschießt

In Nahrungsmitteln, in der Luft, im Hausstaub – allerorten wimmelt es von natürlichen und unnatürlichen Stoffen. Von Stoffen, die ein Kind mit jedem Biss und jedem Schluck, mit jedem Atemzug und jeder Berührung in sich aufnimmt.

Einem gesunden Kind schadet das nicht. Sein Abwehrsystem wird mit den Eindringlingen fertig, verkraftet die harmlosen Fremdkörper wie etwa Milcheiweiß oder Haselnusskerne.

Wie eine Allergie entsteht

Ein allergiekrankes Kind hat Probleme mit körperfremden Stoffen. Mit Stoffen, die zum Beispiel enthalten sind in Hausstaub, Kleidung, Waschmitteln, Farbstoffen, Kosmetika, Medikamenten, Pflanzen, Nahrungsmitteln: Diese Reizstoffe wirken von außen und von innen auf den Organismus ein: Das Immunsystem eines Allergikers reagiert chaotisch, überempfindlich auf diese Fremdstoffe (Allergene). Seine Abwehr hat Schwierigkeiten, zwischen unschädlich und schädlich zu unterscheiden. Auch bei den harmlosesten Fremdstoffen, wie etwa Lindenblüten oder Katzenhaaren, gerät das Abwehrsystem in Aufruhr. Kommt ein Allergiekind mit »seinem« Reizstoff (oder mit seinen Reizstoffen) in Kontakt, arbeiten seine Abwehrkräfte auf Hochtouren. Die Folge: Das Immunsystem produziert viel zu viele Antikörper. Treffen ein Antikörper und ein Allergen zusammen, setzen die Zellen Signalsubstanzen frei. Eine dieser Substanzen ist das Histamin. Das Histamin entfacht jetzt eine Explosion, eine heftige Allergiereaktion im Organismus: Die Blutgefäße erweitern sich, Entzündungen entstehen. Die Haut juckt, schwillt an. Oder

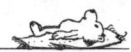

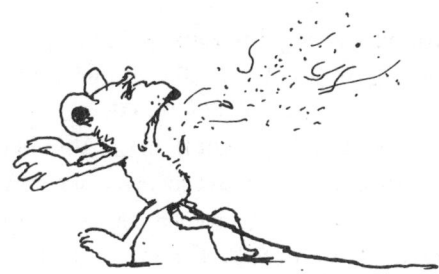

die Augen tränen. Oder die Nase juckt. Oft treten auch mehrere Symptome gleichzeitig auf.

Wo die Andersartigkeit im Abwehrsystem liegt, stellt sich nach und nach im Laufe der Kinderjahre heraus. Die Allergie zeigt sich da, wo der geringste Widerstand auftritt. Bei überempfindlicher Haut bilden sich Bläschen, Ekzeme, Hautrötungen oder Hautschwellungen. Bei überempfindlichen Schleimhäuten entsteht Heuschnupfen.

Allergische Krankheiten können jederzeit auftreten und sich jederzeit wieder geben. Warum sie plötzlich verschwinden, ist nicht bekannt. Gelegentlich wechseln sie auch nur den Schauplatz: Aus Heuschnupfen wird Asthma.

Allergien stehen in der Skala häufiger Krankheiten bei Kindern inzwischen ganz oben. Außerdem treten sie immer früher auf. Selbst Säuglinge können bereits unter Allergien leiden.

Die Frage, warum Kinder heute häufiger an Allergien erkranken als einst, ist nicht endgültig geklärt. Eine Vermutung: Die Kinder von heute kommen dank besserer Vorsorge, besserer Hygiene mit weniger Keimen in Berührung. Die Folge: Das Immunsystem hat weniger »zu tun«, konzentriert sich deshalb auf Stoffe, die eigentlich nicht krankmachend sind. Diese »Fehlleistung« der Abwehrkräfte löst Allergien aus.

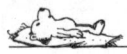

Die Suche nach dem Allergen: eine Puzzlearbeit

Zwischen Eindringen des Reizstoffes in den Körper und dem »Kurzschluss«, der allergischen Reaktion des Immunsystems auf diesen Stoff, können Sekunden, Minuten, Stunden oder sogar Tage vergehen. Je länger der Zeitraum zwischen dem Eindringen des Allergens und der allergischen Reaktion darauf ist, desto schwieriger ist es für den Mediziner, den Stoff herauszufinden, der die Allergie verursacht haben könnte. Das Kind, seine Eltern, der Arzt – alle gemeinsam brauchen viel Geduld, viel Disziplin und detektivischen Spürsinn, um das Allergen oder die Allergene herauszufiltern. Viele Ärzte regen die Patienteneltern an, Tagebuch zu führen.

Nicht nur mithilfe ausführlicher Befragungen, sondern auch mit Tests wird nach dem Täter gefahndet. Der Arzt ritzt verdächtige Reizstoffe in die Haut. Reagiert die Haut mit Rötungen oder Quaddeln auf einen Reizstoff, ist der Täterkreis eingegrenzt.

Mithilfe einer Blutuntersuchung kann der Versuch gemacht werden, Abwehrstoffe gegen das Allergen nachzuweisen (Rast-Test). Ist zum Beispiel ein solcher Stoff gegen Haselnüsse auszumachen, so bedeutet das: Das Kind reagiert allergisch darauf.

Wer erkrankt an einer Allergie?

Bei welchen Kindern besteht ein erhöhtes Risiko, allergisch zu reagieren?

▶ Der wichtigste Faktor ist die genetische Belastung. Eine Neigung zu überempfindlichen Reaktionen ist bei vielen Kindern von Geburt an gegeben. Vor allem bei Kindern aus Allergikerfamilien.

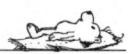

Bilden sich bei der Mutter Quaddeln auf der Haut, wenn sie Erdbeeren isst, und beginnt der Vater zu niesen, wenn er in die Nähe blühender Wiesen kommt, dann ist für den Sohn oder die Tocher, statistisch gesehen, das Risiko ebenfalls groß, eine Allergie zu entwickeln. Es muss aber keine Allergie gegen Erdbeeren sein und auch nicht gegen Gräser, es kann eine Überreaktion auf ganz andere Reizstoffe entstehen. Ist nur ein Elternteil Allergiker, halbiert sich das Risiko.

An einer Allergie können natürlich auch Kinder erkranken, deren Eltern gesund sind.

▶ Beobachtungsstudien haben ergeben, dass schlechte Luft eine Rolle spielt. Kinder, die in Raucherhaushalten aufwachsen oder mitten in der Stadt leben und ständig Auto- und Industrieabgasen ausgesetzt sind oder in superhygienischer Umgebung groß werden, neigen eher zu Allergien als Kinder, die unter »normalen« Bedingungen nicht überbeschützt aufwachsen.

▶ Bei einem Kind, das gesundheitlich angeschlagen ist, zum Beispiel mit Dauerinfekten der Atemwege kämpft, ist das Risiko, an einer Allergie zu erkranken, ebenfalls höher.

Viele Kinder haben die Bereitschaft zu einer Allergie in sich, ohne das zu ahnen. Sie leiden nicht unter Beschwerden – noch nicht, denn das kann sich jederzeit ändern.

Sind Allergien auch seelisch bedingt?
Miese Stimmung zwischen den Eltern, Konkurrenzkampf mit den Geschwistern, Schulstress, Schwierigkeiten mit den Mitschülern – es gibt eine Menge Gründe, warum ein Kind psychisch unter Anspannung geraten kann. Vor allem besonders sensible Kinder reagieren nicht selten mit körperlicher Krankheit auf seelische Konflikte.

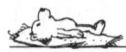

Dass bei Allergien psychische Faktoren eine Rolle spielen, ist bekannt. Deshalb versuchen viele Ärzte, sich nicht nur ein Bild vom Allergiespektrum zu machen, sondern auch und vor allem von dem seelischen Befinden ihrer Patienten, von ihren Familienverhältnissen. Sie bemühen sich, Spannungen zu lösen, positiv auf das Geschehen in der Familie einzuwirken. Oft geschieht das mithilfe eines Psychotherapeuten.

Wie ist Allergiekindern zu helfen?

Findet der Arzt das Allergen heraus, das verantwortlich ist für das Jucken oder Niesen, muss Kontakt mit diesem Stoff in Zukunft vermieden werden. Reagiert das Kind zum Beispiel allergisch auf Nüsse, heißt das: kein Nusskuchen mehr, kein Müsli mit Nüssen usw. Auf Nüsse zu verzichten ist sicher kein größeres Problem. Wesentlich schwieriger wird es, wenn Hundehaare, Hausstaub, Schimmelpilze, Blütenstaub oder ähnliche Stoffe Auslöser der Krankheit sind. Trotz aller Vorsicht kommt der kleine Patient wahrscheinlich immer wieder mit diesen Stoffen in Berührung.

Allergiekinder können sich mit Medikamenten (zum Beispiel Nasenspray, Augentropfen) Erleichterung verschaffen: zum einen mit Medikamenten, die vorbeugen, die eine allergische Reaktion zu verhindern suchen. Zum anderen mit Präparaten, die allergische Symptome behandeln.

Antihistaminika bremsen das Ausschütten von Histamin, also der Substanz, die verantwortlich ist für die juckende Haut, für die tränenden Augen oder die schnupfige Nase. Manche dieser Medikamente machen müde. Aber nicht alle Antihistaminika

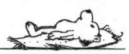

haben diese Wirkung, manche dieser Präparate sind nicht für kleine Kinder geeignet.

Bei schweren Krankheitserscheinungen kann der Arzt vorübergehend Kortison verordnen.

In manchen Fällen versuchen Ärzte der Allergie mit Hyposensibilisierung beizukommen. Dabei wird der Körper mit langsam gesteigerten Dosen des Allergens konfrontiert, um ihn so langsam, über drei Jahre hinweg, an die allergieauslösenden Stoffe zu gewöhnen. Das Immunsystem »lernt« auf diese Weise, ganz normal auf das Allergen zu reagieren. Diese Methode ist allerdings nicht bei jedem anwendbar und nicht frei von Nebenwirkungen.

Weil Allergien sich auf ganz unterschiedliche Art und Weise bemerkbar machen, gibt es entsprechend unterschiedliche Therapien. Diäten, Entspannungsübungen, spezielle Trainingsprogramme. Das »Richtige« aufzuspüren ist für Eltern alles andere als einfach.

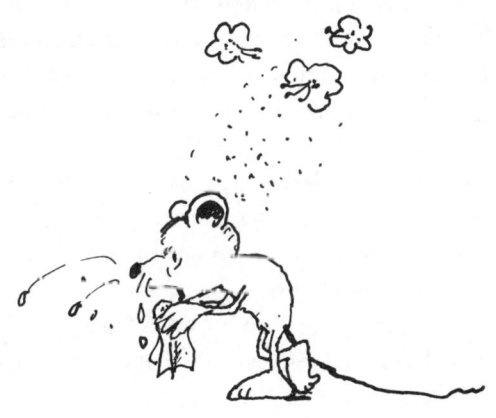

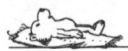

Immer aufpassen, immer vorsichtig sein?

Mütter und Väter geraten hier schnell in einen Zwiespalt. Einerseits ist es ganz klar, dass die Behandlung einer Allergie Geduld erfordert – vom Kind und von den Eltern.

Genauso klar ist aber auch, dass es jedem Kind schwer fällt, die geforderte Geduld, die Vernunft aufzubringen. »Immer aufpassen. Immer erst einmal überlegen!« Dass es oft nicht mag, ist verständlich, und auch, dass es nach etlichen Arztbesuchen dichtmacht: »Ich will nicht!« Nicht nur die Arztbesuche sind lästig, die Krankheit ist es erst recht.

Das ewige Vorsichtigsein macht Eltern mürbe: dauernd ein Auge aufs Essen haben, immer ermahnen und an die Vernunft erinnern, laufend Grenzen aufzeigen müssen – kein Wunder, dass sie oft genervt, gereizt und angestrengt sind.

Der Konflikt schaukelt sich schnell hoch zum Familienstress, und das kann wiederum Folgen haben: Stress, Druck, Anspannung wirken sich negativ auf die Behandlung einer Allergie aus.

Weil es häufig schwierig ist, aus dieser Situation wieder herauszufinden, greifen viele Eltern auf psychotherapeutische Hilfe zurück oder nehmen an speziellen Kursen oder Selbsthilfegruppen teil (in einer Kinderklinik nachfragen), um wieder Boden unter den Füßen zu gewinnen.

Die Behandlung einer Allergie erfordert viel Disziplin. Umso wichtiger ist es, eine Portion Leichtigkeit in den Alltag zu packen: zusammen spielen, lachen, Blödsinn machen – unbeschwert sein. Natürlich ist es nicht einfach, den nötigen Schwung aufzubringen, wenn der Patient kreuzunglücklich ist, weil die Haut juckt, die Nase trieft, die Augen tränen oder das Atmen Schwierigkeiten macht.

Allergiekindern und Eltern tut es gut, wenn sie mal aussche-

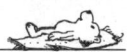

ren können aus dem Alltagstrott, wenn sie allein oder auch zusammen verreisen. Ein Ortswechsel kann Wunder wirken.

Klimakuren lindern die Allergiebeschwerden häufig dank der Wetter- und Luftbedingungen an der See und im Hochgebirge (UV-Licht, schadstoff- und allergenarme Luft).

Vorbeugen

Der Allergie aus dem Weg gehen – aber wie?

Etwa eine Million Kinder leiden in der Bundesrepublik an einer Allergie. Die meisten Allergien werden nicht durch synthetische, sondern durch natürliche Substanzen hervorgerufen.

Kuhmilch. Schon Babys können unter einer Kuhmilchallergie leiden. Hinweise auf diese Überempfindlichkeit: Das Kind hat Durchfall, erbricht, bekommt raue, juckende, gerötete Hautstellen. Weil ganz verschiedene Symptome auftreten können – gleich nach dem Füttern oder erst später –, ist es für den Arzt oft nicht einfach, die Unverträglichkeit zu diagnostizieren. Die Therapie: eine Spezialdiät.

Eier stehen ganz oben in der Liste allergener Stoffe. Wer sich mit Küche und Kochen beschäftigt, weiß, wie schwierig es ist, Eier zu meiden. Alles hat mit Ei zu tun: Kuchen und Kekse, Nudeln und Pudding, Eis und Süßigkeiten, selbst Ketchup. Sämtliche Lieblingsspeisen von Kindern sind davon betroffen. Eltern müssen beim Einkaufen und Kochen Kunststücke vollbringen, um ihrem Kind trotz aller Einschränkungen die Freude am Essen zu erhalten. (Hilfe finden sie bei Interessenverbänden, Seite 456).

Pollen. Vor allem im Frühjahr und im Sommer macht der Blütenstaub von Gräsern, Bäumen, Getreide und Kräutern vielen Menschen das Leben schwer. Sie reagieren allergisch auf Pollen und bekommen Heuschnupfen: Die Nase rinnt und schwillt zu. Die rot geränderten

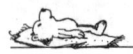

Augen brennen, jucken und tränen. Immer wieder muss man kräftig niesen. Ein paar Maßnahmen, die helfen:

▶ Pollenmeldungen beachten (Rundfunk, Zeitungen).

▶ Kleinen Kindern im Freien einen feuchten Waschlappen zum Kühlen der Augen auflegen.

▶ Feld-, Wald- und Wiesenspaziergänge im Frühjahr oder Sommer vermeiden.

▶ Das Kinderzimmer nur kurz lüften. Das Fenster nachts schließen.

▶ In der Wohnung häufig Staub entfernen, denn er kann Heuschnupfen verschlimmern.

▶ Kleidung und Haare oft waschen, den ganzen Körper jeden Abend abduschen.

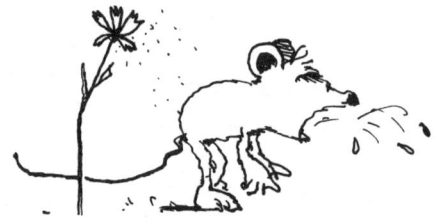

Tiere. Katzen, Pferde, Hunde, Hamster, Vögel – ganz verschiedene Tiere können Allergien auslösen. Auf Katzen reagieren viele Kinder – leider – besonders allergisch. Auch wenn's ziemlich bitter ist, hilft da nur eins: auf Haustiere verzichten.

Hausstaubmilben. Dauernd juckt die Nase oder das Atmen fällt schwer. Natürlich ist es problematisch, die Winzlinge zu meiden, die verantwortlich sind für ihr Leiden. Hausstaubmilben sind zuhauf in jedem Gramm Staub und überall, wo es feuchtwarm ist: in Betten und Decken, Vorhängen und Polstermöbeln. Nicht durch diese mikroskopisch kleinen Spinnentiere werden Atemnot und Niesen verursacht, sondern durch Kotbällchen dieser unangenehmen Krabbeltier-

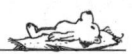

chen, die sich von Hautschuppen ernähren. Was lässt sich tun gegen die Milben:

▶ Das Kinderzimmer gut und oft lüften (samt Bettzeug und Matratze).

▶ Im Bettzeug fühlen sich Milben besonders wohl, denn sie ernähren sich von Hautschuppen. Waschbare Kopfkissen und Oberbetten, möglichst aus Baumwolle oder Seide, und waschbare, beschichtete Bezüge für die Matratze und das Kopfkissen besorgen. (Leider nicht gerade preiswert. Bei der Krankenkasse nachfragen, ob die Kosten erstattet werden. Extrakosten lassen sich von der Steuer absetzen.)

▶ Eine allergengeprüfte Matratze kaufen.

▶ Gardinen, Vorhänge aus leichtem Material anschaffen. Häufig waschen (bei 60 °C).

▶ Möglichst nur waschbare Stofftiere anschaffen.

▶ Zimmerpflanzen möglichst aus der Wohnung verbannen. Vor allem aus dem Kinderzimmer.

▶ Viel feucht wischen. Der Staubsauger braucht einen feinen Filter.

▶ Auf Staubfänger verzichten: Spielzeug, Bücher und Kleidung in Schränken verstauen. Keinen Teppichboden auslegen. (Gemütlichkeit mithilfe von Farben, Bildern und Postern ins Zimmer bringen.)

15. Kapitel

Unfälle, Verletzungen: Ruhe bewahren, Erste Hilfe leisten

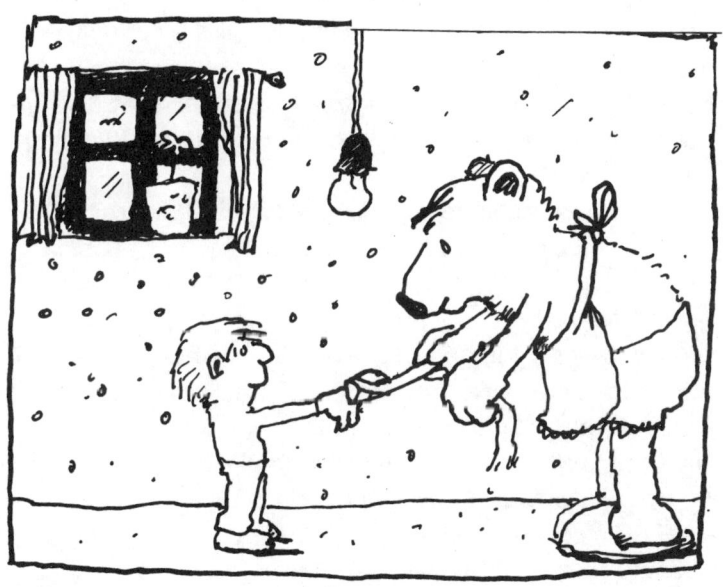

Richtig reagieren, wenn es auf Sekunden ankommt

Eltern fürchten, dass ihr Sprössling zu Hause in einem unbeaufsichtigten Moment verunglücken könnte. Oder unterwegs auf dem Weg zum Kindergarten, in die Schule oder zu einem Freund.

Dazu kommt die Angst vieler Eltern, dass sie selbst im Notfall Fehler machen, kopflos und panisch reagieren könnten. Dass sie nicht in der Lage sein könnten, zuzupacken, wenn dem Kind sofort geholfen werden muss. Was Mütter und Väter wissen sollten:

Ohnmacht – was ist das eigentlich?

Kinder werden selten ohnmächtig, Jugendliche schon häufiger: wenn sie lange stehen müssen – vor allem in der Sonne. Oder wenn die Luft im Raum verbraucht ist. Oder wenn sie sich fürchterlich aufregen. Bei einer Ohnmacht wird das Gehirn unzureichend mit Blut versorgt. Was tun?

▶ Den Ohnmächtigen auf den Rücken legen, den Kopf flach lagern. Beine in die Höhe halten, damit wieder mehr Blut in das Gehirn fließt.

▶ Oder den entsprechenden Akupunkturpunkt zwischen Nase und Oberlippe (in der Rinne) massieren.

Bewusstlosigkeit

Ein bewusstloses Kind reagiert weder auf sanftes Rütteln noch auf Reden, gibt keinen Laut von sich, blinzelt nicht, wenn man seine Augenlider berührt. Bewusstlos sein heißt, dass die Hirnfunktionen verändert sind. Mögliche Ursachen:

▶ Verletzungen (zum Beispiel durch einen Unfall)

▶ Vergiftungen (zum Beispiel durch Tabletten)

▶ Krankheiten (zum Beispiel Diabetes)

Bei Bewusstlosigkeit sofort den Notarzt benachrichtigen und prüfen, ob das Kind noch atmet. Sind Atemgeräusche hörbar? Ist die Atemluft spürbar? (Ohr auf den Mund legen.)

▶ Wenn das Kind atmet, es in stabile Seitenlage betten:
  – ein Bein strecken, ein Bein anwinkeln,
  – Kopf leicht nach hinten beugen, in den Nacken legen,
  – den einen Arm nach hinten ziehen, die Ellenbogen anwinkeln,
  – den anderen Arm nach vorn ziehen.
▶ Wenn das Kind nicht atmet, mit künstlicher Beatmung beginnen (zu lernen in einem Erste-Hilfe-Kurs).
▶ Das Kind so wenig wie möglich bewegen. Warm zudecken.

Ein Schock – was ist das eigentlich?

Bei jeder größeren Verletzung besteht die Gefahr, dass das Kind einen Schock erleidet. Es wird kreidebleich, unruhig und ängstlich. Die Haut ist kalt oder mit kaltem Schweiß bedeckt, der Puls kaum noch zu fühlen.

Beim Schock sinkt der Blutdruck in kürzester Zeit. Der Kreislauf kann versagen, das Kind das Bewusstsein verlieren. Ein Schock kann also lebensgefährlich sein: Deshalb sofort den Notarzt benachrichtigen. (Nicht selbst in die Klinik fahren.)

Das ist zu tun, bis der Arzt kommt:

▶ Das Kind zudecken und warm halten.
▶ Das Kind flach hinlegen, Beine hoch lagern. Aber nur, wenn es bei Bewusstsein ist und keinen Einspruch erhebt. Nicht jedoch bei Becken- oder Beinbruch, bei Verletzungen am Kopf, Bauch oder an der Brust.
▶ Ist das Kind nicht bei Bewusstsein, in stabile Seitenlage betten (siehe oben).

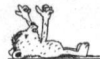

Vorbeugen

Kinder allein zu Hause: wie sich helfen im Notfall?

Irgendwann zieht der Babysitter ab: kein Bedarf mehr. Die Kinder sind groß genug, um allein zu Hause zu bleiben. Ohne Aufpasser die Bude für sich zu haben ist dem Nachwuchs in der Regel nur recht. Eltern haben da schon mehr Probleme.

Eine wichtige Voraussetzung fürs Alleinlassen ist, dass Kinder sich im Notfall zu helfen wissen.

▶ Die beste Lösung: Nachbarn, die erreichbar sind, und die den Kindern im Notfall weiterhelfen können.

▶ Die zweitbeste Lösung: Per Telefon Hilfe holen. (Sich nicht darauf verlassen, dass Kinder die Notrufnummern im Kopf haben. Deshalb die Nummern sicherheitshalber aufschreiben und ans Telefon kleben.)

Im Notfall wissen Kinder vor Aufregung nicht, welche Informationen wichtig sind. Deshalb mit ihnen häufiger durchspielen, was im Notfall zu sagen ist: Namen und Adresse nennen, wenn nötig mit Wegbeschreibung. Sagen, was geschehen ist.

Kinder sollten immer wissen, wo sich ihre Eltern aufhalten und wann sie in etwa wieder nach Hause kommen werden. Ob sie erreichbar oder unerreichbar sind. Wenn ja, unter welcher Telefonnummer.

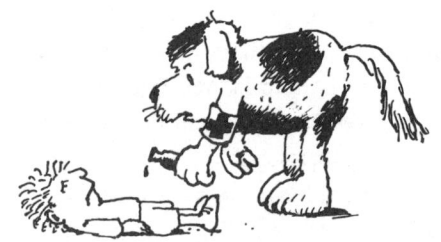

Blau vor Wut

In ihren Trotzzeiten können sich Kinder sagenhaft aufregen, wenn's nicht so läuft, wie sie sich's in den Kopf gesetzt haben, oder wenn sie einen gehörigen Schrecken bekommen. Vor Wut oder auch Verzweiflung bleibt manchen Kindern dann schon mal die Luft weg. Sie laufen blau an, krampfen vielleicht sogar kurzzeitig, werden ohnmächtig – zum Schrecken ihrer Eltern.

So ein Ausbruch muss kein Grund sein, sich Sorgen zu machen: Das gibt sich von selbst, die Atmung setzt rechtzeitig wieder ein. Was können aber Eltern tun, wenn sie das Abwarten nicht aushalten (und das ist meist der Fall):

▶ auf den Rücken klopfen,

▶ ins Gesicht pusten,

▶ mit einem kalten, feuchten Waschlappen übers Gesicht fahren.

▶ nicht schimpfen, sondern trösten.

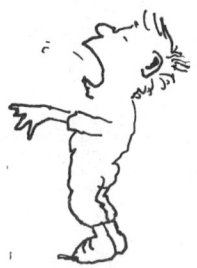

Entscheidend ist, diesem Wutanfall nicht nachzugeben. Sonst besteht die Gefahr, dass dem Nachwuchs immer die Luft wegbleibt, wenn er seinen Dickkopf durchsetzen will. Wer weiß, dass ein Kind nicht aus böser Absicht trotzt, sondern auf die fremde, große Welt da draußen ab und an nicht anders als mit Wut reagieren kann, nimmt Trotzanfälle gelassener hin.

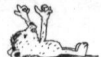

Vergiftungen: im modernen Haushalt nicht selten

Je mehr Putz-, Wasch-, Spül- oder Arzneimittel im modernen Haushalt verwendet werden, desto größer die Zahl von Vergiftungen bei Kindern. Trotz aller Vorsorge gelingt es neugierigen Kleinkindern immer wieder, das in die Hände zu bekommen, wovon sie tunlichst die Finger lassen sollten. Das Verflixte an der Sache: Was bitter oder einfach unangenehm schmeckt, wird nicht unbedingt im hohen Bogen ausgespuckt, sondern oft runtergeschluckt – auch wenn es scheußlich schmeckt.

▶ *Alkohol* ist für kleine Kinder schon in geringen Mengen giftig:
  – Erbrechen herbeiführen,
  – viel Wasser mit Traubenzucker zu trinken geben,
  – in die Klinik fahren.

▶ *Batterien.* Knopfbatterien sehen für Kleinkinder nach Silberbonbons aus. Sie sind gefährlich, weil sie Quecksilber enthalten. Die Magensäure kann den Schutzmantel zerstören:
  – in die Klinik fahren.

▶ *Benzin.* Das Kind darf auf keinen Fall erbrechen:
  – lauwarmes Wasser zu trinken geben,
  – *keine Milch* anbieten,
  – Notrufzentrale anrufen.

▶ *Giftpflanzen.* Beeren, Blätter, Blüten – alles hochinteressant für Kleinkinder. Aber nicht nur beliebte Garten-, auch Zimmerpflanzen können giftig sein:
  – Notrufzentrale anrufen,
  – wenn das Kind in die Klinik muss: Entsprechende Pflanze mitnehmen, damit sie zu bestimmen ist. Falls sich das Kind übergeben musste, Erbrochenes mitnehmen.

▶ *Haushaltsmittel.* Ganz egal, welches Mittel:
  - Notrufzentrale anrufen und Mittel sowie Zusammensetzung des Mittels nennen,
  - ätzende Mittel (wie Essigreiniger, Entkalker): Viel lauwarmes Wasser zu trinken geben,
  - Das Kind *nicht* dazu bringen, dass es erbricht,
  - *sofort* zum Arzt.
▶ *Medikamente.* Häufigste Ursache von Vergiftungen im Kindesalter:
  - Notrufzentrale anrufen und Mittel, Menge und Art des Medikaments nennen,
  - nicht alle Präparate sind so giftig, dass sie schnellstens per Magenauspumpen entfernt werden müssen. Anweisungen des Arztes befolgen.
▶ *Nagellack*
  - Notrufzentrale anrufen,
  - Mund spülen.
▶ *Nagellackentferner*
  - viel lauwarmes Wasser zu trinken geben,
  - sofort in die Klinik fahren.
▶ *Zigaretten.* Wenn die Großen Zigaretten mögen, sind auch die Kleinen neugierig: »Mal probieren, wie Tabak schmeckt!« Nikotin ist giftig:
  - viel lauwarmes Leitungswasser zu trinken geben,
  - Erbrechen herbeiführen,
  - gleich in die Klinik fahren.

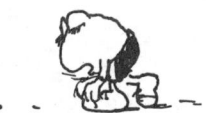

Gut zu wissen

Erbrechen herbeiführen – nur wie?

Das Kind übers Knie legen, den Kopf nach unten halten, den Rachen mit einem Spatel oder Löffel reizen. (Nicht unbedingt den Finger nehmen: Kleine Kinder können zubeißen!)

Erbrechen darf nicht ausgelöst werden bei ätzenden Stoffen, Lösungsmitteln, Benzin, Schaum bildenden Mitteln. Auch nicht, wenn das Kind benommen ist oder unter Krämpfen leidet. Unbedingt in der Giftnotrufzentrale nachfragen!

Allgemein gilt: Schnell zum Arzt fahren. Oft gelingt es dort eher, das Kind zum Erbrechen zu bringen (zum Beispiel mithilfe eines speziellen Sirups).

Bei Vergiftungen keine Milch geben

Milch gilt bei vielen als ideales Gegenmittel bei Vergiftungen. Irrtum. Milch hilft nur bei Verätzungen, sonst schadet sie. Denn das Fett in der Milch löst die Giftstoffe und lässt sie somit schneller in den Organismus gelangen.

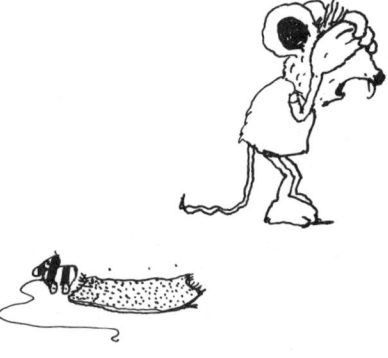

Vorbeugen

Giftstoffe: unbedingt wegsperren

Lange Erklärungen nützen nichts. Kleinkinder kapieren noch nicht, was das heißt: »Dies und das ist giftig!« (Dennoch nicht darauf verzichten, sie immer wieder und nachdrücklich auf Gefahren hinzuweisen, denn irgendwann sind sie in der Lage zu verstehen, was damit gemeint ist, wenn gesagt wird: »Das ist gefährlich.«) Auch Verbote sind schnell vergessen. Deshalb alles, was Kindern gefährlich werden kann, unbedingt in unerreichbare Höhen wegstellen. Besser noch: Gefährliche Substanzen wegschließen.

Noch ein wichtiger Hinweis: Nie Giftstoffe für den Haushalt, für die Werkstatt in Behälter umfüllen, die eigentlich für Lebensmittel gedacht sind (zum Beispiel Seifenpulver in eine alte Keksdose).

Verbrennung: die Wunde unter kaltes Wasser halten

Gefährdet sind vor allem Kleinkinder, die begeistert über ihre Laufkünste überall hintappeln, alles erkunden, untersuchen. Und darüber sämtliche Hinweise und alle Verbote ihrer besorgten Eltern vergessen, sich in Gefahr bringen, etwa an einer heißen Herdplatte verbrennen.

Wie schwach oder stark eine Verbrennung ist, lässt sich auf der Haut ablesen. Verbrennungen

▶ *1. Grades:* Die Haut ist gerötet, geschwollen.
▶ *2. Grades:* Auf der Haut bilden sich Blasen.
▶ *3. Grades:* Die Haut ist verkohlt oder verkocht (sieht schwarz bzw. weiß oder grau aus).

Häufiger als Verbrennungen sind Verbrühungen: durch heißes Wasser zum Beispiel, das auf dem Herd kocht und über das Kind schwappt, wenn es den Topf zu sich heranzieht. Oder durch heißen Kaffee, der aus einer umgekippten Tasse rinnt.

Der erste Schritt: Sofort die Kleider ausziehen, wenn der Stoff nicht bereits auf der Haut klebt. (Stoff dann nicht entfernen!)

Der zweite Schritt: Sofort jede Brandwunde, egal, ob klein oder groß, 10 bis 15 Minuten lang unter kaltes Wasser halten. (Kein Eis aus dem Kühlschrank nehmen!) Dabei das Kind ablenken; Geschichten erzählen. Bei kleinen Kindern und kleinen Verletzungen funktionieren Ablenkungsmanöver (meist) noch.

Kaltes Wasser bewirkt, dass sich die Schmerzen verringern und die Verbrennung sich so nicht in tiefere Hautschichten ausdehnen kann. Wenn das Kind die Brandwunde nicht mehr unter den Wasserhahn halten will, ein mit kaltem Wasser getränktes Baumwolltuch auf die Wunde legen, und ein trockenes Tuch oder Handtuch umbinden. Eine kleinere Wunde dann so lassen wie sie ist – egal, ob sich Brandblasen gebildet haben oder nicht.

Nicht auf alte Hausmittel wie Öl und Butter, Schmalz und Mehl zurückgreifen. Die schaden mehr, als sie nützen. Auch keine Salben, keine Cremes auftragen.

Mit allen schwereren Verbrennungen und Verbrühungen zum Arzt gehen, bei kleinen Kindern auch mit kleinen Wunden. Die Wunde bis zur Behandlung mit einer sterilen Mullbinde oder einem frisch gewaschenen Tuch, das nicht flust, abdecken. Die Wunde darf sich nicht infizieren, denn eine entzündete Brandwunde heilt oft schlecht.

Schnellstens ins Krankenhaus muss ein Kind, wenn größere Hautpartien betroffen sind oder Gesicht, Hals, Hände, Genitalien, Beugefalten der Gelenke.

Vorbeugen

Was heiß ist, aus dem Weg räumen

▶ Kleine Kinder nie unbeaufsichtigt in der Küche, in der Badewanne, in der Dusche spielen lassen. Oder im Umfeld des Esstisches, wenn heißer Tee, Kakao, Kaffee auf dem Tisch steht.

▶ Herd mit Schutzgittern absichern. Töpfe möglichst nur auf hintere Herdplatten stellen. Pfannenstiele nach hinten drehen.

▶ Keine Streichhölzer oder Feuerzeuge herumliegen lassen.

▶ Brennende Kerzen nicht unbeaufsichtigt lassen.

▶ Klare Grenzen setzen: »Der Herd ist tabu!« Aber nicht darauf verlassen, dass Verbote eingehalten werden.

▶ Kinder mit sturer Regelmäßigkeit auf mögliche Gefahren hinweisen.

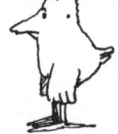

Gurkenzauber und Heilkäfer

Ablenkungsmanöver bei kleinen und harmloseren Brandwunden

Gurkenotto. Mit einem kleinen Messer in eine Gurkenscheibe einen breiten Grinsemund und zwei Kulleraugen schneiden, den »Gurkenotto« auf die Brandstelle legen und auf seine »Zauberkräfte« vertrauen. Gurke ist ein harmloses Hausmittel, sie enthält Wasser.

Kartoffelkäfer. Eine rohe geschälte Kartoffel halbieren. Augen einritzen. Den »Heilkäfer« auf die Brandstelle legen. Kartoffel wirkt kühlend.

363

Heile, heile Segen

Heile, heile Segen,
drei Tage Regen,
drei Tage Sonnenschein,
wird schon wieder besser sein.

Den Vers singen und dabei mit der Fingerspitze die Brandwunde umkreisen. Zum Schluss dreimal pusten.

Eiswürfel-Bonbon. Dem Kind einen Eiswürfel zum Lutschen geben. Lindert Beschwerden, wenn es sich den Mund, die Zunge verbrannt hat.

Elektrounfall: sofort Hilfe holen

Fließt Strom durch den Körper, entstehen Muskelkrämpfe und Brandstellen im Bereich des Stromverlaufs. Verbrennungen durch elektrischen Strom können tief sitzen, sind für den Laien nicht unbedingt gut zu erkennen. Manchmal kommt es nicht nur an der Stelle zu Verbrennungen, wo der Strom in den Körper einfährt, sondern auch an der Stelle, wo der Strom wieder aus dem Körper austritt.

Im schlimmsten Fall kommt es zu Bewusstlosigkeit, Atemnot, Atem- und Herzstillstand. Worauf Eltern bei einem Elektrounfall achten müssen:

▶ Nicht gleich zum Kind hinstürzen, sondern zuerst den Stromkreis unterbrechen: Stecker rausziehen oder Sicherung ausschalten, sonst besteht die Gefahr, selbst einen Stromschlag zu bekommen.

▶ Gelingt es nicht, den Strom abzustellen, die Stromquelle vom Kind wegschieben (oder umgekehrt): mit einem Gegenstand, der keinen Strom leitet, zum Beispiel mit einem Besen. Nicht mit Metall oder Wasser in Berührung kommen.

▶ Sofort den Notarzt benachrichtigen. Die Verletzung in kaltes Wasser halten.

▶ Das Kind auf den Rücken legen, Beine mithilfe von Kissen hoch lagern. Kopf zur Seite drehen. Das Kind warm halten (keine Wärmflasche, keine Heizdecke).

▶ Bei Bewusstlosigkeit das Kind in Seitenlage bringen.

Vorbeugen

Strom: Gefahren vermeiden

Strom sieht man nicht. Strom riecht man nicht. Wie soll man also einem Kind klar machen, warum Elektrizität so gefährlich sein kann? Auch dauerndes Aufpassen – im Alltag gar nicht durchführbar – und strenge Verbote sind kein sicherer Schutz. Vorsorgemaßnahmen bringen mehr Sicherheit:

▶ Steckdosen mit Schutzkappen absichern.

▶ Nur sichere Elektrogeräte anschaffen mit TÜV- oder GS-Prüfsiegel.

▶ Vorsicht mit Elektrogeräten im Badezimmer. Bei Berührung mit Wasser besteht Lebensgefahr.

▶ Schadhafte Elektrogeräte, Kabel und Stecker aus dem Verkehr ziehen.

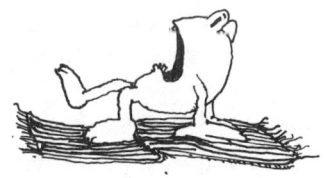

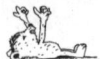

Sonnenbrand vermeiden, gesund bräunen

Je dünner die Ozonschicht in der oberen Atmosphäre, desto mehr gefährliche ultraviolette Strahlen dringen zu uns durch. Diese Strahlen, vor allem UVB- und UVA-2-Strahlen, verursachen Sonnenbrand.

Jeder Sonnenbrand hinterlässt in der Haut seine Spuren. Die Zellen der Unterhaut können einmal durchlittenen UV-Schaden nicht wieder vergessen. Kommt ein Sonnenbrand zum anderen, besteht die Gefahr, dass die Zellen irgendwann nicht mehr so funktionieren, wie sie sollten: Sie werden bösartig. (Das geschieht meist erst jenseits des Kindesalters.)

Kaum scheint die Sonne, setzt bei vielen der klare Verstand aus – trotz aller Warnungen von Hautspezialisten. Selbst bei größter Hitze legen sich immer noch Hunderttausende in die Sonne, brutzeln und bräunen und setzen so ihre Gesundheit aufs Spiel. Besonders gefährdet sind Kleinkinder, und das vor allem zu Ferienzeiten. Viele der Winzlinge bauen nach wie vor ihre Sandburgen zur Mittagszeit, wenn die Sonne im Zenit steht und der Anteil an hautgefährdenden UVB-Strahlen am höchsten ist. Stiefeln ohne Hemd und Hose durch die pralle Hitze.

Sicherlich, Sonne soll an die Haut kommen. Aber in Maßen. An der See und im Hochgebirge strahlt die Sonne doppelt stark. Kein Wunder, dass sich Kinder hier besonders leicht einen Sonnenbrand zuziehen. Bei Sonnenbrand ist die Haut warm, gerötet und empfindlich. Oft bilden sich Blasen. Die Haut juckt, wenn die Blasen aufgehen, und schält sich dann. Was tun bei Sonnenbrand?

▶ Dem Kind ein Hemd überziehen, damit die verbrannte Haut geschützt ist. Im Übrigen frösteln Sonnenbrandkinder oft.

▶ In den folgenden Tagen heißt's raus aus der Sonne.

▶ Mit schlimmem Sonnenbrand zum Arzt gehen. (Blasen nicht öffnen!)

Bewährte Hausmittel, die bei Sonnenbrand helfen:

▶ Eiswasserkompressen (helfen in den ersten Stunden)

▶ Milchkompressen

▶ Buttermilch (die Haut behutsam damit eincremen)

▶ eine einfache Fettcreme

Oft macht sich der Sonnenbrand nicht gleich bemerkbar, sondern erst am folgenden Tag. Dann helfen diese Mittel nicht mehr.

Vorbeugen

Sonnenbrand vorbeugen

▶ Nicht ohne Hemd (langärmlig), ohne Hose, Hut oder Mütze in die pralle Sommersonne gehen. Zu luftig sollte die Kleidung nicht sein. Nicht vergessen: eine gute, beim Optiker gekaufte Sonnenbrille und das Eincremen (erst Sonnenschutzfaktor 15, später 8). Vor allem die Nasenspitze eincremen, die Ohren und auch die Lippen (Sun-Blocker). Die meisten Sonnenschutzmittel brauchen eine Weile, bis sie ihre Wirkung voll entfalten. Deshalb das Kind schon zu Hause eincremen, nicht erst am Strand oder im Schwimmbad. (Selbst wasserfeste Sonnenlotionen nach jedem Bad erneut auftragen.)

▶ Den Aufenthalt in der Sonne nicht übertreiben. Langsam steigern, damit sich die Haut nach und nach an die Sonne gewöhnen kann.

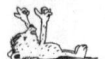

► Je weiter südlich das Urlaubsland, desto gefährlicher ist die Sonne, vor allem für Babys und Kleinkinder. Sie sollten möglichst gar nicht der direkten Sommersonne ausgesetzt werden – vor allem nicht in den Mittagsstunden. Die ultraviolette Strahlung nimmt außerdem mit der Höhe zu und wird durch Schnee noch verstärkt. Also im Hochgebirge und im Winter besonders vorsichtig sein.

► Die beste Zeit, um in die Sonne zu gehen, ist der frühe Morgen, denn dann enthält das Sonnenlicht viele wärmende, hautfreundliche Infrarotstrahlen. Der spätere Vormittag (9 bis 11 Uhr) und der Nachmittag (15 bis 18 Uhr) sind für Kinder gute Zeiten, um draußen zu spielen (mit Sonnenschutz).

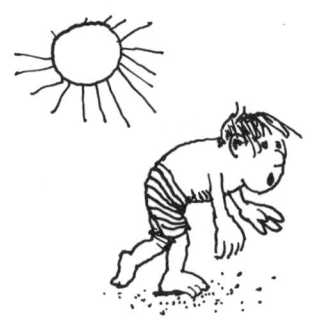

Was die Hitze erträglicher macht

Zum Erfrischen: Erdbeerlutscher und selbst gemachte Limo

Zitronenlimonade. Zitronen auspressen, mit Honig süßen und Sprudel auffüllen.

Eistee. Dünnen, schwarzen Tee schwach süßen, abkühlen lassen, mit viel Zitrone und Eiswürfeln auffüllen. (In südlichen Ländern werden übrigens häufig heiße Getränke als Durstlöscher bevorzugt.)

Eis am Stil. Mit dem Mixer Erdbeeren zu Mus pürieren. In Eiswürfel-
behälter füllen und ins Gefrierfach stellen. Kurz bevor das Mus fest
wird, Zahnstocher in die Würfel stecken. Später die gefrorenen Erd-
beerwürfel unter warmem Wasser aus dem Behälter lösen und als Eis
am Stiel anbieten.

Eisklumpenspiel. Einen Joghurtbecher mit Wasser füllen, ins Gefrierfach stellen. Später den Eisklumpen unter heißem Wasser aus
dem Becher lösen und in die Luft werfen, den Klumpen zersplittern
lassen und barfuß über die Eisscherben gehen. Die Eisstückchen mit
den Zehen vom Boden aufklauben.

Zu lange in der Sonne: Hitzschlag und Sonnenstich

Wenn Kinder zu viel Sonne, zu viel Hitze erwischen, rebelliert
ihr Organismus. Sie verkraften die Belastungen nicht mehr, werden krank.

Hitzschlag: ein Wärmestau

Mit Kopfschmerzen, Leibschmerzen, Erbrechen kündigt sich ein
Hitzschlag an. Das Kind hat plötzlich hohes Fieber, fühlt sich
schwach und schlapp, kann bewusstlos werden. Die Haut ist
knallrot, sehr trocken und heiß (kein Schweiß!) Die Ursache: Die
Wärmeregulierung des Körpers, die Schweißdrüsen arbeiten
nicht mehr. Der Organismus kühlt nicht ab. Erste-Hilfe-Maßnahmen:

▶ Sofort den Arzt anrufen.
▶ Das Kind gleich ins Kühle bringen, entkleiden, hinlegen (mit
  erhöhtem Oberkörper).

▶ Wadenwickel und kalte Umschläge machen (Stirn, Nacken, Brust), oder das Kind lauwarm abwaschen. Luft zufächeln.

▶ Reichlich kühle Getränke anbieten. Zum Beispiel Tee mit Traubenzucker und einer Prise Salz.

Sonnenstich: wenn dem Körper zu viel Flüssigkeit verloren geht

Die Symptome: Kopfweh, Übelkeit, Erbrechen, Fieber und Schwindel. Die Haut ist aber nicht knallrot, sondern blass. Die Ursache: zu viel, zu starke Sonne (auf den ungeschützten Kopf). Überanstrengung in der Hitze. Erste-Hilfe-Maßnahmen:

▶ Das Kind an einen schattigen Ort bringen, entkleiden, hinlegen (mit erhöhten Beinen).

▶ Kalte Umschläge machen (Stirn, Nacken, Brust).

▶ Kühle Getränke anbieten.

▶ Fieber messen.

▶ Wenn sich das Kind nach einer Stunde nicht erholt hat, den Arzt benachrichtigen.

▶ Bei Anzeichen eines Schocks – Schwindel, Kurzatmigkeit – den Arzt rufen.

Am Wasser spielen: für Kleinkinder immer gefährlich

Nicht nur Schwimmbecken und Teiche können lebensgefährlich werden, sondern auch Planschbecken, Minitümpel im Garten, Bäche, selbst tiefe Pfützen und auch die Badewanne. Deshalb ein Kleinkind nie unbeaufsichtigt in Wassernähe spielen lassen. Ältere Kinder frühzeitig beim Schwimmkurs anmelden.

Gut zu wissen

Vorsicht Quallen!

Die wabbeligen Nesseltiere sehen nicht nur unangenehm aus, sie sind es auch. Manchmal brennt und juckt die Haut, wenn man mit einer Qualle in Berührung kommt. Dann die betroffene Hautstelle mit Sand und Wasser bearbeiten.

Lässt die Reizung nicht nach, die »Brandstelle« zu Hause mit Seife waschen oder mit Essig abtupfen. Eventuell vorsichtig eine Antihistaminsalbe auftragen. Bei stärkerer Hautreizung zum Arzt gehen.

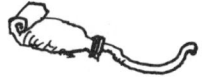

Wenn trotz aller Vorsicht ein Unglück geschieht

Das Bedrohliche bei Wasserunfällen: Gerät zu viel Wasser in die Atemwege, wird das Kind nicht ausreichend mit Sauerstoff versorgt und droht zu ersticken. Was können Eltern im Notfall für ihr Kind tun?

▶ Wenn das Kind bei Bewusstsein ist: sofort für Wärme sorgen, ausziehen, abtrocknen und trockene Kleidung anziehen.

▶ Wenn das Kind bewusstlos ist: in Seitenlage betten (Seite 355), zudecken, um Unterkühlung zu vermeiden. (Nasse Kleidung erst mal nicht auszuziehen.) Die Atmung laufend überprüfen. Den Notarzt alarmieren.

▶ Wenn das Kind nicht mehr atmet: sofort, eventuell sogar noch im Wasser, mit Mund-zu-Mund-Beatmung (oder Mund-zu-Nase-Beatmung) beginnen. Nicht kostbare Zeit mit dem Versuch verschwenden, Wasser aus der Lunge zu pressen. Die Beatmung so lange fortsetzen, bis der Notarzt kommt.

Eiskalte Hände, eiskalte Füße

»Zieh Handschuhe an. Nimm die Winterstiefel!« Diese vernünftigen Ermahnungen vernünftiger Mütter oder Väter kommen beim Nachwuchs nicht unbedingt an. Denn der hat Wichtigeres im Kopf, will raus zum Spielen. Später tauchen die Kinder nicht selten völlig durchgefroren, mit eiskalten Fingern und Füßen zu Hause wieder auf.

Wenn bei extremer Kälte Finger, Zehen, Nase, Ohren oder andere Körperpartien unzureichend durchblutet werden, kann es zu Erfrierungen an der Hautoberfläche kommen. Die betroffenen Hautstellen werden dann fahlgrau und schmerzen, sobald sie berührt werden.

Meist sind Bereiche betroffen, die kaum durch Muskulatur geschützt sind (wie etwa die Ohren).

Erste Gegenmaßnahmen:

▶ Erfrorene Finger, Zehen, Nasenspitze durch Körperwärme auftauen: Die kleinen Hände zwischen den großen Händen wärmen oder unter die Achsel klemmen (nicht reiben!). Die Nasenspitze zwischen die warmen Handflächen nehmen.

▶ Oder die Hände, die Finger in lauwarmes Wasser tauchen. Heißeres Wasser ganz langsam zulaufen lassen. Zu heiß darf das Wasser nicht sein.

▶ Warmen Tee oder warmen Kakao anbieten.

▶ Warmes Fußbad mit Fichtennadelabsud machen (Seite 453).

Bei schweren Erfrierungen mit dem Kind auf der Stelle in die Klinik fahren. *Nicht* erst zu Hause aufwärmen. Bei starken Erfrierungen ist die betroffene Körperpartie hart, sehr kalt und meist ohne jedes Gefühl.

Gut zu wissen

Frostbeulen: wenn die Fersen jucken

Im Winter handeln sich Kinder gelegentlich Frostbeulen ein: Auf den Händen, auf den Füßen oder an den Fersen, seltener auf der Nase; an den Ohren wird die Haut bei Kälte blass und gefühllos. In der Wärme röten sich die Flecken, schwellen an, beginnen zu jucken, zu brennen und können auch wehtun.

Bei Kälte schließen sich die Blutgefäße, die Haut wird blass. Ein Hinweis darauf, dass wenig Blut zirkuliert. Im Warmen öffnen sich die Gefäße. Das Blut zirkuliert wieder, und damit rötet sich die Haut und juckt.

Bei Frostbeulen helfen Heublumenbäder (Seite 454).

Unterkühlt: vor Kälte zittern

Aus ein bisschen Frieren kann bei einem kleinen Kind schnell eine Unterkühlung werden – vor allem bei einem Baby, das schnell Wärme verliert, wenn es in einem zu kalten Zimmer schläft oder im Kinderwagen liegt und nicht ausreichend gegen Kälte geschützt ist.

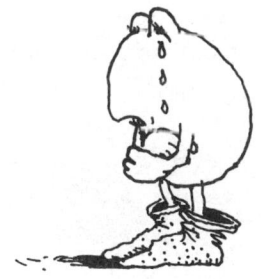

Zu erkennen ist eine Unterkühlung daran, dass das Kind vor Kälte bibbert und zittert. Dass es eine Gänsehaut hat und sich die Gänsehaut nicht gleich wieder gibt. Dass es müde, schlaff und matt ist, langsam spricht. Dass sich die Haut kalt anfühlt, vielleicht bleich, sogar bläulich blass ist.

Wann droht Gefahr?

Eine Unterkühlung kann gefährlich, sogar tödlich sein, wenn die Körpertemperatur weniger als 35 °C beträgt, denn dann funktionieren die inneren Organe nicht mehr richtig oder können gar nicht mehr arbeiten.

Wichtige Verhaltensregeln:

▶ Den Arzt benachrichtigen.

▶ Das Kind langsam, nach und nach erwärmen, nicht zu plötzlich mithilfe von Wärmflasche oder Heizdecke. Das Kind ins Bett bringen, zu ihm unter die Decke schlüpfen, es mit dem Körper wärmen.

▶ Warme Getränke anbieten. Keine *heißen* Getränke.

▶ Eine warme Dusche hilft. Nicht *heiß* duschen! Eventuell abwechseln zwischen warmem Wasser und kalten Güssen. (Kalte Güsse nur kurz anwenden.)

▶ Oder ein warmes Vollbad anbieten.

▶ Später, wenn sich die Körpertemperatur wieder normalisiert hat, das Kind mit Wärmflasche und Wollsocken ins Bett stecken.

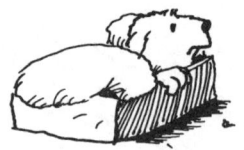

Stiche: meist, aber nicht immer harmlos

Mit dem Sommer kommen die kleinen Biester wieder, die zustechen: Mücken, Bienen, Wespen und anderes Getier.

Mückenstiche
Sie sind vor allem lästig, weil sie jucken. Nach drei, vier Stunden
lässt das Jucken nach. Allergische Reaktionen auf Mückenstiche
sind sehr selten.

Bienen- und Wespenstiche
Von Mai bis August sind die Bienen unterwegs, von Juli bis Sep-
tember die Wespen: wenn Erntezeit für Obst ist.

Wespen sind an ihrer engen Taille (Wespentaille) und den
gelbschwarzen Streifen, Bienen an der dichten Behaarung zu erkennen. Hummeln und Hornissen sind bei uns dagegen seltener.

Ausgesprochen angriffslustig sind die Tiere in Nestnähe, und
das besonders bei schwülwarmem Wetter. Nach einem Stich den
Stachel schnellstens entfernen: nicht herausziehen, sondern mit
dem Fingernagel zur Seite wegschnippen. Das lässt sich mit einem glatten Wespenstachel leichter machen als mit einem Bie-
nenstachel, der einen Widerhaken hat.

Normalerweise macht ein Bienen- oder Wespenstich keine
Probleme. Rund um die Einstichstelle entsteht eine gerötete
Quaddel, die mal mehr, mal weniger juckt und schmerzt. Die
Schwellung gibt sich schnell wieder. Am folgenden Tag ist der
Stich schon vergessen. Stiche im Hals, im Kopfbereich oder auch
Stiche in Mengen (über 50) können allerdings gefährlich wer-
den.

Übrigens sind Hornissen trotz ihrer Größe nicht die Teufelsviecher, als die sie dargestellt werden. Auch mehrere Stiche sind nicht lebensgefährlich.

(Das Thema Allergie wird auf Seite 342ff. behandelt.)

Flohstiche

Einmal zustechen reicht einem Floh nicht, er muss sein Opfer gleich ein paarmal piesacken. Flohstiche stehen immer dicht bei dicht, in Gruppen. Nicht nur Menschen, auch Hunde- und Katzenflöhe fühlen sich wohl bei Kindern. Wie rückt man den Tierchen am besten zu Leibe?

▶ Mit einem Einreibemittel, das der Arzt verschreibt.
▶ Mit einer warmen Dusche: Das Kind samt Klamotten in die handbreit mit Wasser gefüllte Badewanne stellen. Alles ausziehen. Die Kleider eine Weile im Wasser lassen. Das Kind abduschen.

Die Beschwerden mit Hausmitteln lindern

▶ Ein paar Minuten lang heißes Wasser über den Stich rinnen lassen.
▶ Einen Löffel erhitzen und auf den Stich drücken.
Danach:
▶ Zitronensaft auf den Stich tupfen.
▶ Oder eine frisch aufgeschnittene Zwiebel oder eine rohe Kartoffel auf den Stich legen.
▶ Oder kalte Umschläge machen.

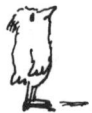

»Trostpflaster«

Damit ein harmloser Stich schnell wieder vergessen ist
Löwenzahnverband. Ein Löwenzahnblatt auf den Stich legen, und das »Pflaster« mit einem Grashalm festbinden.
Zauber mit Eiswürfel. Mit einem Eiswürfel über den Stich ratschen, und dabei einen Zauberspruch murmeln:

> *Hokuspokusfidibus,*
> *dreimal schwarzer Kater,*
> *dreimal giftgrüner Tee,*
> *tut schon nicht mehr weh.*

Spucke bei Gejucke. Etwas Spucke auf die Fingerspitze geben und auf dem Stich verreiben:

> *Muckemuckefucke,*
> *dreimal Spuckespucke,*
> *hilfreich bei Gejucke.*

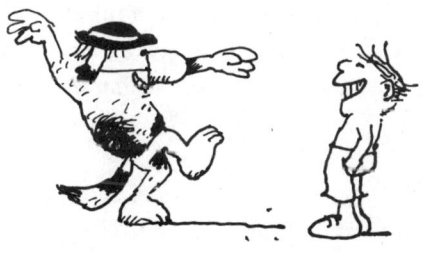

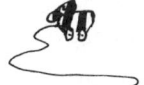

Bienen- und Wespenstiche:
Lebensgefahr für Allergiker

Insektenstiche können Allergien auslösen, und das macht Angst. Die Überempfindlichkeit kann plötzlich auftreten – auch dann, wenn vorher schon etliche Wespen- und Bienenstiche harmlos verlaufen sind. Besonders gefährdet sind Kinder, die bereits an anderen Allergien leiden.

Nicht immer entsteht eine Insektenallergie aus heiterem Himmel; meist gibt es Warnzeichen, die sie ankündigen: Nach einem Bienen-, Wespen-, Hummel- oder Hornissenstich rötet sich die Haut, schwillt stark an – mehr als sonst nach einem Stich. Häufig treten bei einer Insektenallergie Flecken oder Quaddeln am ganzen Körper auf, dazu manchmal Kreislaufsymptome wie Frösteln, kaltes Schwitzen. Die Allergie kann bis zum Schock führen (Seite 355).

Vorsorglich sollten Eltern mit ihrem Sprössling bei den ersten Anzeichen gleich zum Arzt gehen. Eine Insektenallergie ist schnell und exakt festzustellen. Wer einmal allergisch auf einen Insektenstich reagiert hat, bekommt ein Notfallset mit

▶ Adrenalin, um einen Kreislaufschock zu verhindern,
▶ Kortison, um die akute Entzündung in den Griff zu bekommen,
▶ Antihistaminika, um dem Verlust von Histaminen entgegenzuwirken.

Die Mittel sind zu spritzen, zu schlucken oder zu sprayen. Es gibt ganz unterschiedlich zusammengestellte Notfallkoffer. Der Kinderarzt hilft, das geeignete Konzept zu finden.

Das Notfallset ist wichtig, denn schon der nächste Stich könnte dramatische Folgen haben: Zuschwellen des Kehlkopfs, Herzjagen oder Kreislaufkollaps. Aber auch ganz andere Symptome können sich zeigen: zum Beispiel Ausschlag, Ödeme, tränende Augen und Nasenlaufen, Nesselfieber, Asthmaanfälle.

Manchmal raten Allergologen zu einer Hyposensibilisierung.

Gut zu wissen

Stiche im Mund: sofort zum Arzt

Nicht nur der Bienenstich, jeder Stich in den Mund oder Hals tut nicht nur weh, sondern ist auch gefährlich: Die Zunge oder die Rachenschleimhaut kann so stark anschwellen, dass Erstickungsgefahr besteht. Deshalb sicherheitshalber sofort in das nächste Krankenhaus fahren. Dem Kind auf dem Weg in die Klinik einen Eiswürfel zum Lutschen geben, um das Anschwellen der Schleimhaut hinauszuzögern.

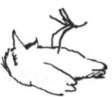

Besondere Vorsichtsmaßnahmen

► Ein Baby im Kinderwagen im Sommer nur nach draußen stellen, wenn der Wagen mit einem »Moskitonetz«, einem Stück feinmaschiger Gardine, abgedeckt ist.

► Nackte Arme und Beine mit verdünntem Apfelessig einreiben, denn Essiggeruch mögen Insekten nicht.

► Nelkenöl auf die Haut reiben. Dieser Duft ist allerdings nicht nur bei Insekten unbeliebt, sondern auch bei vielen Kindern. Auch Eukalyptusöl eignet sich.

► Tomatengeruch ist bei dem kleinen Getier nicht beliebt: Tomatenstöcke in Töpfen auf die Fensterbank stellen, auf den Balkon oder gleich neben den Sandkasten.

▶ Aufpassen, wenn es draußen etwas zu essen, zu trinken gibt (Wespen mögen nicht nur Süßigkeiten).

▶ Fenster im Kinderzimmer nur kurz öffnen. Oder Fliegengitter vors Kinderzimmerfenster setzen.

▶ Auf der Wiese nicht ohne Schuhe laufen.

▶ Keine Sandalen tragen.

▶ Keine geblümten Kleider anziehen.

▶ Keine Blumen pflücken und kein Obst aufsammeln.

▶ Keine Duftwässerchen benutzen.

Zecken: nach einem Biss das Kind beobachten

Mit der schönen Sommerzeit sind die Zecken im Anmarsch. Die kleinen Blutsauger, die genau genommen keine Insekten, sondern Spinnentiere sind, lauern in Büschen und Bäumen, sitzen auf Gräsern und Ästen. Man »holt« sie sich im Vorübergehen. Sie saugen sich in der Haut fest – zum Schrecken ihrer Opfer. Wie wird man eine Zecke wieder los?

Früher wurde empfohlen, dem Tier die Luft zum Atmen mithilfe von Nagellack, Öl, Butter oder Vaseline zu nehmen. Heute wird vor dieser Methode gewarnt. Die Begründung der Experten: Kommt die Zecke mit Flüssigkeit in Berührung, sondert sie verstärkt Speichel ab, der Keime enthält. Damit vergrößert sich die Gefahr, dass Krankheitserreger ins Blut gelangen.

Stattdessen das Tierchen lieber vorsichtig mit Daumen und Zeigefinger, besser noch mit einer Pinzette mechanisch entfernen. (In der Apotheke sind Zeckenpinzetten erhältlich.) Viele Fachleute halten es für richtiger, das Tier sicherheitshalber vom Arzt beseitigen zu lassen.

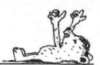

Warum sind Zecken so gefährlich?

Zwei gefährliche Infektionskrankheiten können durch Zecken übertragen werden:

▶ Die *Frühsommer-Meningoenzephalitis* (FSME oder CEE), eine gefürchtete Virusinfektion, gegen die man sich vorbeugend, aber auch im Nachhinein impfen lassen kann (Seite 426).

▶ Die *Lyme-Borreliose* wird durch Bakterien verursacht. Vor Borreliose – auch Wanderröte genannt – kann man sich nicht durch Impfung schützen.

Nach dem Zeckenbiss entsteht um die Bissstelle ein sich nach und nach vergrößernder, roter bis hellvioletter Hautausschlag (mal mit, mal ohne Pusteln). Es dauert manchmal Wochen, bis dieser rote Fleck erscheint. Er ist in der Mitte blasser als am Rand und wandert langsam ringförmig von der Bissstelle weg. Außerdem kann der Patient Kopfweh und Fieber bekommen. Er fühlt sich richtig krank, mit Muskel- und Rückenschmerzen. In dieser Anfangsphase der Krankheit muss mit Antibiotika, mit Penicillin behandelt werden, um Komplikationen wie Gehirn- und Nervenentzündungen zu verhindern.

Auch der friedlichste Hund kann plötzlich zubeißen

Auch ein Hund, der sich immer streicheln lässt, kann plötzlich zubeißen. Wenn ihm zum Beispiel das Streicheln oder das Foppen zu viel wird oder wenn er sich gestört fühlt in seinem Revier. Ist der Biss harmlos, bleibt nicht mehr als ein blauer Fleck, und die Sache gibt sich von allein wieder. Hinterlassen die Hundezähne dagegen eine Wunde, ist Folgendes zu tun:

▶ Die Bissstelle ganz behutsam mit Wasser reinigen.

▶ Eine antiseptische Salbe auftragen und die Wunde verbinden.

▶ Sicherheitshalber gleich zum Arzt gehen. Tiere können Krankheitserreger übertragen, deshalb ist die Wunde sehr gewissenhaft zu versorgen. Oft muss auch genäht werden. Bei einer tiefen, großen Wunde verordnet der Arzt eventuell Antibiotika, um eine Infektion zu verhindern (Seite 214ff.).
Gegen Tetanus (Wundstarrkrampf) wird geimpft, wenn die letzte Impfung mehr als drei Jahre zurückliegt (Impfbuch mitnehmen). Möglicherweise ist eine Tollwutprophylaxe nötig.

Ein paar Regeln, damit sich Kind und Hund vertragen:

▶ Keine fremden Hunde streicheln.

▶ Gleich den Rückzug antreten, wenn ein Hund knurrt.

▶ Auch den eigenen Hund nicht streicheln, wenn er schläft.

▶ Ihn beim Fressen in Ruhe lassen.

▶ Der Liegeplatz (Korb oder Decke) des Hundes muss für Kinder tabu sein.

▶ Ein Hund kann eifersüchtig werden, wenn Eltern und Kinder schmusen. Er braucht ein paar Extrastreicheleinheiten.

▶ Hunde können Spiele missverstehen. Wenn sie glauben, »ihr« Kind werde angegriffen, verteidigen sie es wahrscheinlich.

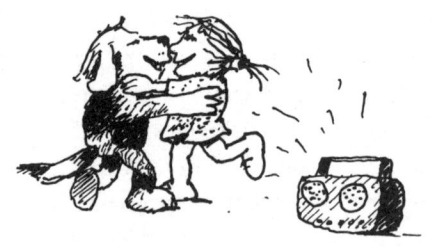

Vorbeugen

Tollwut: Eine Impfung schützt vor der Krankheit

Tollwut wird vor allem von Füchsen, Katzen, Hunden übertragen. Das Tollwutvirus kann eine Gehirnentzündung mit schweren Krämpfen verursachen, die fast immer zum Tod führt.

Glücklicherweise gibt es eine Impfung gegen Tollwut. Geimpft werden muss, wenn ein Kind gebissen wurde und Tollwutverdacht besteht. Die erste Impfung ist gleich nach dem Biss fällig, fünf weitere Impfungen folgen. Die Impfung ist heute gut verträglich und ohne größere Nebenwirkungen und Komplikationen.

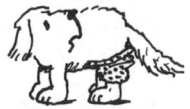

Fremdkörper: manchmal spät entdeckt

Ein Staubkorn im Auge, ein Splitter im Finger – aus einem kleinen Wehwehchen kann ein größeres Malheur werden, wenn der Irrläufer nicht rechtzeitig entfernt wird.

Im Auge

Staub, Sand, ein Steinchen oder Insekt aus dem Auge zu beseitigen erfordert Geschick und Geduld. Die einfachsten Methoden:

► Das Auge mit viel Wasser spülen. Eventuell Wasser ins Waschbecken füllen, und das Gesicht eintauchen.

► Oder das Lid an den Wimpern festhalten, vom Auge wegziehen und den Fremdkörper dann mithilfe eines Taschentuchzipfels Richtung Nase schieben und entfernen.

383

Das störende Teilchen nur entfernen, wenn es sich im Weißen des Auges bewegt (auf der Bindehaut), nicht, wenn es im Augapfel festsitzt. Ist der Augapfel verletzt, sofort ein Polster auflegen (ein zusammengefaltetes Taschentuch), das Polster mit Verbandsmull oder mit Heftpflaster befestigen und so schnell wie möglich in die Klinik fahren.

Gut zu wissen

Augenverletzung: gleich zum Arzt
Jede Augenverletzung, auch wenn sie eigentlich harmlos, nur nach einem Wehwehchen aussieht, sollte sich der Augenarzt anschauen. Bei folgenden Verletzungen sofort in die Klinik fahren:

▶ Verätzung (etwa durch Putzmittel)

▶ Verletzung durch Funken (das Auge in jedem Fall sofort mit viel Wasser spülen)

▶ schlimme Verletzungen (zum Beispiel durch einen Feuerwerkskörper)

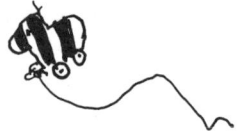

In der Nase
Im Eifer des Spiels kann eine Perle oder ein Miniteil vom Spielzeug in die Nase geraten, ohne dass das Kind groß Notiz davon nimmt. Manchmal macht sich das Ding erst Tage später bemerkbar: Das betroffene Nasenloch blutet, sondert blutigen Schleim ab. Oder die Nase schwillt an, ist rot und empfindlich. In diesem Fall gleich zum Arzt gehen.

Auch wenn das Malheur gerade erst geschehen ist, auf keinen Fall versuchen, den Fremdkörper mit Zahnstocher, Pinzette oder Haarklemme »herauszuoperieren«. Dabei besteht die Gefahr, dass das, was feststeckt, noch tiefer in die Nase gerät oder dass die Nasenschleimhaut verletzt wird.

▶ *Bei einem älteren Kind:* Das freie Nasenloch zuhalten und das Kind bitten, kräftig zu schneuzen.

▶ *Bei einem Kleinkind:* Gleich zum Arzt gehen. Bei ihm besteht Gefahr, dass es den Fremdkörper hochzieht und einatmet, denn es ist noch kein Meister im Schneuzen.

Vorbeugen

Kleinkram nicht in Reichweite von Kleinkindern

▶ Alles, was Miniformat hat, außer Reichweite aufbewahren.

▶ Nüsse oder Erdnusskerne sind nichts für kleine Kinder. Sie können schnell in die falsche Kehle geraten.

▶ Kleinkinder nicht unbeaufsichtigt kreuz und quer durch die Wohnung krabbeln oder spazieren lassen. Auch beim Essen nicht unbeaufsichtigt lassen.

▶ Erklären, warum Kleinkram nicht in den Mund gehört. Eltern können gar nicht oft genug darauf hinweisen.

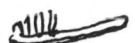

Im Ohr

Gerät ein Spielzeug oder ein anderes Teil ins Ohr, dann sollten Sie nicht versuchen, das Ding mit einem spitzen Gegenstand herauszuangeln, denn dabei könnte das Trommelfell verletzt werden. Unbedingt mit dem Kind gleich zum Ohrenarzt gehen.

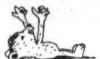

Hat sich ein Insekt ins Ohr verirrt, lässt sich das Tierchen meist mit Wasser herausspülen: Einen Schuss lauwarmes Wasser ins betroffene Ohr gießen – am besten unter der Dusche –, den Kopf ein bisschen schütteln, und das Insekt herausspülen.

Gut zu wissen

Splitter im Finger
Ein Splitter steckt in der Haut – ein Alltagswehwehchen bei Kindern. Nur kleine Splitter selbst entfernen, mit großen zum Arzt gehen. Der Arztbesuch hat Zeit bis zum nächsten Tag. Die Wunde beginnt nicht gleich zu eitern. Wie man ihn am besten wieder herausbekommt:

▶ Eine Pinzette über einem brennenden Streichholz sterilisieren, ein wenig abkühlen lassen, und den Splitter aus der Haut ziehen.

▶ Wenn der Splitter festsitzt, eine Nadel sterilisieren. Mit der Nadel den »Hautkanal« ein bisschen weiten und dann erneut versuchen, den Splitter zu erwischen.

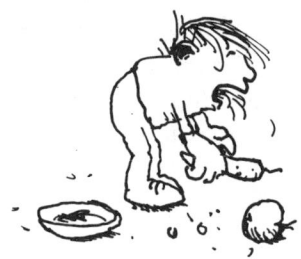

In der Luftröhre
Gerät ein Fremdkörper in die Atemwege (oft ist das nur ein Krümel), versucht ein Kind, das Ding schleunigst wieder loszuwerden: Es hustet manchmal, bis der Kopf knallrot ist.

Gefährlich wird die Situation, wenn ein Fremdkörper in der Luftröhre quer sitzt und dem Kind die Luft zum Atmen nimmt, sodass es nur noch schwach husten kann, nach Luft ringt, blau im Gesicht wird oder sogar bewusstlos. Dann sofort den Notarzt rufen und während des Wartens versuchen, den Fremdkörper zu beseitigen:

▶ *Bei einem Baby:* An den Beinen festhalten, Kopf nach unten. Mit einer Hand auf den Rücken klopfen. Oder das Baby auf den Unterarm legen, den Kopf etwas tiefer halten und dem Baby mehrmals auf den Rücken klopfen.

▶ *Bei einem größeren Kind:* Übers Knie legen, Oberkörper, Arme und Kopf nach unten hängen lassen. Mit der flachen Hand zwischen die Schulterblätter klopfen, aber nicht zu fest.

Hustet oder hüstelt ein Kind nach einem Erstickungsanfall dauernd, räuspert es sich laufend oder atmet es pfeifend, dann gehört es schnellstens zum Arzt.

Im Rachen

Wenn ein Stück Brot oder Obst im Rachen festsitzt, dann lässt sich das störende Teilchen mithilfe von Gurgeln oder durch Trinken meist beseitigen. (Zur Not das Kind zum Erbrechen bringen. Seite 359.) Sitzt eine Fischgräte im Rachen, gleich zum Arzt gehen.

Gut zu wissen

Erste-Hilfe-Kurse für Laien
Das Deutsche Rote Kreuz (DRK) bietet überall in Deutschland Erste-Hilfe-Kurse an. Nähere Informationen bei den DRK-Kreisverbänden.

Im Magen

Kleine Kinder stecken alles, was ihnen in die Quere kommt, in den Mund: Nusskerne und Knöpfe, Holzrädchen vom Spielzeug. Nichts ist vor ihnen sicher. Manches davon wandert in den Magen, passiert den Verdauungstrakt, ohne größere Probleme zu verursachen, und wird mit dem Stuhl entleert. Ernstere Beschwerden können durch Nägel, Nadeln – durch alles, was spitz und scharf ist, verursacht werden. Zur »Entschärfung« dem Kind kompakte und faserreiche Nahrung anbieten: Brot, Kartoffelbrei, Kraut. Außerdem den Arzt benachrichtigen.

In der Scheide

Gar nicht so selten geraten bei Doktorspielen Spiel- oder andere Sachen in die Vagina. Die Fremdkörper werden manchmal erst Tage später entdeckt: Wenn das Kind über Schmerzen klagt oder Ausfluss auftritt. Auf jeden Fall gehört das Kind dann zum Arzt, am besten zu einem Kindergynäkologen.

Wichtig ist, dass Eltern jetzt nicht mit ihrer Tochter schimpfen: dass sie Doktorspiele auch in Zukunft zulassen und nicht mit Verboten drohen. Dass sie möglichst gelassen auf das Malheur reagieren und der Tochter erklären, warum Spielzeug nichts in der Scheide zu suchen hat (Seite 256).

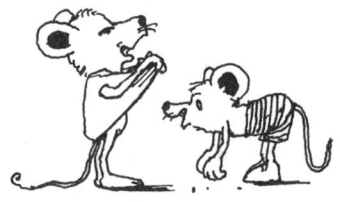

Alltäglich bei Kindern:
blaue Flecken und Beulen

Wenn Kinder so richtig in Aktion sind, losstürmen, wild und quicklebendig draußen herumtoben, sehen das viele Erwachsene mit zwiespältigen Gefühlen: »Wenn bloß nichts passiert. Kein Armbruch. Keine Riesenbeule!« Gleichzeitig wissen sie: »Toben und Spielen muss sein!«

Kinder brauchen Bewegung, brauchen Spielraum für ihre waghalsigen Kletterpartien und Akrobatenkunststücke. Sie wollen mit vollem Körpereinsatz auf dem Fußballplatz herumbolzen oder bis zur Erschöpfung durch die Gegend rasen. Sie wollen Abenteuer und Mutproben erleben. Je aufregender, desto besser.

Für Eltern besteht ihre »Mutprobe« darin, dass sie lernen, ihre Kinder laufen zu lassen, ohne immer wieder zu erklären, warum dieses und jenes zu gefährlich sei. Dieses Loslassen ist alles andere als einfach – vor allem für ängstliche Gemüter, denn geübte Elternaugen sehen natürlich überall Gefahrenpunkte. Kindern zu gestatten, ihre eigenen Erfahrungen zu machen, erfordert Courage. In Watte packen ist einfacher. Denn natürlich gibt es beim Radeln und Rennen, beim Skateboardfahren und Basketballspielen immer wieder Blessuren: harmlose Verletzungen wie Kratzer, Blutergüsse, Beulen und gravierende wie Verrenkungen oder Knochenbrüche.

Bluterguss, Beule, Prellung

Eine Prellung entsteht, wenn bei einem Stoß oder Sturz die Blutgefäße verletzt werden und Blut in das Gewebe fließt, sich im Gewebe staut und das Ganze anschwillt. Die Folge: ein Bluterguss und (oder) eine Beule.

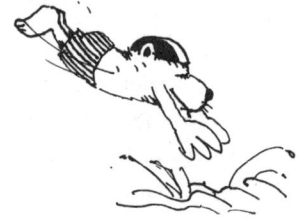

Dringt Blut in die Haut ein, entsteht ein blauer Fleck. Oft ist der Fleck auch dunkel- bis violettrot. Der Bluterguss (Hämatom) wird mit der Heilung erst braungelb, dann hellgelb bis grüngelb und verschwindet nach acht bis zehn Tagen, wenn das Blut im Gewebe abgebaut ist.

Gewöhnlich sind Blutergüsse nicht der Rede wert. Wenn sie aber ohne Grund erscheinen, können sie ein Hinweis auf eine Bluterkrankung sein.

Bei einem kleinen Bluterguss hilft Pusten und Handauflegen oder mit Lippenstift ein rotes Herz auf den blauen Fleck malen.

Bei einem größeren Bluterguss hilft

► ein kalter Umschlag, der die Schwellung lindert,
► ein kühlender Druckverband,
► oder Arnikasalbe (Apotheke).

Bei einer dicken Beule am Kopf gleich nach dem Unglück einen kühlen, aber keinen eiskalten Gegenstand auf die entstehende Beule drücken: eine Tube, ein Glas – irgendein Ding aus dem Kühlschrank.

Später den Bluterguss, die Prellung mit Wärme behandeln, damit sich die Verletzung schnell wieder gibt (warmes Bad, Rotlicht). Oder abwarten, bis das Ganze von allein wieder verschwindet.

Gut zu wissen

Wenn beim Sturz ein Zahn verletzt wird

Dass Kinder auf die Nase fallen, dabei auch Mund und Zähne verletzen, ist keine Seltenheit. In jedem Fall sollte sich der Zahnarzt das Malheur möglichst bald anschauen.

Wenn nach einem Unfall ein Zahn wackelt:

► Ein Milchzahn wird meist gezogen.

► Ein bleibender Zahn wird manchmal mit Kunststoff »geschient«, bis er wieder festwächst.

Wenn ein Zahn ausgeschlagen ist:

► Bei einem Milchzahn beschränkt sich der Arzt meist darauf, die Wunde zu desinfizieren, eventuell störende Ecken und Kanten abzuschleifen. Selten rät er zu einem »Lückenhalter«: einem künstlichen Ersatzzahn, der bleibt, bis der bleibende Zahn nachwächst.

► Bei einem bleibenden Zahn wird oft versucht, den Zahn wieder einzusetzen.

Wenn nach einem Sturz ein Milchzahn in den Kiefer geschoben wird:

► Oft wächst der Milchzahn von allein wieder heraus.

► Wenn der Milchzahn in die Keimanlage des nachwachsenden bleibenden Zahns gerät, muss er gezogen werden.

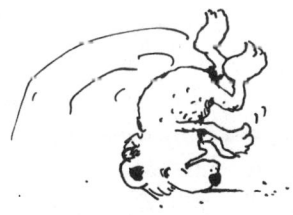

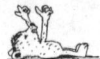

Verstauchung

Die Knochen, Sehnen, Gelenke von Kindern sind noch sehr elastisch – glücklicherweise, denn sie müssen einiges aushalten beim Balgen auf dem Schulhof oder bei gewagten Klettermanövern und Sprüngen auf dem Spielplatz. Ab und zu geschieht dennoch ein Malheur: Ein Gelenk wird stark überdehnt. Dann schwillt das Gelenk an und schmerzt ganz gewaltig. Was Eltern für ihr Kind tun können:

▶ Das Gelenk hoch lagern.

▶ Kalte Umschläge machen (Seite 455).

▶ Das Gelenk mit Arnikasalbe oder Sportsalbe einreiben (Apotheke).

▶ Oder über Nacht einen Umschlag mit Heilerde machen (Seite 454).

▶ Einen nicht zu festen Stützverband anlegen (mit einer elastischen Binde), und die Verletzung ruhig stellen.

Schwillt das Gelenk sehr stark an, oder geht die Schwellung nach drei, vier Tagen nicht zurück, das Kind schnell zum Chirurgen oder Orthopäden bringen.

Verrenkung

Seltener als ein Knochenbruch oder eine Verstauchung ist eine Zerrung oder eine Verrenkung der Gelenke. Handgelenk, Knöchel, Knie sind häufig betroffen. (Eine Zerrung ist die Vorstufe zu einer Verrenkung.)

Bei einer Verrenkung wird das Gelenk bei einem Unfall plötzlich mit Gewalt überstrapaziert, überdreht. Die Knochen verschieben sich, geraten in eine andere Richtung. Die entsprechenden Bänder und Sehnen können, müssen aber nicht reißen.

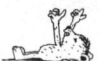

Das Ganze verursacht natürlich heftige Schmerzen. Die Folge: Das Gelenk schwillt an. Oft ist deutlich zu sehen, dass es verformt ist. Was jetzt wichtig ist:

▶ Das verletzte Gelenk hoch lagern und ruhig stellen.
▶ Das Kind schnell zum Orthopäden oder Chirurgen bringen.

Die Verletzung verheilt bei Kindern meist ohne Probleme, wenn das Gelenk vom Facharzt schnell und richtig wieder eingerenkt wird. Meist muss das in Narkose geschehen.

Den Schmerz austricksen

Fantasiespiele können von Schmerzen ablenken. Ist ein Kind in Gedanken ganz intensiv auf ein Bild oder eine Geschichte konzentriert, gerät das Wehtun oft ein wenig in Vergessenheit.

Elefantenschmerz. Eine Kinderhand verwandelt sich in einen Elefanten mit Namen Elli: Aus vier Fingern werden vier Elefantenstampfer, aus dem Daumen der Rüssel.
Wenn die Schmerzen ganz intensiv sind, stampft Elli mit ihren Elefantenstampfern kräftig auf: Die vier Finger drücken fest zu. Drücken zum Beispiel auf den Arm oder die Hand der Mutter.

Zimmer voller Möpse. Ein Fantasiespiel, um auf andere Gedanken zu kommen: An ein Zimmer denken. Ein Zimmer voller Möpse. Wie sieht das Zimmer aus? Wie die Hunde? Und was tun und treiben die Möpse in dem Mopszimmer?

Sonnenstrahlen. An eine Sonne mit vielen Sonnenstrahlen denken. Wohin scheint der erste Sonnenstrahl? In ein Zimmer, in einen Garten? Was bekommt dieser Sonnenstrahl zu sehen? Was die anderen Strahlen?

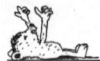

Kopfverletzungen:
wann müssen Eltern den Arzt rufen?

Kleine Kinder fallen alle naselang hin, schlagen sich oft den Kopf an. Meist geht die Sache glimpflich aus: Bei Babys und Kleinkindern sind die Schädelnähte ja noch nicht geschlossen, ihre Knochenmasse ist relativ elastisch. Deshalb können Stöße aufgefangen, abgefedert werden. Das Gehirn merkt meist nicht viel davon. Bei einem leichten Sturz auf den Kopf besteht also oft kein Grund zur Sorge. Klagt das Kind über leichte Kopfschmerzen, sollte es sich hinlegen (Zimmer abdunkeln).

Den Patienten nach einem Sturz sicherheitshalber eine Weile nicht aus den Augen lassen, denn Hinweise auf Verletzungen müssen sich nicht gleich nach dem Unfall, können sich auch erst viel später zeigen.

Nach einem Sturz oder Stoß bei folgenden Warnzeichen sofort den Arzt benachrichtigen:
► bei Bewusstlosigkeit (auch bei ganz kurzer Bewusstlosigkeit),
► bei Schwindel und Übelkeit (bis zum Erbrechen),
► bei Müdigkeit und Mattigkeit,
► bei Benommenheit und bei starken Kopfschmerzen,
► bei Blutungen oder bei heller Schleimabsonderung aus Ohren, Mund, Nase.

Was Eltern tun können, bis der Arzt kommt:
► Dem Kind Mut machen, es beruhigen. Sich selbst zur Ruhe zwingen.
► Wenn das Kind bewusstlos ist: in Seitenlage betten (Seite 355).
► Wenn es bei Bewusstsein ist: Kopf, Hals und Schultern erhöht lagern.

▶ Wenn es eine Wunde am Kopf hat: ein sauberes Tuch aufdrücken, bis die Wunde aufhört zu bluten (Seite 399).

▶ Wenn Schleim aus Ohren und Nase rinnt: den Ausfluss laufen lassen.

Eine schwere Kopfverletzung kann ganz verschiedene Schäden zur Folge haben: Gehirnerschütterung, Gehirnblutung oder Schädelbruch.

Knochenbruch: einfacher oder komplizierter Bruch?

Erfahrene Eltern haben ganz feine Antennen. Sie rennen längst nicht bei jedem Weinen los, nur bei einer ganz bestimmten Tonlage schrillen ihre Alarmglocken: »Da muss mehr passiert sein als nur ein kleines Wehwehchen!«

Wenn ein Kind nicht mehr wagt, sich zu rühren, wenn es Arm, Bein, Schulter oder anderes nur noch unter großen Schmerzen bewegen kann, dann besteht der Verdacht auf einen Knochenbruch.

Einfacher Bruch

Falls Aufstehen und Bewegen überhaupt möglich und keine Wunde, keine Verletzung zu sehen ist, also alles auf einen einfachen Bruch hinweist, können Eltern das Kind selbst in die Klinik bringen. Einfacher Bruch heißt: Der Knochen ist an einer Stelle gebrochen.

Erste-Hilfe-Maßnahmen: Die Bruchstelle sofort ruhig stellen, damit sich die Verletzung nicht verschlimmert. Den angewinkelten Arm in eine Schlinge legen. Das Bein vorläufig mit einem Stock oder einem zusammengerollten Kleidungsstück »schienen« und mit einem Tuch oder Verbandsmull umwickeln.

Oft ist der Knochen nur verbogen und gar nicht gebrochen, denn Kinder haben weichere Knochen als Erwachsene.

Komplizierter Bruch

Der Notarzt ist zu rufen, wenn die verletzte Körperstelle seltsam deformiert, verdreht wirkt oder der Knochen Muskeln und Blutgefäße verletzt hat und damit eine Wunde an der Knochenbruchstelle entstanden ist. Bei einer Wunde besteht Gefahr, dass Krankheitserreger eindringen und die Wunde infizieren. Außerdem kann dem Kind der Blutverlust zu schaffen machen (Schock, Seite 355).

Die Bruchstelle möglichst nicht bewegen und ruhig lagern, bis der Arzt kommt. Das Kind zudecken. Die Wunde nicht berühren und möglichst keimfrei abdecken, zum Beispiel mit einem sauberen Taschentuch. Nichts zu essen, zu trinken anbieten, denn unter Umständen muss operiert werden.

Die wichtigste Aufgabe der Eltern ist jetzt, dem Kind Mut zu machen: »Die Schmerzen sind bald vergessen. Die Knochen, die Wunde – alles heilt wieder!« Zuversicht und Gelassenheit ausstrahlen. Dem Kind die Ursache der Schmerzen erklären.

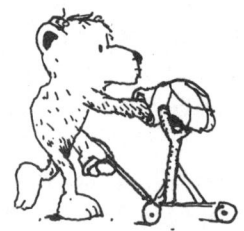

Bricht ein Knochen an einer besonders heiklen Stelle oder bricht ein Gelenk, dann müssen die Knochenteile oft geschraubt, genagelt, verdrahtet oder durch Platten verbunden werden. Ist der Bruch verheilt, werden diese Fremdkörper in einer erneuten Operation beseitigt.

Röntgen muss sein

Knochenbrüche lassen sich immer noch am zuverlässigsten und am schnellsten per Röntgenaufnahme diagnostizieren. Mit einer Röntgenuntersuchung kann später auch am besten kontrolliert werden, ob die Knochen richtig zusammengewachsen sind. Inzwischen kommt die moderne Röntgentechnik mit einer sehr geringen Strahlendosis aus. Dennoch gilt: So wenig wie möglich röntgen (Seite 128).

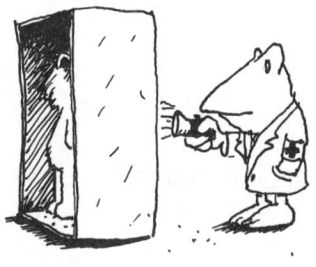

Ein Gips: vor allem lästig

Normalerweise wird ein Bruch gegipst, damit die Knochen in Ruhe heilen und wieder perfekt zusammenwachsen können. Das ist bei Kindern in der Regel kein Problem.

Wenn er ihre Bewegungsfreiheit nicht zu stark einengt, sind viele Kinder zunächst ganz angetan von ihrem Gips. Auf Gips kann man malen, schreiben und klopfen. Nach einer Weile wird das Ding unbequem: Beim Schlafen stört es. Die Haut darunter juckt. Das Ganze wird langweilig. Jetzt werden die Eltern mit der Frage genervt: »Wann endlich bin ich das Ding wieder los?« Kinderknochen heilen schneller als Erwachsenenknochen. Wie schnell welcher Knochenbruch heilt, lässt sich nur im Einzelfall sagen.

Ein Tipp zur Pflege: Der Gips darf nicht nass und die Haut unter dem Gips nicht feucht werden, sonst kann sie sich leicht infizieren. Deshalb Vorsicht beim Waschen, vor allem beim Duschen. (Plastiktüten sind nie ganz dicht!)

Wenn nach dem Eingipsen Beschwerden oder Schmerzen auftreten, wenn die Hand oder der Fuß kribbelt: gleich zum Arzt gehen.

Wird der Gips entfernt, ist die Bruchstelle meist noch geschwollen. Die Schwellung gibt sich jedoch nach einer Weile wieder.

Gut zu wissen

Was den Gips erträglicher macht

▶ Jeden Tag ein Überraschungsbild auf den Gips kleben.
▶ Eine Collage aus Zeitschriftenbildern, Gemaltem und Fotoschnipseln auf den Gips kleben.
▶ Witze auf den Gips schreiben.
▶ Den Gips mit Glitzersternchen und -punkten bekleben, sodass er abends im Dunkeln leuchtet, wenn man ihn mit der Taschenlampe anstrahlt.
▶ Auf einem Kalender die Gipstage abstreichen.
▶ Wenn die Haut unter dem Gips juckt: Mit dem Griff eines Teelöffels unter den Gips fahren und leicht kratzen.

Mitbringsel vom Spielen:
Wunden und Kratzer

Wenn Blut fließt, geraten viele Kinder in Panik. (Und viele Mütter, viele Väter ebenfalls!) Der Schrecken macht oft mehr zu schaffen als die Schmerzen. Deshalb ist das Trösten oft wichtiger als das Versorgen der Wunde. Auf die Wunde als Erstes ein sauberes Taschentuch auflegen.

Kleine Kinder können sich nicht vorstellen, was im Körper geschieht. Wissen nicht, dass Blut gerinnt, dass die Blutung wieder aufhört und Hautverletzungen von selbst heilen. Deshalb sollte beim Trösten erklärt werden, was eine Wunde eigentlich ist.

Oft schimpfen die Eltern im ersten Schrecken: »Habe ich dir nicht x-mal gesagt, du sollst aufpassen.« Schimpfen nützt nicht, sondern schadet nur: Manches Kind empfindet die Schmerzen dann als Strafe. Und damit ist das Wehtun doppelt schlimm.

Kleine Schnitt- und Platzwunden

Kleine Schnitt- und Platzwunden lassen sich schnell zu Hause verarzten:

▶ Die Wunde erst unter fließendes kaltes Wasser halten.
▶ Die Haut vorsichtig abtrocknen.
▶ Eine Desinfektionslösung (ein Mittel, das nicht brennt) auf die Wunde geben.
▶ Eventuell ein Klammerpflaster auf die Wunde kleben.

Auch kleine Verletzungen, etwa durch eine Glasscherbe, können stark bluten. Reicht ein normaler Verband nicht, um das Blut zu stillen, kann ein Druckverband helfen (Seite 402).

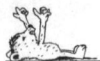
Bei einer größeren Platz- oder Schnittwunde möglichst bald in die nächste Klinikambulanz gehen. Ob genäht werden muss oder nicht, kann am besten der Arzt entscheiden. (Nähen ist auch zwei, drei Stunden nach einem Unfall noch möglich.) Im Gesicht sollte jede Wunde genäht werden, um zu verhindern, dass eine Narbe entsteht.

Gut zu wissen

Tetanus: Ansteckungsgefahr auch bei kleinen Wunden
Tetanus (Wundstarrkrampf) ist eine schwere Infektion durch Bakterien. Im Boden, in Garten- oder Blumenerde zum Beispiel sind diese Bakterien zuweilen enthalten, oder auch in Rost. Durch Wunden – auch durch kleine und unscheinbare Wunden – können sie in den Körper gelangen. Das Gift, das von den Bakterien produziert wird, kann quälende Muskelkrämpfe verursachen und im Extremfall zum Tod führen.
Glücklicherweise lässt sich dieses Leid mithilfe einer Schutzimpfung verhindern. Diese Impfung wird schon im Säuglingsalter verabreicht und später regelmäßig aufgefrischt (Seite 423, 427).

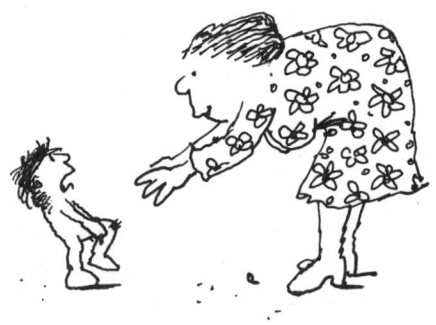

Schürfwunden

Um Schürfwunden kommt kein Kind herum. Vor allem im Frühling und Sommer, wenn die langen Hosen eingepackt sind, gehören aufgeschlagene Knie bei kleinen Knirpsen zur Tagesordnung. Schürfwunden brennen, sind oft besonders schmerzhaft. So werden sie am besten versorgt:

▸ Die Wunde mit einem sauberen Waschlappen, kaltem Wasser und einem antiseptischen Mittel, das nicht brennt, reinigen.

▸ Eventuell kleine Steinchen und Splitter mit einer Pinzette aus der Wunde entfernen. (Wenn die Wunde stark verschmutzt ist, sicherheitshalber zum Arzt gehen.)

▸ Die Wunde möglichst an der Luft trocknen lassen.

Fremdkörper in der Wunde

Wenn sich ein Fremdkörper, zum Beispiel ein Holzspan oder Nagel, in der Wunde befindet:

▸ Den Fremdkörper *nicht* aus der Wunde ziehen.

▸ Ein Taschentuch aufrollen und kreisförmig um die Wunde legen.

▸ Eine möglichst sterile Mullkompresse auf die Wunde legen.

▸ Das Ganze mit einer Mullbinde vorsichtig umwickeln und zum Arzt fahren.

Pflaster – ja oder nein?

Am besten heilt eine Wunde an der Luft. Weil bei kleinen Kindern die Gefahr besteht, dass sie erneut hinfallen, sich stoßen oder an der Wunde kratzen, ist ein Pflasterverband oft sinnvoll.

▸ Das Pflaster großzügig zuschneiden. Das Kissen des Pflasters sollte größer sein als die Verletzung, damit der Klebestreifen nicht auf der Wunde festklebt.

▶ Pflaster klebt nur auf trockener, nicht auf feuchter Haut.
▶ Auf eine größere Wunde eine Mullkompresse legen. Den Mull mit Streifen aus Heftpflaster befestigen.

Manches Kind fürchtet sich vorm Pflasterabreißen. Wenn es das Pflaster selber entfernen darf, ist die Sache manchmal nur halb so schlimm. Wenn es sich nicht selbst daran wagt: weggucken, tief durchatmen, und das Pflaster ruckzuck von einem anderen abreißen lassen.

Druckverband anlegen
Der Druckverband ist ein erstes Hilfsmittel bei einer stärkeren Blutung:
▶ Auf die Wunde eine dicke, möglichst keimfreie Mullkompresse oder ein zusammengefaltetes, sauberes Taschentuch drücken und mit einer Mullbinde befestigen.
▶ Auf die Kompresse oder auf das Taschentuch ein Verbandspäckchen oder ein zweites, zusammengerolltes Taschentuch legen. Auch dieses zweite Polster mit einer Mullbinde fest umwickeln.
▶ Die Binde auf dem Polster verknoten, damit sich der Druck auf die Wunde erhöht.
▶ Verletzten Körperteil hoch lagern.

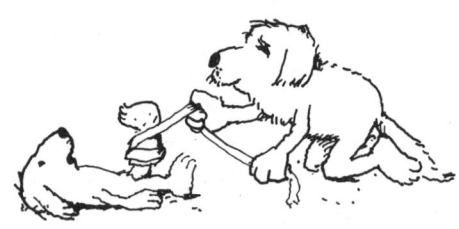

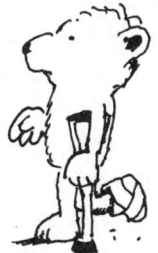

Wunden heilen bei Kindern schneller

Wunden heilen bei Kindern nicht nur schneller als bei Erwachsenen, sondern auch besser. Mit ganz verschiedenen Mitteln kann der Heilungsprozess unterstützt werden:

▶ Ein Stückchen Stoff messerrückendick mit Honig bestreichen, das Tuch auf die Wunde legen und mit Verbandsmull befestigen. Die Prozedur ein paarmal wiederholen.

▶ Calendulasalbe (Ringelblume) auftragen.

Die Wunde kontrollieren

Wenn die Verletzung nicht abheilt, sondern eitert, rot wird und anschwillt, dann zum Arzt gehen. Eile ist geboten, wenn ein, zwei Tage nach der Verletzung rote Striemen von der Wunde ausgehen (ist ein Hinweis auf eine Infektion).

Ein Hausmittel, wenn die Wunde eitert: Mehrmals am Tag die verletzte Stelle in warmem Seifenwasser baden.

Mit einer Riesenwunde schnell in die Klinik

Bei einer großen Wunde, die stark blutet, ist Folgendes zu tun:

▶ Tief und ruhig durchatmen und darauf konzentriert sein, vernünftig und überlegt zu handeln.

403

▶ Einen Helfer bitten, sofort den Notarzt zu rufen oder das Auto zu holen, um das Kind in die Klinik zu bringen.

▶ Um größerem Blutverlust vorzubeugen, ein sauberes Tuch (Geschirrhandtuch oder Serviette) auf die Wunde drücken, oder das Tuch mit einem Gürtel befestigen. Wenn kein Tuch zur Hand ist, die Wunde mit der Hand abdrücken.

▶ Mit dem Kind reden, ihm Mut machen.

▶ Den Patienten flach, die verletzte Stelle aber hoch lagern, damit das Blut langsamer zirkuliert.

▶ Eventuell einen Druckverband machen (Seite 402).

Bei großem Blutverlust oder starken Schmerzen besteht die Gefahr, dass das Kind einen Schock bekommt (Seite 355).

Pusten und trösten

Damit's schnell wieder gut ist

Die Hand über die Wunde legen und einen Zauberspruch murmeln, oder den Schmerz wegpusten. Oder auch zärtliche Beschwörungsformeln summen – ein bisschen Hokuspokus zeigt bei Kindern Wirkung: Sie lassen sich durch liebevolle Spielereien von Schmerzen ablenken.

Dreiblättrig Kraut. Drei Blätter auf die Wunde legen, das »Pflaster« mit Grashalmen umwickeln und folgenden »Zauber«-Spruch sagen:

> *Dreiblättrig Kraut,*
> *heil mir die Haut,*
> *still mir das Blut,*
> *dass nix wehtut.*

Auf dem Berge Sinai

Auf dem Berge Sinai
wohnt der Schneider Kikriki.
Seine Frau, die Margarete,
saß auf dem Balkon und nähte,
fiel herab, fiel herab,
und das linke Bein brach ab.
Kam der Doktor angerannt
mit der Nadel in der Hand.
Näht es an, näht es an,
dass sie wieder laufen kann.

Sonnyboy. Mit einem roten Filzstift ein lachendes Kerlchen aufs Pflaster zeichnen: mit Kulleraugen, breitem Grinsemund und vielen Sommersprossen. Wenn das Pflaster mit diesem gut gelaunten Kerl auf der Wunde klebt, sieht die Geschichte schon heiterer aus. (Es gibt auch bedrucktes Pflaster zu kaufen.)

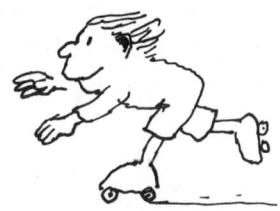

16. Kapitel

Vorsorgeunter-suchungen: damit sich das Kind gesund entwickelt

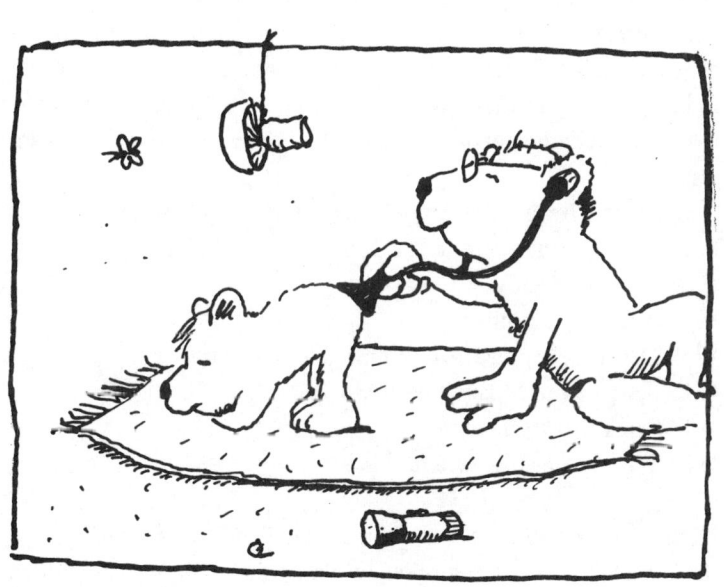

Programm zur Früherkennung: bitte wahrnehmen

Seit mehr als zwanzig Jahren trommeln Gesundheitsverbände, Kinderärzte und Medien dafür, dass Eltern mit ihrem Kind das Früherkennungsprogramm wahrnehmen.

Die erste Untersuchung findet gleich nach der Geburt eines Babys statt. Die Kosten dieser und aller folgenden Vorsorgeuntersuchungen werden von der Krankenkasse getragen, die Untersuchungsergebnisse in einem besonderen Heft vermerkt.

Dank der Vorsorgeuntersuchungen besteht die Chance, körperliche, geistige und seelische Störungen sowie versteckte Krankheiten frühzeitig aufzuspüren und den Entwicklungsstand eines Kindes regelmäßig zu überprüfen. Die Betonung liegt auf *frühzeitig*, denn mit der Möglichkeit, gesundheitliche Störungen *frühzeitig* zu erkennen und *frühzeitig* zu behandeln, verbessern sich auch die Erfolgsaussichten der Behandlung ganz wesentlich. Dank des Früherkennungsprogramms können vielen Kindern Nachteile erspart werden, die sie sonst lebenslang belasten würden.

Gesucht wird bei den Untersuchungen vor allem nach

▶ Fehlentwicklungen oder Erkrankungen sämtlicher Organe
▶ Blutkrankheiten
▶ Nervenerkrankungen
▶ Stoffwechsel- und Hormonmangelerkrankungen
▶ Knochen- und Muskelerkrankungen
▶ Entwicklungsstörungen
▶ Verhaltensauffälligkeiten

Nicht nur im ersten Lebensjahr sind die Check-ups wichtig, sondern auch in den kommenden Jahren. Glücklicherweise nehmen die meisten Eltern die Möglichkeit wahr, ihr Baby regelmäßig von Kopf bis Fuß untersuchen zu lassen. Mit den Jahren lässt der Elan häufig jedoch nach. Je älter das Kind, desto häufiger drücken sich viele Eltern vor dem Arztbesuch – nach dem Motto: »Wenn bisher alles in Ordnung war, wird auch jetzt nichts sein!«

Die Folge: Die letzten Arztbesuche in der Reihe der Vorsorgetermine werden oft nicht mehr so wichtig genommen, hinausgezögert und schließlich ganz vergessen. Allem besseren Wissen zum Trotz.

Zu welchem Arzt gehen?
Der Kinderarzt ist aufgrund seiner jahrelangen Facharztausbildung am besten in der Lage, gesundheitliche Störungen frühzeitig zu erkennen. Außerdem hat er reichlich Erfahrung auf diesem Gebiet, da er tagtäglich in der Praxis mit Kindern und Eltern zu tun hat.

Vorsorgeuntersuchungen: nicht immer gleich zuverlässig
Die Vorsorgeuntersuchungen laufen bei den Ärzten nach unterschiedlichem Schema ab. Zwar ist ein detailliertes, präzises Vorsorgeprogramm vorgegeben, dennoch hat jeder Kinderarzt seine ganz eigene Art, mit Kindern, Müttern und Vätern umzugehen.

Die einen betrachten Vorsorgeuntersuchungen als Routine – als eine Angelegenheit, die in kurzer Zeit abzuhandeln ist. Da wird gemessen, gewogen, abgehört, werden Reflexe überprüft und andere Daten erhoben. Viele Mediziner beschränken sich auf eine konventionelle Untersuchung und aufs Auswerten ihrer Befunde.

Die anderen nehmen sich mehr Zeit für eine Untersuchung.

Sie beziehen die Mütter und Väter ein: fragen nach ihren Beobachtungen, um sich ein genaueres Bild zu machen über den Entwicklungsstand, über das seelische Befinden des Kindes und
über die Atmosphäre, die Familie, in der das Kind groß wird. Sie
wollen wissen, welchen Eindruck die Eltern von ihrem Kind und
seinen Entwicklungsfortschritten haben.

Ein Kinderarzt, der mehr tut, als Daten abfragen, der sich dem
Kind zuwendet, außerdem beobachtet, wie Mutter und Vater mit
ihrem Sprössling umgehen, der auch leise Zwischentöne, kleine
Gesten wahrnimmt, sammelt dabei eine Menge Informationen
über die Familie. Er lernt das Kind kennen und kann sich ein
umfassendes Bild von seiner Lebenssituation machen.

Die letzte Vorsorgeuntersuchung findet zwischen dem 12. und
15. Lebensjahr statt. Wichtig dabei: die Sexualentwicklung besprechen, die Wirbelsäule auf Fehlhaltung untersuchen, und den
Impfstand kontrollieren.

Eltern müssen aufmerksam sein und mitdenken

Wer regelmäßig mit seinem Kind zu den Vorsorgeuntersuchungen geht, fühlt sich sicher, manchmal zu sicher: »Alles ist in
Ordnung. Wir müssen uns um das Thema Gesundheit nicht mehr
kümmern!«

Irrtum. Zwar ist dieses Gefühl von Sicherheit meistens ge-
rechtfertigt, aber nicht immer. Eltern können sich nicht unbedingt und in jedem Fall darauf verlassen, dass bei einer Kontroll-
untersuchung wirklich das registriert wird, was entdeckt werden
sollte.

So werden zum Beispiel längst nicht alle Seh- und Hörstörun-
gen bei den entsprechenden Vorsorgeuntersuchungen frühzeitig
entdeckt.

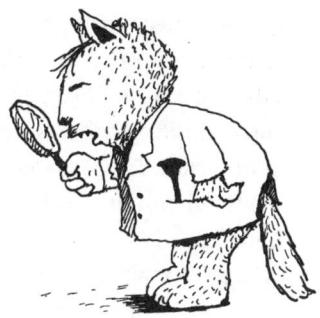

Mütter und Väter sollten sich also nicht ganz und gar auf die Vorsorgeuntersuchungen verlassen. Sie erleben ihren Sprössling jeden Tag, können sich am besten ein Bild von seiner Entwicklung machen. Sie sehen, wie ihr Kind spielt, wie es mit seinen Geschwistern zurande kommt, wie es schläft und isst, sich bewegt und Kräfte tankt. Sie kennen ihr Kind genau, sehen es mit geübtem Blick und nehmen kleinste Veränderungen wahr. Merkmale, die wichtig sein können. Und das sind nicht selten ganz andere Beobachtungen als die, die der Kinderarzt in der Praxis macht.

Vor allem kleine Kinder geben sich in fremder Umgebung oft anders als in vertrautem Milieu. Sie sind schüchterner, viel stiller als zu Hause. Oder quengeliger. Sie lassen sich schnell irritieren, wenn sie spüren, dass die Mutter oder der Vater angespannt ist.

Viele Eltern sind nervös, wenn ein Termin beim Kinderarzt ansteht, auch wenn sie es nicht sein müssten. Schließlich wissen Kinderärzte, dass Babys und Kleinkinder häufig gar nicht daran denken, eine Untersuchung einigermaßen gefasst mit sich machen zu lassen. Kinder können Meister im Verweigern sein oder gerade dann ein Riesentheater machen, wenn sie es nicht tun sollten.

Wie sie ihr Kind sehen, das sollten Eltern dem Arzt – auch ungefragt – mitteilen. Punkt für Punkt sollten sie ihm ihre Beobachtungen berichten, aufs Wesentlichste beschränkt, kurz und knapp, denn für lange Geschichten ist keine Zeit im alltäglichen Praxisbetrieb.

Beim Berichten ist es nicht immer einfach, bei der Wahrheit zu bleiben. Denn die Wahrheit zu sehen kann wehtun.

Wenn sich ihr Kind nicht so entwickelt, wie es das sollte, spüren oder sehen Mütter und Väter das oft frühzeitig. Sie ahnen, dass da dieses oder jenes zum Beispiel in puncto Bewegung oder Sprachentwicklung nicht stimmt. Erst mal wegschauen nach dem Motto: »Ich muss mich geirrt haben.« Oder: »Das verwächst sich schon noch!« – die Beobachtungen also zu verdrängen – ist manchmal einfacher, als dem Arzt von dem Verdacht zu berichten.

Häufig kommen Mütter und Väter auch mit sich selbst nicht klar, mit dem Bild, das sie abgeben: Eltern, die ungeduldig mit ihrem Kind sind, die sich manchmal gehetzt und ausgelaugt, total überfordert fühlen.

Der Kinderarzt weiß, wovon die Rede ist. Weiß, dass das Leben mit Kind nicht nur rosarot oder himmelblau ist. Weiß, dass jedes Kind eine Riesenherausforderung für seine Eltern ist. Oft weiß er Rat, und oft kann er Mut machen (Seite 72ff.).

17. Kapitel

Impfen: der beste Schutz vor gefährlichen Krankheiten

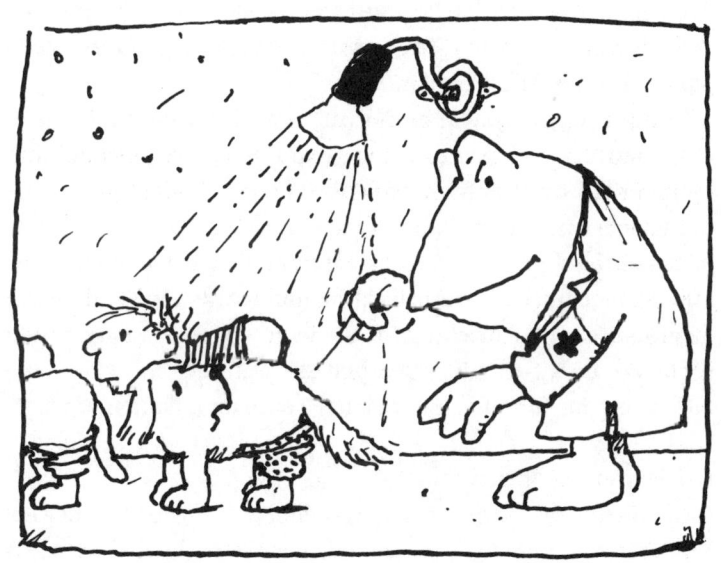

Die Spritze: oft eine wirkungsvolle Waffe

Schon vor der Geburt wird ein Baby mit Abwehrstoffen gegen die meisten Infektionskrankheiten, die seine Mutter bislang durchgemacht hat, »geimpft«. Nach der Geburt verstärkt sich dieser Nestschutz noch durchs Stillen. Mit der Zeit lässt er jedoch nach (Seite 174f.).

Später muss das Immunsystem aus eigener Kraft mit Krankheitserregern fertig werden. Erkrankt ein Kind, produziert seine Abwehr Antikörper, die es in Zukunft vor weiteren Erkrankungen, verursacht durch gleiche Erreger, schützen werden.

Impfen heißt: das Abwehrsystem künstlich auf Trab bringen

Beim Impfen wird dieser natürliche Vorgang nachgeahmt. Der Organismus kommt mit Erregern in Berührung. Zu einem Zeitpunkt, den der Arzt bestimmt.

Um das Immunsystem möglichst wenig zu belasten, impft er normalerweise nur, wenn sich der Impfling fit und gesund fühlt.

Die Folge des Impfens: Das Abwehrsystem reagiert auf die »künstliche« Infektion, indem es die entsprechenden Antikörper in großer Zahl produziert. Durch Impfung wird der Organismus also dazu gebracht, vor Ansteckung und Erkrankung Antikörper zu produzieren – Abwehrstoffe, die dann vor einer Erstinfektion schützen. Damit ist für Immunität gesorgt, die ein Leben lang oder auch nur für einen begrenzten Zeitraum anhalten kann.

Das Impfen: unumstritten?

Gesundheitsorganisationen und -behörden sowie die meisten Kinderärzte – und zwar überall auf der Welt – befürworten das

Impfen. Es melden sich aber auch Impfgegner zu Wort. Hier die wichtigsten Punkte dieser Diskussion:

▶ Impfungen werden heute von vielen als unnötig abgetan. Aus dem Gefühl heraus, wir lebten in einer »gesunden, sauberen Umgebung«. Krankheitsepidemien seien bei uns kein Thema mehr: »Epidemien gab es in früheren Zeiten, heute dank unserer besseren hygienischen und sozialen Lebensumstände nicht mehr.« Dass man sich anstecken könnte, etwa durch das Poliovirus, wird für äußerst unwahrscheinlich, für fast nicht mehr möglich gehalten. Man wiegt sich in Sicherheit in unserem perfekt durchorganisierten Dasein.

Sträflicher Leichtsinn, ein Irrtum aus Sicht der Impfbefürworter. Sie sagen: »Epidemien sind auch heute noch in unseren Breiten möglich.« Ist ein Großteil der Bevölkerung nicht geimpft, besteht die Gefahr, dass längst gebannt geglaubte Krankheiten sich erneut ausbreiten. Sie weisen darauf hin, dass das andernorts längst der Fall ist. In Russland und der Ukraine war zum Beispiel wieder von Diphtherie-Epidemien die Rede, in Holland stieg die Anzahl an Kinderlähmung erkrankter Personen. Die Gefahr, dass diese Krankheiten auch nach Deutschland exportiert werden, sei nicht gering, meinen Impfexperten. Sie plädieren dafür, das Impfen ernst zu nehmen: Denn wer sich nicht impfen lässt, gefährdet nicht nur sich selbst, sondern kann auch andere in der engeren Umgebung anstecken, und zwar mit Krankheiten, die schlimme Folgen haben können.

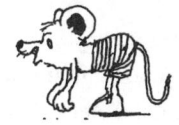

▶ Viele Eltern halten Kinderkrankheiten inzwischen für harmlose Infektionen, für Alltagskrankheiten, die mithilfe des Arztes schnell wieder vorbeigehen. Längst ist in Vergessenheit geraten, wie elend Kinder früher an ansteckenden Krankheiten sterben mussten. Und das ist noch gar nicht so lange her. Krankheiten haben in unserer Vorstellung viel von ihrem Schrecken verloren, weil wir von der Medizin erwarten, dass sie Wunder vollbringt. Dazu ist sie aber nicht immer in der Lage. Vor allem Krankheiten, die durch Viren verursacht werden, sind eben nicht mithilfe von Medikamenten schnell aus der Welt zu schaffen. Sie lassen sich nicht behandeln und können auch heute noch fatale Folgen haben: Gehirnentzündung zum Beispiel bei Masern und Mumps.

▶ Gefürchtet werden von Impfgegnern und verunsicherten Eltern die teils gefährlichen Nebenwirkungen von Impfungen, angefangen von Hautrötungen bis zu Krampfanfällen. Viele Eltern haben Angst vor dem Risiko eines dauerhaften Impfschadens, eines Hirnschadens bei ihrem Kind.

Diese Angst sei unnötig, sagen die Befürworter von Impfungen. Bei der aktiven Schutzimpfung muss sich der Körper gegen die Erreger wehren. Gegen Erreger, die abgeschwächt sind (Masern, Röteln), abgetötet (Keuchhusten) oder entgiftet (Diphtherie, Tetanus). Weil die Erreger »entschärft«, die neuen Impfstoffe also wesentlich verträglicher seien als die alten, werde das Befinden des Kindes in der Regel kaum beeinträchtigt. Geringe, auch mal schwere Nebenwirkungen kämen allerdings in Einzelfällen vor, seien jedoch seltener geworden.

▶ Eine Kinderkrankheit trage zur Stärkung des Immunsystems bei und bringe den kleinen Patienten in seiner Entwicklung ein Stück weiter. Das Kranksein fördere die seelische Reife und Entwicklung, meinen viele Antroposophen und Natur-heilkundler. Sie plädieren dafür, Kinderkrankheiten nicht durch Impfen zu verhindern, sondern dem Kind zu ermöglichen, sie in Ruhe durchzustehen.

Diese Haltung sei mehr als leichtsinnig, sagen viele Kinderärzte dazu. Sie weisen nachdrücklich auf die gesundheitlichen Gefahren hin, die sich in Zusammenhang mit Kinder- und anderen Krankheiten ergeben können und die dank Impfung zu verhindern sind.

Aus Unsicherheit die Entscheidung vor sich herschieben

Die Betroffenen – oft noch junge, unerfahrene Eltern – tun sich schwer mit dieser Diskussion: Die Argumente der Impfbefürworter, ihre Hinweise auf langjährigen oder sogar lebenslangen Schutz vor gravierenden Krankheiten erscheinen ebenso bedenkenswert wie die Argumente der Impfgegner, die auf die gesundheitlichen Belastungen und Dauerschäden durch Impfungen aufmerksam machen und auch darauf, dass die Nebenwirkungen dieser Vorbeugemaßnahme noch nicht ausreichend erforscht seien.

Wie soll ein medizinischer Laie zwischen Pro und Contra abwägen können? Wie soll er ohne medizinische Kenntnisse beurteilen, welche Argumente die richtigen sind? Die meisten Mütter und Väter fühlen sich hier überfordert.

Auch wenn es schwer fällt, sich zu orientieren, kommen Eltern nicht darum herum, sich eine eigene Meinung zum Thema Impfen zu bilden. Denn die Entscheidung für oder gegen die Impfprophylaxe liegt heute allein bei ihnen: Kinder können geimpft werden, müssen aber nicht, denn in der Bundesrepublik besteht keine Impfpflicht.

Weil sie sich unsicher fühlen – Impfen ja? Impfen nein? –, schieben viele Eltern die Entscheidung erst einmal vor sich her, vernachlässigen diese Schutzmöglichkeit und verschlampen die Impftermine nicht selten ganz. Ärzte beklagen, dass heute immer mehr Eltern impfmüde sind, dass sie den Gedanken an Krankheit: »Was passiert, wenn…« oft einfach zur Seite schieben – nach dem Motto: »Wird schon nichts passieren!« Hilfreicher als Verdrängen ist:

▶ Das »Was passiert, wenn…« zu Ende denken: »Was passiert, wenn mein Kind nach einem Zeckenbiss an Hirnhautentzündung leidet? Was passiert, wenn es an Wundstarrkrampf erkrankt?«

▶ Sich vor dem Impfen beim Kinderarzt informieren. Ihn um ein ausführliches Gespräch bitten, um über die Vor- und Nachteile Klarheit zu gewinnen. Und dann das Für und Wider abwägen: Welche Impfung muss unbedingt sein? Welche ist bei meinem Kind eventuell entbehrlich? Warum ist welche Impfung wann sinnvoll? Einen Kinderarzt zu finden, der sich Zeit nimmt für eine ausführliche Beratung, ist sicherlich nicht einfach. Es lohnt sich, ihn zu suchen.

Der kleine Piks – ein Horror für die meisten Kinder

Eigentlich keine große Sache, dieser kleine Piks – jedenfalls aus der Sicht von Müttern und Vätern, die sich bemühen, ihrem Nachwuchs das zu verdeutlichen: »Das tut doch nur ein Momentchen weh. Ein kleiner Stich, und die Sache ist vorbei!« Mit Vernunft kann man den meisten Kindern hier nicht kommen.

Die Angst ist viel zu groß – und sie wehren sich oft nach Kräften, je jünger, desto intensiver: kreischen wie am Spieß oder denken gar nicht daran, stillzuhalten. Eine stressige Angelegenheit für Mütter, Väter und Kinderärzte. Was tun dagegen?

▶ Das Kind nicht mit Erklärungen überschütten, sondern klipp und klar und mit einfachen Worten erklären, dass das Impfen sein muss und warum es sein muss. (Auch wenn Kinder den Sinn der Worte vielleicht noch nicht verstehen, spüren sie doch, dass sie und ihre Gefühle ernst genommen werden.)

▶ Eine Stunde vor der Impfung ein »Wunderpflaster« auf die Impfstelle kleben, dann tut das Impfen (oder Blutabnehmen) später nicht weh (Emla-Pflaster oder Emla-Salbe).

▶ Mit Zärtlichkeit und Geduld können Mütter und Väter ihrem Kind die Angst vor der Spritze erträglicher machen.

▶ Auch Spiele taugen bei den Kleinen als Ablenkungsmanöver:
  – *Pustespiele:* In den Nacken pusten. Oder Kreise auf Hände und Arme pusten. Oder die Haare aus dem Gesicht pusten.
  – *Geschichten erzählen:* Von einem kleinen Mädchen (kleinen Jungen), das keine Spritzen sehen mochte und nur mit geschlossenen Augen zum Impfen ging. Oder von einer Spritze namens Elfriede berichten, die nicht zustechen mag und es doch immer tun muss.

Bei vielen Kindern hilft kein Ablenken, sondern nur rasches Handeln. Dann ist der Piks sofort vergessen.

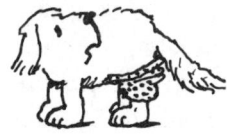

Welche Impfungen Kinder brauchen

Neue Forschungsergebnisse, neue Impfstoffe führen dazu, dass sich Impfempfehlungen und Impfpläne ab und zu ändern. Die wichtigsten Informationen über die verschiedenen Impfungen:

Masern
Weil Masern als verhältnismäßig harmlose Kinderkrankheit gelten, verzichten viele Eltern darauf, ihr Kind impfen zu lassen. So harmlos sind Masern aber nicht: Im Zusammenhang mit einer Masernerkrankung können sich Komplikationen ergeben, die entweder durch das Masernvirus selbst oder durch Bakterien verursacht werden, die sich im Organismus ausbreiten können, weil das Immunsystem geschwächt ist. Auftretende Begleitinfektionen: zum Beispiel Lungenentzündung, Mittelohrentzündung und – besonders gefürchtet – bei älteren Kindern Gehirnentzündung (Masern-Enzephalitis), die bei einem Drittel der Erkrankten lebenslange mehr oder minder schwere Schäden zur Folge haben oder sogar zum Tod führen kann und in einem von tausend Fällen auftritt (Seite 334f.).

Nebenwirkungen des Impfstoffs: Ungefähr eine Woche nach der Impfung erkranken manche Kinder an den »Impfmasern«: Sie bekommen für ein paar Tage Fieber und nicht ansteckenden Ausschlag, der an Masern erinnert. (Impfmasern sind nicht ansteckend und müssen nicht behandelt werden.) Ob überhaupt das Risiko einer Hirnhautentzündung durch Impfung besteht oder wie hoch dieses Risiko ist, das ist unter Impfbefürwortern und -gegnern umstritten.

Je weniger zum Impfen gehen, desto größer ist die Gefahr, dass es zu Masernepidemien kommt, dass nicht nur Kinder, son-

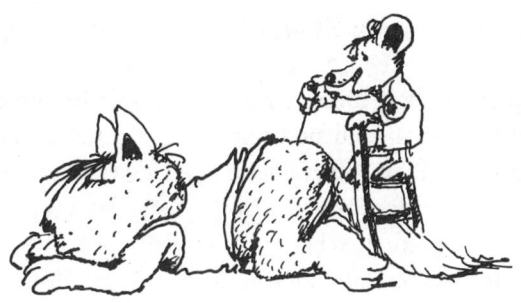

dern auch Jugendliche und Erwachsene an Masern erkranken. Je älter der Masernkranke, desto größer die Gefahr, dass sich Komplikationen ergeben.

Mumps

Bei Mumpserkrankungen können sich Komplikationen ergeben: Hodenentzündung (nur möglich bei geschlechtsreifen Jungen: kann Zeugungsunfähigkeit zur Folge haben). Unter hundert Mumpskranken kommt es zu einer Hirnhautentzündung, die aber wesentlich glimpflicher verläuft als bei Masern (Seite 335ff.).

Nebeneffekte sind selten. Manchmal bekommt der Impfling etwa zehn Tage nach der Impfung Fieber, das sich aber schnell wieder gibt. Auch die Einstichstelle kann anschwellen. Von der Impfkommission wird eine Auffrischimpfung empfohlen im Alter von zehn bis zwölf Jahren.

Röteln

Röteln sind kaum der Rede wert: etwas Fieber, etwas Ausschlag, ein bißchen angeschwollene Lymphknoten – das ist alles (Seite 330ff.). Nach ein paar Tagen hat sich die Sache. Und gegen diese Lappalie soll man sich durch Impfung schützen?

421

Immer noch haben viele Frauen, die ein Baby erwarten oder erwarten könnten, keine Antikörper gegen Röteln. Sie sind also gegen die Krankheit nicht geschützt, haben sie bisher weder durchgemacht, noch sind sie geimpft.

Erkrankt eine Frau während der Schwangerschaft an Röteln, kann sich das ungeborene Baby infizieren. Und das kann schlimme Missbildungen zur Folge haben: etwa Hör- und Sehschäden, Herz-, Hirn- und andere Organschäden.

Durch Impfung aller Mädchen, auch aller Jungen im Kleinkindalter, soll verhindert werden, dass sich Kinder an Röteln anstecken und das Virus an Schwangere weitergeben.

Kinder verkraften die Impfung in der Regel bestens. Nur selten machen sich Nebenwirkungen bemerkbar (leichtes Fieber, Ausschlag, Anschwellen der Lymphknoten, Gelenkbeschwerden).

Keuchhusten

Keuchhusten ist eine ernst zu nehmende, quälende Krankheit, die vor allem im ersten Lebensjahr mit Komplikationen wie etwa Bronchitis, Lungenentzündung, Gehirnerkrankungen verbunden sein kann (Seite 325ff.).

Mithilfe einer Impfung lässt sich Keuchhusten verhindern. In den Siebzigerjahren war die Keuchhustenimpfung allerdings bei uns in Verruf geraten, weil sie gravierende Nebeneffekte hatte – allerdings nur in seltenen Fällen. Die Impfung wurde nur noch für besonders gefährdete Kinder empfohlen. Die Folge: Die Krankheit breitete sich wieder aus.

Inzwischen empfiehlt die Ständige Impfkommission die Keuchhustenimpfung wieder, und zwar für alle Jungen und Mädchen. Es gibt seit mehreren Jahren einen anderen Impfstoff mit deutlich weniger möglichen Nebenwirkungen.

Neue Untersuchungen haben ergeben, dass Impfschäden wie etwa Hirnhautentzündungen, bleibende Hirnschäden und Krampfanfälle wesentlich seltener sind, als von Experten bisher angenommen. Harmlosere Nebenwirkungen der Impfung bei vielen Kindern: Die Einstichstelle ist gerötet und tut weh. Manchmal leiden die Kinder ein, zwei Tage unter Fieber, schlafen schlecht, haben keinen Appetit und müssen erbrechen.

Wundstarrkrampf
Überall sind Erreger des Wundstarrkrampfs (Tetanus) auszumachen, so zum Beispiel in Staub und Erde. Durch Wunden, selbst durch die kleinsten, können die Erreger in den Organismus gelangen, sich vermehren und zu einer schweren Erkrankung führen, die oft zum Tod führt. (Wundstarrkrampf ist nicht ansteckend.) Dank der Impfung ist bei uns nur noch selten von Wundstarrkrampf die Rede (Seite 401).

Komplikationen durch die Impfung sind sehr selten. Die Einstichstelle schwillt manchmal an, rötet sich. Selten kommt es auch zu einer allergischen Reaktion im Zusammenhang mit der Impfung. Alle zehn Jahre sollte die Impfung bei Erwachsenen wiederholt werden.

Liegt die letzte Impfung mehr als fünf Jahre zurück, ist bei einer Verletzung eine Auffrischimpfung notwendig.

Diphtherie
Diphtherie ist eine lebensbedrohliche Krankheit, die bei uns durch die Impfung glücklicherweise fast in Vergessenheit geraten ist (Seite 339f.). Es ist unwahrscheinlich, aber nicht unmöglich, trotz Impfung an Diphtherie zu erkranken. Es ist dann mit einem milderen Verlauf zu rechnen.

Die Impfung muss im Babyalter dreimal wiederholt und nach dem sechsten Geburtstag aufgefrischt werden. Im Erwachsenenalter werden alle zehn Jahre Auffrischimpfungen empfohlen (am besten zusammen mit der Impfung gegen Wundstarrkrampf). Nebenwirkungen der Impfung: siehe Wundstarrkrampf.

Kinderlähmung (Polio)

Dank der Impfung ist Kinderlähmung (Polio) in unseren Breiten selten geworden, ganz und gar verschwunden ist sie nicht. Wer nicht immunisiert ist, kann sich anstecken (etwa auf einer Auslandsreise gen Süden), und zwar auch bei Menschen, die nicht an Kinderlähmung erkrankt, jedoch infiziert sind (Seite 340).

Das Poliovirus schädigt das Nervensystem, kann Lähmungen der Beine, des Rumpfes, der Arme verursachen, also zu andauernder Bewegungsunfähigkeit führen und sogar auf die Atemmuskulatur übergehen. Kinderlähmung lässt sich nicht behandeln. Umso wichtiger ist es, sich durch Impfung davor zu schützen.

Nebenwirkungen der Impfung sind selten. Manchmal bekommen die Kinder leichten Durchfall, etwas Fieber. Sehr selten sind leichte, vorübergehende Lähmungen. In seltenen Fällen kam es früher durch die Polio-Schluckimpfung zur Impfpolioerkrankung des geimpften Kindes bei der Erstimpfung. Eine weitere seltene Komplikation: das Ausscheiden von Polioviren im Stuhl nach der Impfung und damit die Möglichkeit einer Ansteckung nicht geimpfter oder abwehrgeschwächter Menschen.

Durch die jetzige Impfung der abgetöteten Polioviren können sich diese Komplikationen nicht länger ergeben. Diese neue Impfung ist nur noch mit der Spritze möglich, nicht mehr mit dem Zuckerstückchen wie früher.

Eltern, die nicht immunisiert sind, können sich möglicherweise bei ihrem gerade geimpften Kind anstecken. Das Impfvirus ist zwar weniger ansteckend als das Wildvirus, kann aber Symptome einer Kinderlähmung auslösen. Wichtig auch für Erwachsene: die Schluckimpfung alle zehn Jahre auffrischen.

HIB-Impfung

Neben den üblichen Impfungen empfiehlt die Ständige Impfkommission seit einiger Zeit eine weitere Impfung für Babys: die HIB-Impfung, die Kinder vor dem Bakterium Hämophilus influenza Typ b schützt. Es kann vor allem bei Kindern im Kleinkind- und Kindergartenalter ganz verschiedene, gefährliche und nicht ganz so gefährliche Infektionskrankheiten auslösen, etwa eitrige Hirnhautentzündung (Meningitis), eine Entzündung des Kehlkopfdeckels (Epiglottitis) oder auch eitrige Angina, Lungenentzündung oder Mittelohrentzündung.

Kinder vertragen den Impfstoff in der Regel gut. Manchmal rötet sich nach dem Impfen die Haut um die Einstichstelle und schwillt an, selten erhöht sich die Körpertemperatur leicht.

Hepatitis B

Nach vorsichtigen Schätzungen infizieren sich jährlich in Deutschland etwa 50 000 Menschen mit dem Hepatitis B-Virus. Die meisten infizieren sich zwischen dem 15. und 35. Lebensjahr. Das Virus kann durch Verletzungen oder Sexualkontakte übertragen werden.

Die Hepatitis-B-Impfung aller Kinder ist in den Impfplan der ständigen Impfkommission (STIKO) aufgenommen worden, nicht nur um das einzelne Kind zu schützen, sondern auch, um eine Ausbreitung dieser Infektion langfristig einzudämmen.

Kinder vertragen diese Impfung gut. Lokale Reaktionen, wie Rötung und eine schmerzhafte Schwellung der Impfstelle, sind selten, ebenfalls Beschwerden, wie Bauchweh, Übelkeit, Abgeschlagenheit sowie grippeähnliche Symptome.

Die Impfung wird ab dem 3. Lebensmonat, ab dem 5. Lebensmonat und zum letzten Mal ab dem 12. Lebensmonat durchgeführt.

FSME (Frühsommer-Meningoenzephalitis)

Zecken sind zu Schreckgespenstern geworden, denn sie können ein Virus übertragen, das vor allem das Nervensystem schädigt und Hirn- und Hirnhautentzündungen verursachen kann. Inzwischen ist überall in Europa von FSME die Rede, nicht nur in Bayern und Österreich (Seite 381).

Die Impfung ist bei Kindern zu empfehlen, die in Gegenden unterwegs sind, in denen FSME-Erkrankungen häufig vorkommen.

Nebeneffekte der Impfung: Schwellung der Einstichstelle. Die Impfung ist bei Kindern, die eine Allergie gegen Hühnereiweiß haben, nicht zu empfehlen.

Übrigens ist auch eine Schnellimmunisierung möglich, wenn eine Reise in ein besonders gefährdetes Gebiet ansteht.

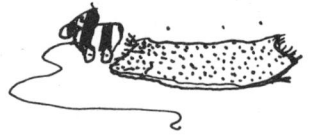

Grippe

Eine Virusgrippe ist nicht leicht zu verkraften (Seite 178f.). Dennoch empfehlen Experten eine Grippeschutzimpfung nur bei chronisch kranken Kindern, die einen besonderen Schutz brauchen, nicht bei gesunden Kindern und Jugendlichen. Die Grippeschutzimpfung muss jährlich wiederholt werden und ist im Allgemeinen gut verträglich.

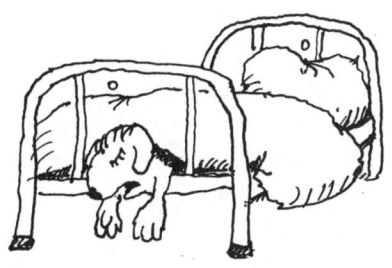

18. Kapitel

Was Kinder brauchen, um gesund zu bleiben

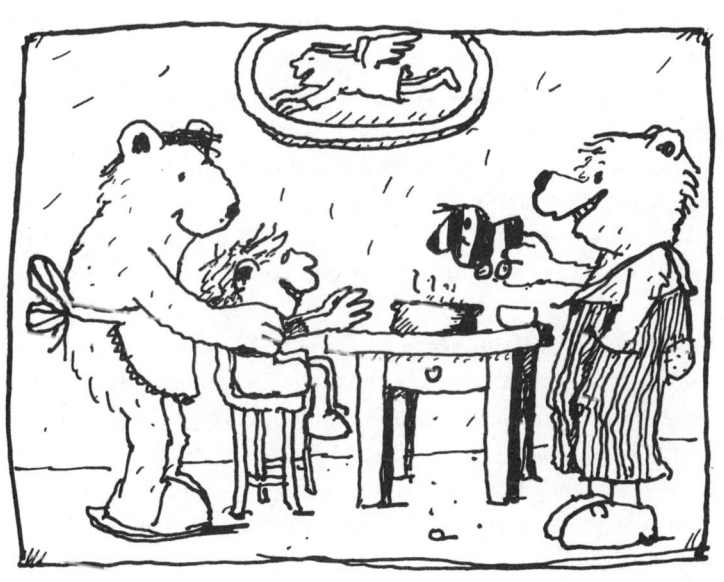

Auf die seelischen Bedürfnisse von Kindern eingehen

Lärm, Hektik, immer neue Anforderungen. Der Alltag ist anstrengend geworden, auch für Kinder. Sie tun sich schwer, sich zu orientieren und den Überblick zu behalten, in einem Leben, dessen Strukturen sich oft wandeln.

Schon in der Kindergartenzeit erleben viele Kinder, dass die Ordnung plötzlich nicht mehr gilt, an die sie sich gerade erst gewöhnt haben. Dass die Regeln nicht mehr funktionieren, die sie bisher als ganz selbstverständlich wahrgenommen haben: Familien lösen sich auf, und vertraute Lebensgewohnheiten oder Freundschaften gehen verloren. Oft verändert sich das soziale Umfeld – zum Beispiel durch Berufs- oder Arbeitsplatzwechsel, durch Umzüge der Eltern.

Vor allem Stadtkinder erfahren besonders früh, wie schnell sich Werte in unseren Zeiten überleben. Sie fühlen sich nicht selten überfordert: ewig ein neuer Trend, ein neuer Lebensstil, auf den sie sich einstellen müssen. Das kostet Kraft.

Die Folge: Viele Kinder reagieren genervt auf den dauernden Wandel ihrer Umgebung, fühlen sich unsicher. Kleine Kinder, aber auch viele große sind nicht immer in der Lage, diese Veränderungen, das Fremde einzuordnen und zu verarbeiten.

Sehnsucht nach Geborgenheit

Umso wichtiger, dass da jemand ist, der im Familienalltag für ein gewisses Gleichmaß sorgt, der Stabilität verkörpert, Spannungen auffängt, beruhigt, um Ausgleich bemüht ist und Sicherheit vermittelt. Jemand, auf den man sich verlassen kann: Mutter, Vater, Geschwister, Großeltern, Freunde. Wenn die Atmosphäre zu Hause stimmt, wenn sich ein Kind geborgen fühlt in seiner Fa-

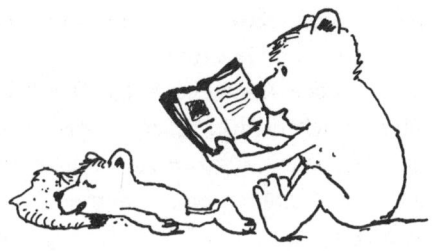

milie und Eltern erlebt, die sich für seine Belange interessieren und keinen übersteigerten Leistungsdruck ausüben, dann hat es gute Voraussetzungen für eine fröhliche, unbeschwerte Kindheit, für eine gesunde seelische und körperliche Entwicklung.

Viel Bewegung: wichtig für eine gesunde Entwicklung

Jedes Baby strampelt mit Freude und Wonne, ist dauernd in Bewegung und probiert aus, wie das geht: sich drehen, krabbeln, laufen. Wer Kinder in Aktion beobachtet, kann sehen, mit wie viel Freude sie hüpfen und springen, einem Ball nachjagen und ihre Kräfte mit anderen messen, wie stolz sie darauf sind und wie zufrieden nach dem Austoben.

Leider bekommen Kinder heute vor allem in unseren Städten überall und immer Grenzen zu spüren, die ihren Bewegungsdrang einengen. Dauernd heißt es: »Stopp, geht nicht!« Hüpfen, Fangen, Fußballspielen geht nicht, weil die Wohnung zu hellhörig ist. Weil das Spielen auf der Straße zu gefährlich ist. Weil der Spielplatz für die kleinen Kinder da ist und nicht für die großen. So werden immer mehr Kinder Stubenhocker wider Willen. Vielen mangelt es heute an sinnlichen Erfahrungen. Einfach raus-

431

gehen an die frische Luft, draußen spielen, über Hecken und Zäune jagen – das kennen viele kaum noch.

Nur einmal in der Woche kommen sie richtig in Trab, wenn im Kindergarten oder in der Schule Turnen angesagt ist. »Eine Stunde Sport pro Woche ist viel zu wenig für eine gesunde Entwicklung«, sagen die Orthopäden und fordern eine Stunde Sport täglich. Leider vergeblich.

Ein Körper, der wächst, braucht Anreize, damit sich die Muskeln, die Knochen, die Organe richtig entwickeln. Bleiben diese Anreize aus, sind die Kinder weniger selbstständig, weniger leistungs-, handlungs- und widerstandsfähig.

Die Folge des Bewegungsmangels: Sportmediziner, Schul- und Kinderärzte registrieren Haltungsschäden, Kreislaufbeschwerden, Muskelschwächen, Koordinationsprobleme, Übergewicht, Infektanfälligkeiten, Verdauungsstörungen und Schlafprobleme. Morgens in der Schule, mittags über den Hausaufgaben, nachmittags vor dem Fernseher: Weil sie zu viel sitzen, sind viele Kinder schlapp, schlaff und krank.

Es bleibt den Eltern überlassen, ein Gegenprogramm zu starten, dafür zu sorgen, dass der Nachwuchs wieder auf Trab kommt. Aber wie?

Kleine Kinder brauchen keine teuren Kurse, keine exklusiven Sport- und Freizeitclubs. Ein Garten oder ein Spielplatz mit Wippe und Schaukel, mit Rutsche und Klettergerüst tut's auch. Hier können sie die Schwerkraft ausprobieren, Bewegungen wiederholen, ummodeln und perfektionieren, ihr Koordinationsvermögen, ihre Geschicklichkeit, ihr Gleichgewichtsempfinden üben und sich Kraft antrainieren.

Später stehen (auch bei Sportmedizinern) Ballspiele hoch im Kurs: Tennis, Fußball. Die meisten Kinder lernen schnell, sicher und locker mit einem Ball umzugehen. Aber auch andere Sport-arten, wie Schwimmen, Hockey, Basketball, sind gefragt. Fast überall sind geeignete Sportvereine zu finden oder (mit etwas Suchen und Geduld) geeignete Plätze zum Spielen im Park oder am Waldrand. Gut geeignet ist der Sportverein gleich um die Ecke: schnell zu erreichen, auch für Freunde aus Schule und Nachbarschaft, ohne lange, vielleicht gefährliche Anfahrt.

Im Sportverein üben Kinder nicht nur ihre Bewegungsfähig-keit, sie lernen auch soziales Verhalten, Regeln einzuhalten, fair zu sein, Rücksicht zu nehmen, sich über einen Sieg zu freuen und eine Niederlage hinzunehmen. Wichtig ist, dass Kinder mit Spaß bei der Sache sind und nicht ausschließlich auf Leistung getrimmt werden, nicht ständig unter Druck stehen. Die Freude an der Bewegung ist wesentlich wichtiger.

Eltern können das Interesse an Sport fördern, indem sie

▶ selbst Freude an Bewegung haben,

▶ mitmachen (zum Beispiel beim Spazierengehen auf Baum-stämmen balancieren, beim Fußballspielen mithalten, Musik aufdrehen und tanzen, sich auf Wettläufe einlassen, beim Fangenspielen eine Weile durchhalten),

▶ nicht gleich schlappmachen, wenn sie müde sind oder wenn's anstrengend wird.

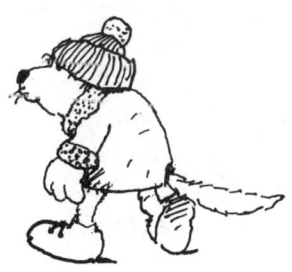

Spiele für draußen

Zum Austoben und Herumturnen

Toben muss sein: rennen, laufen, springen und spielen. Besonders viel Spaß macht's, wenn Mitspieler dabei sind: Eltern, Geschwister, Freunde.

Die Strumpfschleuder. Einen kleinen Ball in die Spitze eines Kniestrumpfes stecken. Den Strumpf über dem Ball verknoten. Den Strumpf samt Ball mit nach draußen auf eine Wiese nehmen und mit ausgestrecktem Arm rotieren lassen: schnell, immer schneller, schließlich loslassen. In welche Richtung fliegt die Schleuder? Wer schafft es, sie aufzufangen?

Dreibeinfußball. Vier Spieler oder auch acht können mitmachen. Jeweils zwei treten als Paar an, binden ihr linkes und rechtes Bein zusammen und spielen mit einem anderen Dreibeiner oder mehreren Dreibeinern Fußball.

Gänsemarsch. Je mehr mitspielen, desto besser. Alle stellen sich in einer Reihe auf. Wer die Spitze übernimmt, macht vor, was jetzt zu tun ist: auf einem Bein stolzieren wie ein Storch. In der Hocke hüpfen wie ein Frosch. Rennen wie eine Gazelle. Und so weiter. Die ganze Korona wird über Stock und Stein geführt und das in möglichst flottem Tempo.

Schubkarrenfahren. Die Spieler treten paarweise an. Der eine spielt Schubkarre: macht Liegestütz. Der andere spielt den Schubkarrenschieber: packt die Karre bei den Füßen. Dann treten die Paare zum Wettkampf auf einer Wiese an. Den Kurs vorher festlegen.

Bockspringen. Einer spielt den Bock: Er stellt sich breitbeinig hin, beugt sich vor, stützt die Hände auf den Schenkeln ab. Die anderen Spieler nehmen Anlauf, springen einer nach dem anderen über den Bock.

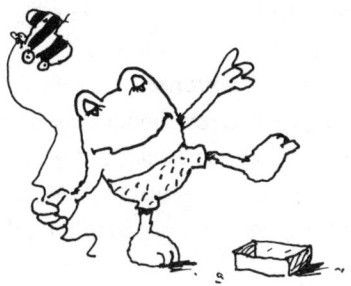

Zirkus. Ein Kind spielt den Zirkusdirektor, die anderen stellen Tiere dar. Der Zirkusdirektor spielt vor, was die anderen nachmachen sollen: hüpft wie ein Känguruh, watschelt wie eine Ente, hoppelt wie ein Hase, robbt wie ein Seehund. Nach vier Runden wird abgewechselt: Wer mag jetzt Zirkusdirektor sein?

Schwimmen: nicht nur für den Rücken gut

Im Wasser herumpaddeln, schwimmen, tauchen ist viel mehr als nur ein Vergnügen. Schwimmen hält gesund, und Schwimmen macht gesund, weil es:
▶ Muskeln und Gelenke übt
▶ Muskeln entspannt
▶ Sehnen und Bänder entlastet
▶ die Entwicklung der Motorik fördert
▶ den Gleichgewichtssinn trainiert
▶ Haltungsschäden vorbeugt

Außerdem ist Schwimmen gut für den Kreislauf, für die Durchblutung, für die Atmung.

435

Viele gehen aus Angst vor Ansteckung nicht gern in ein Schwimmbad. Diese Angst ist nicht ganz unberechtigt, denn Krankheitskeime fühlen sich wohl im feuchtwarmen Schwimmbadklima. Mit Chlor oder Ozon versucht man dagegen vorzugehen. (Auf das Chlor reagieren viele Kinder mit roten, entzündeten Augen. Der Augenarzt verschreibt dann meist Tropfen.) Außerdem besteht die Gefahr, sich einen Fußpilz zu »holen« (Seite 314f.).

Kinder spielerisch ans Wasser gewöhnen

Nicht jedes Kind ist von Anfang an ein begeisterter Wasserplanscher. Manches muss erst langsam, Schritt für Schritt, aufs Schwimmen vorbereitet werden. Und das klappt oft gut mithilfe von Spielen.

Wasserdrehwurm. Das Kind in Rückenlage ins Wasser legen, gut festhalten und im Kreis drehen. Erst rechts, dann links herum.

Wenn Walrösser strampeln. In Rückenlage schwimmen. Sich das Kind auf den Bauch legen, es festhalten und Walross spielen.

Der Wassermann. Ein Spiel für drei. Einer steht mit dem Kind auf dem Arm im Wasser. Ein anderer spielt Wassermann: taucht erst im Wasser unter, dann mit Schwung vor den Mitspielern auf und »raubt« das Kind. Schwimmt mit ihm davon.

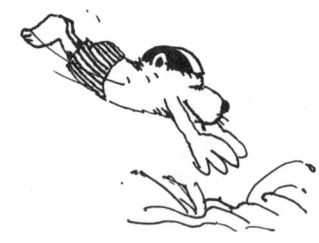

Ab in die frische Luft –
auch bei schlechtem Wetter

Wenn es draußen so richtig schön miesepetrig ist, mit Nebel, Regen oder Graupelschauern, hält sich die Lust, mit Kind und Kegel nach draußen zu gehen, in Grenzen: »Das muss doch nicht sein!« Sollte doch sein.

Auch dem Baby tut eine tägliche Spazierfahrt gut (wenn es älter ist als zwei, drei Wochen). Im Kinderwagen in einem Fellsack samt Unterlage aus Styropor ist ein Baby auch bei Kälte gut aufgehoben. Lang sollten die Ausfahrten bei frischem, kaltem Wetter aber nicht sein (Gefahr von Unterkühlung). Im Tragesack unter dem Mantel der Mutter ist es bei Kälte natürlich noch gemütlicher als im Wagen. Wenn es zu kalt ist, schneit und stürmt, fühlt sich ein Baby allerdings zu Hause wesentlich wohler.

Und auch ältere Kinder gehören nach Meinung der Kinderärzte täglich an die frische Luft. Richtig ausstaffiert mit Gummistiefeln, mit Hosen, die auch ein paar Matschspritzer abkönnen, und mit regenfester Windjacke kann ihnen Wind und Wetter nichts anhaben.

Austoben an frischer Luft ist das beste Gesundheitstraining: gut für den Bewegungsapparat (Seite 267), gut für Blutzirkulation und Stoffwechsel. Kinder brauchen die Bewegung an der frischen Luft aber auch, um ihre Abwehrkräfte zu stärken. Die trockne, staubige Heizungsluft schädigt die Schleimhäute in Nasen- und Rachenraum. In der frischen Winterluft können die Schleimhäute wieder Feuchtigkeit aufnehmen, sich regenerieren und danach Infekte besser abwehren.

Und wie ist das bei tristem Nebelwetter, wenn in den Städten der Automief zwischen den Häusern hängt? Sollten Kinder dann nicht lieber daheim bleiben? Nein, sollten sie nicht, denn die verbrauchte Heizungsluft drinnen ist nicht besser als das miese Nebelwetter draußen. Nur bei einem Baby oder besonders anfälligen Kind ist Vorsicht angesagt. Und bei Smogalarm.

Viele Kinder sind Frischluftmuffel. Mit Hinweisen auf ihre Gesundheit lockt man sie bestimmt nicht nach draußen. Wie dann?

▶ Wenn Eltern bei jedem Wetter gerne draußen sind, lassen sich ihre Kinder wahrscheinlich auch nicht gleich von jedem Regenschauer abschrecken.

▶ Richtige Bekleidung muss sein. Bekleidung, die auch Matschspritzer und Dauernässe verträgt.

In die Sonne gehen – auf die richtige Art und Weise

Endlich wieder Frühling, endlich wieder warm draußen. Die Sonne lässt die Gärten bunt werden, macht gute Laune, bringt uns in Schwung. Wir brauchen sie, um gesund zu bleiben, um Energie zu tanken, um Lebensfreude zu entwickeln und auch, damit sich wichtige Vitamine im Organismus bilden.

Für das Knochenwachstum benötigt ein Kind neben anderen Stoffen auch Vitamin D, das mit der Nahrung aufgenommen, vor allem jedoch in der Haut gebildet wird. Und zwar nur, wenn UV-Strahlen auf die Haut einwirken. Vitamin D sorgt im Darm dafür, dass der Organismus Kalzium aus der Nahrung aufnehmen kann: wichtig für den Aufbau der Knochen, für Nerven und Muskeln. Das bisschen Sonne, das ein Kind in den Wintermonaten und unter der Dunstglocke einer Großstadt mitbekommt, reicht nicht aus. Deshalb werden die meisten Babys in unseren

Breiten vorsorglich mit Vitamin D in Form von Tabletten versorgt, um Rachitis vorzubeugen (Verbiegung des Skeletts). Zehn Minuten Sommersonne auf Gesicht und Hände genügen übrigens, um den Vitamin-D-Haushalt aufzufüllen.

Keinen Sonnenbrand riskieren
Die Ozonschicht schützt uns vor der gefährlichen Energie der Sonne. Seit diese Schutzschicht löchrig geworden ist, nimmt der Hautkrebs zu. Wer bei praller Hitze in der Sonne brutzelt, gefährdet seine Gesundheit (Seite 367f.).

Vorbeugen

Auf bequeme und gesunde Kleidung achten
Ein paar Tipps zum Thema Kleidung:
► Bequem sollte sie sein, damit man sich gut darin bewegen kann.
► Luftdurchlässig muss sie sein, damit die Haut gut atmen kann.
► Informationen zum Thema Schuhe Seite 284f.
► Kleidung aus rein synthetischen Fasern lässt die Haut oft nicht ausreichend atmen und nimmt den Schweiß nicht gut auf.
► Besonders geeignete Textilien:
Leinen: Kühlt bei Hitze.
Baumwolle: Kratzt nicht, saugt Schweiß auf, kann gekocht werden.
Wolle: Nimmt Schweiß gut auf. Kleidung vor Gebrauch waschen.
Noch ein Tipp zum Thema Unterwäsche. Sie sollte kochfest sein. Tägliches Wechseln ist empfehlenswert.

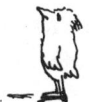

Ab und zu die Stille genießen

Jeder Zweite leidet unter Lärm. Besonders häufig und störend ist durch Straßenverkehr verursachter Lärm. Das Geknatter des Rasenmähers gehört auch zu unseren Alltagsgeräuschen, das Dröhnen der Bohrmaschine, das Hämmern des Pressluftbohrers bei der Baustelle nebenan, der Fernsehapparat, der dauernd läuft, oder das Radio. Eine Lautstärke von mehr als 85 dB (Messwert für Lärm), die häufig und dauernd auf uns einwirkt, schädigt das Ohr. Krach mit Pausen macht uns weniger zu schaffen.

Wenn die Schallwellen die Sinneshaare der Hörzellen im Innenohr verformen und dann schließlich zerstören, werden die Zellen nicht mehr ausreichend durchblutet. Die Folge ist Schwerhörigkeit (Seite 145f.).

Lärm macht vor allem Kindern zu schaffen. Ihr empfindliches Ohr wird schneller geschädigt. Viele reagieren mit Schlaf-, mit Konzentrationsstörungen auf diese Belastung oder werden mit der Zeit ganz einfach zappelig und nervös.

Leider kann man dem Lärm nicht immer entfliehen. Viele Geräusche lassen sich kaum abstellen. Das Gedröhne aus der Stereoanlage, dem Walkman oder die Geräuschkulisse per Radio und Fernseher muss zum Beispiel nicht sein. Und auch Disconächte mit ihrem Mordsgetöse sind kein Muss. Verständlich, dass die wenigsten Kinder und Jugendlichen bereit sind, hier Abstriche zu machen. Dennoch sollten Eltern bemüht sein, diesen Hörgewohnheiten ihrer Sprösslinge entgegenzuwirken. Nur wie?

▶ Zusammensitzen und lesen – ohne Begleitmusik.

▶ Im Alltag Ruhepausen einlegen. Einfach mal kein Wort miteinander reden. Kinder für die Stille sensibilisieren, indem sie ab und zu ein Momentchen ganz bewusst still sind.

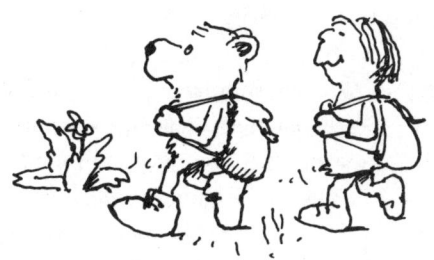

▶ Spazieren gehen im Wald und dabei schweigen, jedenfalls eine Weile. Nur auf Vogelgezwitscher, auf Blätterrascheln achten. Welche Geräusche sind sonst noch zu hören?

Schlafen: Jedes Kind hat seinen eigenen Rhythmus

Schlafen gehen – dazu haben die meisten Kinder nicht die geringste Lust. Einfach so in den Schlaf verschwinden, das fällt schwer.

Was tun? Die Tochter, den Sohn mit Nachdruck in Richtung Bett drängen, weil Kinder ausreichend Schlaf brauchen, damit sie gesund bleiben und morgens wieder fit in Kindergarten oder Schule antreten können? Oder lieber, um des lieben Friedens willen, nicht pingelig auf die Uhr schauen, stattdessen darauf vertrauen, dass sich der Sprössling freiwillig und möglichst bald Richtung Bett verzieht?

Viele Mütter, viele Väter beharren auf strikten Zeiten: Ein, zwei Stunden Mittagsruhe muss bei Klein- und Vorschulkindern sein, und abends gehören sie spätestens um 19 Uhr ins Bett. Mit den Jahren darf es dann etwas später werden.

Vorbeugen

Wie warm soll's im Schlafzimmer sein?

Wenn Babys schlecht schlafen, heißt das manchmal ganz einfach, dass die Luft im überheizten Zimmer zu trocken ist. Deshalb eine Weile bevor das Kind zum Schlafen hingelegt wird, die Heizung herunterdrehen und das Fenster ein paar Minuten lang weit aufmachen. Das bringt nicht nur frische Luft ins Zimmer, sondern reguliert auch die Luftfeuchtigkeit (gut fürs Schlafklima). Ideal: 50 bis 70 Prozent. Wenn die Luft zu trocken ist, feuchte Handtücher im Zimmer aufhängen.

Die richtige Nachttemperatur im Raum: 16 bis 18 Grad. Auch tagsüber zwischendurch lüften (wenn das Baby nicht im Zimmer ist). Im Raum darf es aber nicht zu kalt sein. Bei Babys funktioniert die Temperaturregelung noch nicht perfekt, deshalb frieren sie leicht. Aus diesem Grund tagsüber den Raum am besten auf normale Zimmertemperatur heizen.

Noch ein Tipp: Das Bett nicht unters Fenster stellen und nicht an eine kalte Außenwand.

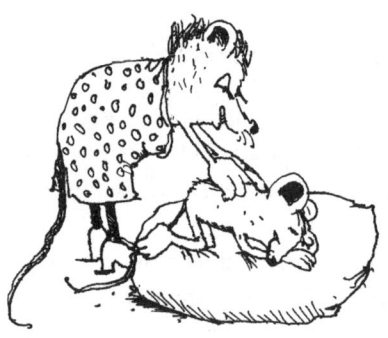

Keine starren Zeiten festlegen

Viele Kinder lassen sich diese strikten Regeln nicht verordnen. Zu Recht. Schlafen ist eine individuelle Angelegenheit, und zwar von Babyzeiten an. Manche Kinder brauchen viel, manche wenig Schlaf. Und hat sich der Rhythmus erst einmal eingespielt – und das kann bei Babys, bei Kleinkindern eine Weile dauern –, dann holen sich Kinder den Schlaf, den sie brauchen.

Um entspannt einschlafen zu können, brauchen Kinder die Vergewisserung, dass sie nicht allein sind. Dass da jemand ist, der auf sie aufpasst, der sich Zeit nimmt für ein Gespräch über das Tagesgeschehen oder für ein Gutenachtlied oder für eine sanfte, ruhige Geschichte zum Einschlafen. Der das Gutenachtsagen nicht als Pflichtübung eilig abhakt.

Allein im Bett liegen und schlafen, das mögen Kinder nicht unbedingt. Denn nachts werden kleine Probleme manchmal riesig groß. Mit Unruhe, Angst oder Wut im Bauch schläft sich's aber schlecht. Das beste Mittel dagegen: ins Bett zu Mutter oder Vater schlüpfen und hier die Ruhe, die Entspannung finden, die Kinder für eine gesunde Entwicklung einfach brauchen.

Spiele zum Einschlafen und Abschalten

Alle viere von sich strecken und in sich hineinhorchen: Was Kinder zur Ruhe bringt, kann auch Erwachsene entspannen. Leise Spiele lassen eine wohlige, ruhige Atmosphäre entstehen – angenehm zum Einschlafen.

Singsang spüren. Für drei oder mehr Spieler. Auf den Boden legen, einen Stern bilden. Füße nach außen, Köpfe nach innen. Kopf an Kopf liegen. Die Augen schließen. Ganz leise eine Melodie summen und die Melodie wirken lassen.

Um die Wette gähnen. Einer beginnt zu gähnen, laut und deutlich. Die anderen lassen sich davon anstecken und beginnen ebenfalls zu gähnen: zum Beispiel im gleichen Takt wie die anderen oder in ganz anderem eigenem Rhythmus.

Von Kopf bis Fuß gute Nacht sagen. Ganz entspannt liegen, die Augen schließen, in sich hineinhorchen, sich auf einen Körperteil nach dem anderen konzentrieren: erst den Haaren gute Nacht sagen, dann dem rechten Auge, dem linken Auge, dem rechten Ohr, dem linken Ohr. Und so weiter.

Wie viel Waschen muss sein?

Die Freude an Sauberkeit hält sich bei den meisten Jungen und auch Mädchen in Grenzen – zum Unmut ihrer Eltern. Händewaschen, Fingernägel bürsten, Füßewaschen – alles äußerst lästig. Mühsam finden sie sich im Laufe der Jahre damit ab, dass ein Minimum wohl sein muss. Aber wie viel muss denn sein? Ist tägliches Duschen und alle Tage Haarewaschen wirklich nötig?

Am ehesten sind Kinder noch dazu zu bringen, den Schmutz auf den Knien oder unter den Fingernägeln zu entfernen – weil man ihn deutlich sieht. Mehr Überzeugungskraft braucht es, wenn auf den ersten Blick nichts Auffälliges zu sehen ist: zum Beispiel die Zähne zu putzen.

Täglich baden oder lieber waschen?

Das A und O der Hygiene ist das Händewaschen. Mit Seife, und zwar eisern und auf jeden Fall nach dem Gang auf die Toilette und vor dem Essen.

In der Badewanne liegen oder unter der Dusche stehen, mag

vergnüglich sein. Hautärzte sind jedoch nicht begeistert, wenn sich Kinder zu häufig von Kopf bis Fuß einweichen und waschen, denn ihre Haut ist noch besonders empfindlich. Durch häufiges Schrubben mit Lappen und Seife werden der natürliche Säureschutzmantel der Haut und die natürliche Besiedelung mit Bakterien entfernt. Die Folge: Die Haut infiziert sich leichter. Es ist ausreichend, Hände, Gesicht, Achselhöhlen, Geschlechtsorgane, Po und Füße täglich mit einer milden Seife oder milden Waschsubstanzen zu reinigen. Nur Einmal-Waschlappen benutzen oder mit der Hand waschen, denn häufiger benutzte Waschlappen sind reine Bakterienschleudern.

Nicht länger als 15 Minuten baden. Beim Baden – wenn überhaupt – nur Badezusatz extra für Kinder verwenden, der die empfindliche Haut schützt. Zwei Handtücher parat haben: eins für oben, eins für unten.

Ständiges Wischen, Saugen und Desinfizieren im Haushalt bringt meist nur zusätzliche Umweltbelastungen durch Chemikalien. Ein Putzfimmel muss nicht sein, denn Kinder müssen sich notgedrungen an Viren, Bakterien und Pilze gewöhnen und kommen damit in der Regel zurecht.

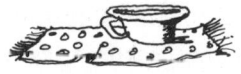

Richtig ernähren – aber wie?

Falsche Ernährung kann sich nicht nur auf die Entwicklung eines Kindes negativ auswirken, sondern schon im Kindesalter den Grundstein für spätere, ernährungsbedingte Gesundheitsstörungen legen. Ein paar Orientierungspunkte:

Gemüse

Gemüse ist nicht unbedingt die Lieblingsspeise von Kindern. Leider, denn es enthält wichtige Vitamine, Mineralien und Spurenelemente, außerdem Kohlenhydrate und Ballaststoffe (gut für die Verdauung).

► Möglichst der Jahreszeit entsprechend Gemüse kaufen, das noch nicht zu lange lagert. Tiefgefrorenes Gemüse ist eine Alternative: Zum richtigen Zeitpunkt geerntet und schnell eingefroren, enthält es meist mehr wertvolle Inhaltsstoffe als Konserven oder Treibhausgemüse, das frühzeitig geerntet ist und langen Transport hinter sich hat, oft mit viel Chemie in Berührung gekommen und entsprechend mit Schadstoffen belastet ist.

► Salat und Gemüse vor dem Waschen nicht zerschneiden. Sonst werden beim Waschen wertvolle Nähr- und Wirkstoffe ausgeschwemmt.

► Kinder brauchen Gemüse vor allem als Rohkost.

► Das Gemüse richtig lagern: vor Licht, Wärme und Luft schützen, damit es nicht an Qualität verliert.

► Wird das Gemüse gekocht, darauf achten, dass die lebensnotwendigen Substanzen erhalten bleiben:
  – Nur *kurz* in wenig Wasser – fingerbreit hoch genügt – dünsten, oder in wenig Fett und bei milder Hitze und geschlossenem Topf garen, und danach möglichst gleich verzehren.
  – Mit frischen Kräutern würzen, denn auch sie enthalten Vitamine und andere wichtige Substanzen. Die Kräuter erst kurz vor dem Verzehr zerkleinern.
  – Gemüse besser wieder aufwärmen und nicht warm halten, weil sonst die Nähr- und Wirkstoffe verloren gehen.

Obst

Obstsorten enthalten nicht nur das Vitamin C, sondern weitere wertvolle Substanzen wie zum Beispiel Magnesium, Kalium, Vitamin B.

▶ Obst immer gründlich, aber nicht zu lange waschen, und dann mit einem Tuch abreiben. Empfindliche Früchte, wie etwa Pfirsiche, mit warmem Wasser abspülen. Viele Experten empfehlen, das Obst zu schälen, weil sich in der Schale Schadstoffe anreichern. Die Früchte aber erst unmittelbar vorm Verzehren schälen und zerkleinern, denn Licht und Luft mindern die Inhaltsstoffe.

▶ Schimmelstellen nicht entfernen, sondern die befallene Frucht aussortieren, da sich der Schimmel vielleicht ausgebreitet hat.

▶ Große Obstmengen nicht lagern, sonst gehen Nährstoffe verloren. Am besten roh einfrieren.

Milch

Frische, pasteurisierte Milch ist ein wichtiges Lebensmittel für Kinder: Sie liefert hochwertiges Eiweiß, Kalzium und Kohlenhydrate, leicht verdauliches Fett sowie Vitamine. Ernährungsexperten raten zu Vollmilch. Denn Vollmilch enthält Vitamine, die fettlöslich sind, also nur zusammen mit Fett verarbeitet werden.

Kinder sollten etwa einen halben Liter Milch pro Tag trinken. Die Milch jedoch nicht kochen, sonst gehen wichtige Vitamine verloren. Ein Glas Milch ist kein Durstlöscher, sondern mehr als Zwischenmahlzeit zu bewerten.

Wer Milch nicht mag, kann stattdessen auch auf Milchprodukte, wie Quarkspeisen, Joghurt, Dickmilch, Kefir, Käse oder Milchshakes, ausweichen.

Gut zu wissen

Nicht mit leerem Magen in der Schule sitzen

Untersuchungen haben ergeben, dass viele Schulkinder sich damit begnügen, morgens zu Hause schnell einen Schluck zu trinken. Auch das Pausenbrot steht nicht hoch im Kurs.

Die Deutsche Gesellschaft für Ernährung (DGE) weist darauf hin, wie wichtig ein Frühstück und das Pausenbrot gerade bei Schulkindern sind. Sinkt der Blutzuckerspiegel, werden die Kinder unruhig und unkonzentriert.

Deshalb wichtig am Morgen zu Hause oder in der Schule: Müsli, Joghurt, Vollkornbrot oder -brötchen mit Quark, Käse. Dazu Milch oder Obstsaft.

Brot

Brot ist ein wichtiges Grundnahrungsmittel. Es enthält wichtige Nähr- und Wirkstoffe: Eiweiß, Kalzium, Vitamine, Fettsäuren und Ballaststoffe.

Ernährungsfachleute plädieren für Vollkornbrot, das noch die Randschichten und den Keim des Getreidekorns mit seinen wertvollen Inhaltsstoffen enthält.

Fisch

Fisch ist bekömmlich, leicht verdaulich, enthält wertvolle Nähr- und Wirkstoffe wie Eiweiß, Jod, Vitamine und Fettsäuren.

Auch bei Fischen wird auf Schadstoffe hingewiesen. Dennoch

wird Fisch von Fachleuten als Nahrungsmittel empfohlen. Hochseefische, wie Schellfisch, Seehecht, Kabeljau, sind in der Regel weniger belastet als Fische, die in Küstennähe oder in Flüssen leben.

Fleisch

Fleisch enthält wichtige Stoffe: vor allem Eiweiß, Eisen, das der Körper gut verarbeiten kann, und Vitamine. Ein, zwei Fleischmahlzeiten pro Woche reichen aus, denn zu viel Fleisch schadet mehr als dass es nützt. Wichtig ist die Qualität.

Viel trinken

Etwa zwei Liter Flüssigkeit sollte ein Erwachsener pro Tag zu sich nehmen. Der Bedarf eines Kindes ist mindestens ebenso groß. Vor allem im Sommer haben Kinder eine Menge Durst.

Vor allem Wasser aus der Leitung oder Mineralwasser, Kräuter- und andere Tees (möglichst ungesüßt – Kinder gewöhnen sich an Getränke ohne Zucker!) eignen sich als Kindergetränke.

Der Bedarf an Flüssigkeit lässt sich nicht nur mithilfe von Getränken, sondern auch durch Obst und Gemüse decken. Darin ist viel Wasser enthalten.

Gut zu wissen

Wichtige Nähr- und Wirkstoffe

▶ **Eiweiß** baut die Körperzellen, das Blut und die Hormone auf. Es hat auch eine wichtige Funktion für das Immunsystem.
Gerade Kinder brauchen diesen wichtigen Baustoff, damit sie sich gesund entwickeln können. Sie müssen täglich Eiweiß zu sich nehmen, denn dieser Stoff lässt sich nicht durch anderes ersetzen.

Die tägliche Eiweißversorgung sollte zur Hälfte aus tierischem, zur Hälfte aus pflanzlichem Eiweiß bestehen.

▶ **Ballaststoffe** sind die unverdaulichen Rohfasern der Nahrungsmittel. Sie regen die Verdauungstätigkeit an. Mit ihnen werden überflüssige und schädliche Stoffe aus dem Darm entfernt.
Obst, Gemüse, Hülsenfrüchte und Vollkornprodukte enthalten zum Beispiel viele Ballaststoffe.

▶ **Fett** liefert Energie, enthält Vitamine und lebensnotwendige Fettsäuren (Linolsäure). Diese Fettsäuren kann der Körper nicht selbst herstellen. Deshalb muss jedes Kind ausreichend Fett aufnehmen. Im Durchschnitt nehmen Erwachsene und Kinder viel zu viel Fett zu sich, vor allem Fette, die in Nahrungsmitteln versteckt sind: Wurst, Pommes frites, Eis, Kuchen.
Reich an Fettsäure sind vor allem Pflanzenöle, etwa Öl aus Sonnenblumenkernen und Maiskeimen. Auch Fisch ist ein wichtiger Fettlieferant.

▶ **Kohlehydrate** spielen in der Ernährung eine wichtige Rolle. Sie sind in unseren Lebensmitteln in verschiedener Form enthalten:
— Die »schnellen« Kohlehydrate, enthalten zum Beispiel in Süßigkeiten, Limonade, Obst, wandelt der Körper sofort in Energie um.
— Die Kohlehydrate in Form von Stärke, enthalten in Gemüse und Getreide, verarbeitet der Organismus wesentlich langsamer.

▶ **Mineralstoffe.** Für ein gesundes Wachstum brauchen Kinder mehr Mineralien als Erwachsene. Mineralstoffe sind Bausteine für Knochen und Zähne, sind auch wesentlich für die Blutbildung. Einige dieser Stoffe benötigt der Körper in größeren Mengen, andere nur in Miniportionen (Spurenelemente). Wer sich abwechslungsreich ernährt, nimmt diese wichtigen Elemente in ausreichendem Maß zu sich.

▶ **Vitamine.** Mit einer vernünftigen, abwechslungsreich zusammen-
gestellten Mischkost nimmt ein Kind die Vitamine zu sich, die es
braucht, um gesund zu bleiben. Vitamine wirken sich vor allem auf
den Stoffwechsel aus.

— *Vitamin A:* Wichtig für die Haut, die Schleimhäute und Augen.
Ist unempfindlich gegen Hitze, geht also beim Kochen nicht
verloren. Enthalten in Karotten, Spinat, Grünkohl.

— *Vitamine der B-Gruppe:* Wichtig für den Stoffwechsel. Wirken
auf das Nervensystem, auf die Blutbildung, den Aufbau der Zellen. Enthalten in Vollkornbrot, Müsli, Schweinefleisch, Hülsen-
früchten, Kartoffeln, Nüssen, Milch.

— *Folsäure:* Wichtig für die Blutbildung. Enthalten in Vollkorn-
produkten, Weizenkeimen und Gemüse.

— *Vitamin C:* Wichtig für die Abwehrkräfte und die Eisenverwer-
tung. Enthalten in Obst, Gemüse.

— *Vitamin D:* Wichtig für die Knochenbildung. Enthalten in Fisch,
Eigelb, Milchprodukten, Butter, Margarine.

— *Vitamin E:* Wichtig für den Stoffwechsel. Enthalten in den
meisten Lebensmitteln.

— *Vitamin K:* Wichtig für die Blutgerinnung. Enthalten in Gemüse
und Weizenkeimen, Fleisch und Fisch.

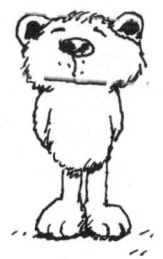

Anhang

Tees und andere Rezepte für Hausmittel

Nicht jedes Hausmittel ist für jedes Kind geeignet. Vor allem Babys und Kleinkinder oder Kinder, die zu Allergien neigen, können sehr empfindlich auf Heilkräuter reagieren. Im Zweifelsfall sicherheitshalber den Arzt fragen.

Breiumschlag. Bei Beschwerden, die sich durch Wärme lindern lassen. Eine große Kartoffel kochen. Mit der Schale zu Brei zerdrücken. Um den Brei ein Tuch schlagen. Zwischen Umschlag und Haut ein weiteres Tuch legen, damit das Ganze nicht zu heiß wird. (Der Breiumschlag kann mehrere Stunden liegen bleiben.)

Brustwickel. Bei Husten. Fördert die Durchblutung. Ein feuchtes, handwarmes Tuch um den Brustkorb legen. Eventuell ein paar Spritzer ätherisches Öl, wie etwa Latschenkiefer, Lavendel oder Eukalyptus, dazugeben. Den Brustkorb mit einem zweiten dünnen Tuch und einem Wolltuch umwickeln.

Eichenrindensud. Bei Schweißfüßen. 100 Gramm Eichenrinde mit $1/2$ Liter kaltem Wasser aufgießen. Über Nacht ziehen lassen. Abgießen. Vor Gebrauch erhitzen.

Essigwasser. Bei Windpocken. 1 Esslöffel Obstessig auf 1 Liter lauwarmes Wasser geben. Die Pusteln damit abtupfen.

Fencheltee. Bei Blähungen, schlechtem Appetit, Erkältung. 1 Esslöffel Fenchelsamen mit $1/2$ Liter heißem Wasser (nicht kochend heiß) überbrühen. Zugedeckt 5 bis 10 Minuten ziehen lassen. Abgießen.

Fichtennadelbad. Bei Einschlafstörungen. 200 Gramm Fichtennadeln mit 2 Liter kochendem Wasser aufbrühen. Zugedeckt 30 Minuten ziehen lassen. Abgießen.

Fußbad. Bei Einschlafstörungen. Wärme: etwa 38 bis 40 °C. Dauer: etwa 15 Minuten. Eventuell Fichtennadelaufguss zusetzen. Heißes Wasser nachgießen. Zum Schluss einen kurzen, kalten Guss über Füße und Unterschenkel geben, das regt die Durchblutung an.

Hagebuttentee. Bei Erkältungen, Müdigkeit, zur Stärkung der Abwehrkräfte. 1 Teelöffel Hagebutten in $1/4$ Liter kaltes Wasser geben. Zum Kochen bringen. 10 Minuten köcheln lassen. Abgießen.

Halswickel. Bei Erkältungen, Halsschmerzen. Ein feuchtes, kühles Tuch nicht zu eng um den Hals wickeln. Darüber ein zweites Tuch und dann einen Wollschal geben. Den Wickel abnehmen, wenn er warm geworden ist. Nach 10 bis 20 Minuten erneuern.

Hamameliswasser. Bei Ausschlag. Das Wasser im Verhältnis 1 : 2 verdünnen, auf einen Wattebausch geben, und die Hautpartien damit abtupfen.

Heidelbeertee. Bei Durchfall. 1 Esslöffel Heidelbeeren mit $1/4$ Liter kaltem Wasser zum Kochen bringen. Zugedeckt 10 Minuten köcheln lassen. Abgießen. (Statt Heidelbeeren kann man auch Brombeeren nehmen.)

Heilerde. Bei Verstauchungen. 1 Esslöffel Heilerde mit Wasser zu einem Brei verrühren, der sich gut verstreichen lässt.

Heublumenbad. Bei Muskel- und Gelenkbeschwerden. 100 Gramm Heublumen mit 2 Liter kochendem Wasser aufgießen. 20 Minuten ziehen lassen. Abgießen.

Holunderblütentee. Bei Erkältung, Husten. 1 Esslöffel Holunderblüten mit 1 Tasse kochendem Wasser aufgießen. Zugedeckt 10 Minuten ziehen lassen. Abgießen.

Huflattichtee. Bei Entzündungen im Mund- und Rachenraum, bei trockenem Husten. 1 bis 2 Teelöffel Huflattichblätter mit $1/4$ Liter siedendem Wasser übergießen. Zugedeckt 10 Minuten ziehen lassen. Abgießen.

Kamillentee. Bei Blähungen, Magen-Darm-Beschwerden, Entzündungen, zum Gurgeln bei Halsentzündungen. 2 Teelöffel Kamillenblüten mit $1/4$ Liter kochendem Wasser übergießen. Zugedeckt 10 Minuten ziehen lassen. Abgießen.

Kalte Umschläge. Bei Kopfweh, Fieber, Verbrennungen. Ein feuchtkaltes Tuch auflegen.

Kümmeltee. Bei Blähungen, Magen-Darm-Beschwerden. Für kleine Kinder $1/4$ Teelöffel, für die älteren $1/2$ Teelöffel Kümmel mit $1/4$ Liter kochendem Wasser übergießen. Zugedeckt 10 Minuten ziehen lassen. Abgießen.

Lindenblütentee. Bei Erkältungen, zur Stärkung der Abwehrkräfte. 1 bis 2 Teelöffel Lindenblüten mit $1/4$ Liter kochendem Wasser aufgießen. Zugedeckt 10 Minuten ziehen lassen. Abgießen.

Melissentee. Bei Magen-Darm-Beschwerden, Blähungen, Appetitlosigkeit, bei Einschlafstörungen. 1 Teelöffel Melissenblätter mit $1/4$ Liter siedendem Wasser überbrühen. Zugedeckt 10 Minuten ziehen lassen. Abgießen.

Quarkwickel. Bei Bronchitis, Halsschmerzen. Eine dünne Schicht Quark auf ein Leintuch auftragen und mit der Quarkseite auf die Haut legen. Darüber einen Wollschal wickeln. Den Wickel abnehmen, wenn der Quark trocken geworden ist.

Rosmarin. Bei Müdigkeit. 1 Teelöffel Rosmarin mit 2 Tassen kochendem Wasser aufbrühen. Zugedeckt 10 Minuten ziehen lassen. Abgießen.

Rosmarinbad. Bei Müdigkeit. 2 Tassen getrockneten Rosmarin in 1 Liter Wasser geben, kurz aufkochen. Zugedeckt 10 Minuten ziehen lassen. Abgießen. Ins Badewasser geben.

Salbeibad. Bei Ausschlag. 250 Gramm Salbei in 1 Liter kochendes Wasser geben. 30 Minuten ziehen lassen. Abgießen. Ins Badewasser geben.

Salbeitee. Bei Bauchweh, Blähungen, Durchfall, Appetitlosigkeit, zum Spülen bei Zahnweh, Gurgeln bei Halsweh. $1/2$ Teelöffel Salbei mit 1 Tasse kochendem Wasser überbrühen. 10 Minuten ziehen lassen. Abgießen.

Salzwasser. Zum Gurgeln bei Halsentzündungen. 1 Teelöffel Speisesalz auf $1/2$ Liter warmes Wasser geben.

Schafgarbentee. Bei Magen-, Darmbeschwerden. 1 Teelöffel Kraut mit einer Tasse kochendem Wasser aufgießen. 10 Minuten ziehen lassen. Abgießen.

Stiefmütterchenbad. Bei Hautproblemen. $^1/_2$ Esslöffel Stiefmütterchenkraut mit 1 Liter kaltem Wasser aufkochen lassen. Zugedeckt 30 Minuten ziehen lassen. Abgießen. Ins Badewasser geben.

Stiefmütterchentee. Bei Hautproblemen. 1 Teelöffel Stiefmütterchenkraut mit $^1/_4$ Liter kochendem Wasser überbrühen. Zugedeckt 10 Minuten ziehen lassen. Abgießen.

Thymiantee. Bei Husten. 1 bis 2 Teelöffel Thymiankraut mit $^1/_4$ Liter kochendem Wasser übergießen. Zugedeckt 10 Minuten ziehen lassen. Abgießen.

Veilchentee. Bei Husten, Halsweh. 2 Teelöffel getrocknetes Veilchenkraut mit $^1/_4$ Liter kaltem Wasser übergießen, kurz aufkochen und 5 Minuten ziehen lassen. Abgießen. Mit Honig süßen. Zum Gurgeln ungesüßt verwenden.

Wärmflasche. Bei Beschwerden, die sich durch Wärme lindern lassen. Flasche auf den Tisch legen, Hals hoch halten und füllen. So sammelt sich keine Luft in der Flasche. Fest verschließen. Temperatur am Handgelenk überprüfen. Die Wärmflasche in ein Leintuch wickeln und – Verschluss zum Fußende – dem Kind ins Bett legen. Ein Baby bäuchlings auf die Wärmflasche legen. Ältere Kinder liegen meist lieber auf dem Rücken und nehmen die Wärmflasche auf den Bauch.

Zwiebelsirup. Bei Husten. Eine Zwiebel fein hacken. 3 Esslöffel Zucker und $^1/_8$ Liter Wasser zugeben. Rühren, einmal aufkochen und ein paar Stunden stehen lassen. Anschließend durch ein Tuch drücken. Dem Kind 3- bis 4-mal täglich 1, 2 Teelöffel Sirup geben.

Anlaufadressen für Eltern, die weiter gehende Fragen haben:
Nakos in Berlin, Nationale Kontakt- und Informationsstelle zur Anregung und Unterstützung von Selbsthilfegruppen, Tel.: 030/31018960
Eine Stelle, die Informationen geben kann über bundesweit arbeitende Selbsthilfevereinigungen, über lokale und regionale Unterstützungsstellen:
Bundeszentrale für gesundheitliche Aufklärung in Köln, Tel.: 0221/89920

Register

Abführmittel 237
Abgeschlagenheit 426
Ablenkung 26, 102, 124,
  153, 194, 204, 208,
  260, 330, 362f., 393,
  419
Abwehrkräfte 12, 39f., 49,
  68, 106, 159, 191, 202,
  218, 304, 322, 437, 451
Adrenalin 378
Akne 310ff.
Akupressur 87
Akupunktur 80, 86f., 136,
  190, 354
Alkohol 358
Allergene 342, 344, 347
Allergien 107, 179, 195,
  201, 215, 295, 297, 301,
  308, 341–351, 378
– Hausstaub- 242, 308,
  346
– Insekten- 378
– Nahrungsmittel- 135,
  230, 242, 297, 308
– Waschmittel- 242
Alltagsprogramm 19
Alopecia areata 137
Androgene 311
Angst 18, 24, 120, 128,
  132, 163f., 195, 203,
  205, 221, 231, 443
Anspannung 18, 21, 63,
  132, 195, 225, 231,
  259, 348
Ansteckungsgefahr 185,
  230, 295, 314f., 324ff.,
  328, 330ff., 339, 401

Anthroposophie 82ff.
Antibiotika 83, 140, 157,
  178, 190, 202, 208, 211,
  213ff., 247, 321, 326,
  335, 338f., 381f.
Antihistaminika 346, 378
Antikörper 174f., 211,
  322, 342, 414, 422
Antimykotikum 158
Aphthen 156
Appetitanregung 107
Appetitlosigkeit 10f., 43,
  133, 230, 232, 336, 423
Armbäder 16
Arthrose 273
Arzt 70–96
– Angst vor 89f.
– -besuch 28, 74
– -gespräch 78
– Wartezeit beim 92
Asthma 80, 87, 201,
  204ff., 343, 347, 379
Astigmatismus s. Stab-
  sichtigkeit 148
Atembeschwerden 203
Atemnot 93, 195, 205,
  213, 340, 364
Atemstillstand 364
Atemübung 65
Atemwege 173–216
Aufmerksamkeitssyndrom
  19
Augen 146–155
– entzündete 153f.
– rote 153f.
– -tropfen 154f., 346
– -verletzung 384

Ausfluss 256f., 388
Ausgeglichenheit 321
Ausschlag 80, 295ff., 324,
  330ff., 338, 379, 381,
  421f.
Autogenes Training 20,
  310

Babyhaut 293f.
Baden 180
Ballaststoffe 446, 448ff.
Batterien 358
Bauchschmerzen 92f.,
  106, 135, 178, 210,
  218ff., 231, 233, 235,
  238, 245, 332f., 369,
  426
Bauchwickel 222
Bäuerchen 223f.
Belastungen, psychische
  41, 132, 137, 159, 193,
  195, 201, 204, 221, 225,
  236, 301, 304, 310, 345
Benommenheit 133, 394
Benzin 358f.
Beruf 67ff.
Beschneidung 262
Bestrahlung 141
Betäubung, örtliche 128
Bettnässen 87, 248f.
Bettruhe 54, 333, 337
Beulen 389f.
Bewegung 11, 16, 100,
  134, 136, 267, 304,
  431ff.
– -mangel 18, 266
Bewusstlosigkeit 354f.,

364f., 369, 371, 386, 394

Blähungen 106, 223ff., 241
- Hilfe gegen 223

Blasenentzündung 85, 244ff., 247, 255f.

Blässe 22f., 40, 43, 135, 245, 289, 328, 340

Blinddarmdurchbruch 239

Blinddarmentzündung 39, 218, 225, 238f., 256

Blutarmut 23

Blutdruck 244
- niedriger 17, 132

Blutergüsse 106, 390

Blutschwamm 302

Blutungen 394

Blutzuckerspiegel 448

Brechreiz 107, 192

Brille 150ff.
- Sonnen- 152f.
- Sport- 152

Bronchitis 178, 201ff., 207, 326, 422
- spastische 203f.

Brot 448

Brustschmerzen 213

Brustwickel 199

Bulimie 11

Dampfbad 185, 187f., 190, 200

Darm 217–242
- -erkrankungen 230
- -krämpfe 230

Daumenlutschen 159

Diabetes 354

Diät 12

Diphtherie 339f., 416, 423f.

Doktorspiele 253, 256, 388

Drei-Tage-Fieber 324f.

Druckverband 402

Düfte 20

Durchfall 97, 106, 158, 178, 213, 227, 230ff., 239, 334, 349, 424
- Reise- 233

Durchschlafen 12ff.

Echinacea 296

Eichelhautentzündung 261f.

Eier 349

Einreiben 48, 180f.

Einschlafen 13ff., 87, 442f.

Eisen 23, 166, 449
- -mangel 23, 316

Eiterflechte 296f.

Eiweiß 42, 136, 447ff.

Elektrounfälle 364f.

Entspannung 26, 65, 203, 443
- -übungen 136, 206, 347

Epiglottitis 196, 425

Erbrechen 93, 104, 133, 135, 178, 201, 213, 224ff., 230, 233, 239, 242, 245, 324, 327f., 334, 338, 349, 358ff., 369f., 387, 394, 423

Erfrierungen 372

Erkältung 16, 66, 106f., 133, 174, 189, 192, 202, 207, 213, 225, 256, 334

Ernährung 11f., 16, 23, 83, 100, 132, 136, 166, 180, 224, 227, 231,

235, 280, 296, 299, 304, 312, 445ff.

Erschöpfung 107

Erste-Hilfe-Kurse 387

Erstickungsanfälle 340, 371, 379, 387

Familienklima 19

Familienpflege, ambulante 69

Farbenblindheit 148

Farbenflimmern 135

Ferien 207

Fernsehen 268

Fett 42, 136, 232, 447, 450

Fettsäuren 448, 450

Feuermale 302

Fieber 11, 31–69, 93, 95, 133, 138f., 156, 158f., 178, 193, 196, 198, 201, 203, 210f., 213, 227f., 230, 238, 245, 249, 295, 304, 324, 328, 331, 333ff., 339ff., 369f., 381, 420ff.
- durch Bakterien 39
- durch Impfen 39
- -krampf 36, 43, 47, 51ff., 324
- Lampen- 41
- Schrei- 41
- Ursachen von 38f.

Fingernägel 316f.

Fisch 448, 450

Flecken, blaue 390

Fleisch 23, 238, 449

Fluoride 168

Fluoridprophylaxe 168f.

Fluorose 169

Folsäure 451

Formenflimmern 135
Fremdkörper 383ff.
– im Auge 383f.
– im Magen 388
– im Ohr 143, 385f.
– im Rachen 387
– in den Luftwegen 201,
 386
– in der Nase 384
– in der Scheide 256, 388
– in der Wunde 401
Frieren 40
Frostbeulen 373
Frösteln 40, 43, 178, 336,
 366, 378
Frottieren180
Früherkennung 408ff.
Frühsommer-Meningoen-
 zephalitis (FSME) 381,
 426
Funktionsstörungen 19,
 135
Furunkel 138, 306f.
Fußbäder 14, 186f., 248,
 316
Fußgymnastik 281, 283f.
Fußmassage 87, 282
Fußpilz 314f.
Füße 282ff.
– Haken- 283
– Klump- 283
– Knick- 284
– Schweiß- 315f.
– Senk- 284
– Sichel- 283
– Spreiz- 283

Geborgenheit 29, 121,
 430f.
Gefäßverkrampfungen 135
Gegensteuern 27

Gehirnblutung 395
Gehirnerschütterung 226,
 395
Gehör 144f.
Gelenkbeschwerden 332,
 338, 422
Gelenkrheumatismus 208,
 215, 278
Gemüse 16, 100, 136,
 167, 233ff., 238, 446,
 450f.
Gereiztheit 144, 259
Gerstenkorn 154
Geschlechtsorgane
 251–264
Gestagene 258
Giftpflanzen 358
Giftstoffe 361
Gips 397f.
Gliederschmerzen 92,
 178, 333
Gneiss 300f.
Greifen 281
Grieß 300
Grippe 178f., 207, 213,
 427
Gurgeln 193, 208, 330
Gürtelrose 328
Gutenachtkuss 14
Gynäkologe 254ff.

Haarausfall 136f.
Halsschmerzen 56, 92,
 106f., 186, 202, 207f.,
 210f., 332f., 338
Halswickel 187, 209
Haltung 268, 270
– bei Babys 272
– -schäden 12, 133, 266
Hämangione s. Blut-
 schwamm

Hämatom s. Blutergüsse
Harnwege 243–249
– -entzündung 39, 218,
 226, 244ff.
Hausapotheke 103ff.
Hausbesuch 95f.
Haushaltsmittel 359
Hausmittel 47, 107, 140,
 176, 223, 247, 298,
 376, 403
Hausstaubmilben 204,
 305, 350f.
Haut 287–317
– -kontakt 62, 291
– -krankheiten 107, 296
– -krebs 439
– -male 302f.
Hefepilze 300f.
Heileurythmie 84
Heilkräuter 107
Heilpflanzen 106
Heilpraktiker 86
Heiserkeit 85, 106, 193f.,
 322
Hepatits B 425f.
Herpes 156, 256, 301,
 303f.
Herzentzündung 338
Herzklappenentzündung
 208, 215
Herzstillstand 364
Heublumensack 206, 248
Heuschnupfen 87, 179,
 343, 349ff.
HIB-Impfung 425
Hinken 274
Hirnentzündung 337, 381,
 383, 416, 420, 422, 426
Hirnhautentzündung 53,
 133, 226, 326, 335,
 337, 421, 423, 425f.

Hirnschäden 423
Hirnstrommessung (EEG)
  53
Histamine 342, 346, 378
Hitze 295
Hitzschlag 36, 369
Hoden 242, 260f., 263f.,
  337
– -entzündung 421
– -hochstand 260f.
Höhensonne 296
Homöopathie 80ff.
Hörgerät 145
Hörtest 146
Hüftdysplasie 273
Hüftschäden 273f.
Hüftschnupfen 278
Hülsenfrüchte 23, 450
Hunde 381f.
Husten 35, 85, 92, 106f.,
  138, 178, 190, 193,
  198ff., 213, 230, 322,
  334, 340
Hut 143
Hygiene 231, 234, 307,
  444f.
Hyperkinetisches Syn-
  drom (HKS) s. Auf-
  merksamkeitssyndrom
Hyposensibilisierung 347,
  378
Hypothalamus 39

Immunkörperbildung 214
Immunsystem 36f., 43,
  68, 137, 157, 174f.,
  178, 211, 240, 308, 322,
  343f., 347, 414, 420,
  449
– Stärkung des 29, 180f.,
  198, 416

Impfung 196, 321f., 325,
  331, 334f., 339, 381ff.,
  401, 413, 427
Infekte 11f., 106, 133,
  138, 159, 174ff., 179,
  198, 211ff., 218, 225,
  240, 304
Innenschielen 150
Insekten 295

Jod 448
Juckreiz 297f., 305,
  307ff., 314, 329f., 332,
  338, 349, 371, 375

Kalium 447
Kaltwaschung 48
Kalzium 166, 438, 447f.
– -mangel 316
Kamillesäckchen 141
Karies 161f., 167f., 171
Kartoffelpackung 141
Katarrh 179
Kehlkopfentzündung
  193f.
Keuchhusten 201, 213,
  325ff., 416, 422f.
– Hilfe bei 326
Kieferanomalien 159
Kiefergelenksprobleme
  171
Kinderchirurgie 127
Kinderkrankheiten
  319–340
Kinderlähmung 340, 424
Kinderstation 116f.
Kindstod 272
Kleidung 439
Klimawechsel 181, 207,
  233, 310, 349
Kniekuss 53

Knochenbruch 395ff.
– einfacher 395f.
– komplizierter 396f.
Kohlenhydrate 166, 446f.,
  450
Koliken 219
– Nabel- 219
Konzentration 20
– -mangel 17ff., 23, 87,
  440, 448
Kopf 131–172
– -schmerzen 23, 43, 47,
  92f., 132f., 134f., 147,
  190, 210, 233, 328,
  331f., 336f., 340, 369f.,
  381, 394
– -verletzungen 226,
  394f.
Körpersprache 270
Kortison 347, 378
Krampfanfälle 423
Krankenhaus 113–129
– Unterricht im 121
– Vorbereitung auf das
  114f.
Krankheiten, chronische
  11,80, 86
Krätze 305
Kräuterbad 13, 186
Kreislaufbelastung 37, 54
Kreislaufkollaps 379
Kreislaufstörungen 17. 22
Kruppanfall 195ff.
Kurzatmigkeit 370
Kurzsichtigkeit 147

Langeweile 126, 160, 317
Lärm 144, 440
– -empfindlichkeit 135
Leberentzündung 288
Leberflecken 302

Leistenbruch 26, 241f.
Lichtempfindlichkeit 135, 335
Linkshänder 274f.
Linolsäure 450
Lob 27, 89
Luft, frische 100, 136, 180, 186, 193, 195, 206, 304, 327, 335, 437f.
Luft, trockene 66
Lüften 14, 66, 182, 351, 442
Luftfeuchtigkeit 44, 182, 193, 197, 199, 206, 327, 335, 442
Luftverschmutzung 195, 203f., 343
Lungenentzündung 178, 213ff., 326, 335, 420, 422, 425
Lustlosigkeit 16
Lyme-Borreliose 381
Lymphdrüsenschwellung 190f. 240, 331f., 338, 421f.

Magen 217–242
Magen-Darm-Erkrankung 85, 87, 225, 230, 322
Magenpförtnerkrampf 229
Magersucht 11
Magnesium 447
Mandeln 211
– eitrige 175
– -entfernung 211f.
– -entzündung 24, 138, 210ff., 226
– geschwollene 340
Masern 179, 201, 213,

256, 295, 334f., 416, 420f.
Masern-Enzephalitis 420
Massage 17, 20, 62ff., 134, 206, 219
– Bürsten- 132
– Rücken- 200
Mattigkeit 133, 178, 210, 213, 232, 238, 245, 374, 394
Medikamente 15, 19, 78, 105, 133, 136, 175f., 295, 346, 359
– auf Reisen 105
– -einnahme 97–111
– Fieber senkende 46f., 68
– Husten dämpfende 198
Meningitis s. Hirnhautentzündung
Menstruation 258ff.
– -beschwerden 259
Mentholsalbe 186
Migräne 87, 135f., 226
– Hilfe bei 136
– Tagebuch 136
Milch 16, 32, 42, 167, 186, 200, 228f., 349, 358f., 447
Milchschorf 301
Mineralien 166, 446, 450
Mitesser 311ff.
Mittelohrentzündung 24, 39, 133, 138ff., 178f., 212, 326, 335, 330, 420, 425
– chronische 140
– eitrige 214
Mittelohrerguss 176, 210
Mittelohrkatarrh 139
Mittelohrvereiterung, akute 139

Müdigkeit 16f., 23, 87, 132f., 178, 210, 238, 332f., 335, 374, 394
Mumps 335ff., 416, 421
Mund 156
– -fäule 156
– offene Stellen im 156f.
Musik 20, 66, 144, 221
Muskelkater 106, 279
Muskelschmerzen 381
Muttermilch 182
Mütze 142f., 153

Nägelkauen 316f.
Nagelbettentzündung 316
Nagellack 359
Nagellackentferner 359
Nahrung 200, 295, 299
Nasenbluten 191f.
Nasennebenhöhlenentzündung 210
Nasenspray 346
Nasentropfen 182, 189, 199
Naturheilverfahren 79, 84f.
Nebenhöhlenentzündung 16, 87, 133, 178f., 189f., 201, 207, 338
– eitrige 214
Nebennierenerkrankung 288
Nervenentzündung 381
Nervosität 13, 18, 144, 259
Neurodermitis 87, 301, 307ff.
Nieren 42, 243–249
– -beckenentzündung 245f.
– -entzündung 39, 215, 247, 338

– -erkrankung 208
– -fehlbildungen 245
Notfallplan 68, 115
Notfallset 378f.
Nuckelflasche 160f.
Nuckeln 159, 161

O-Beine 279
Obst 16, 100, 136, 167,
  231, 233, 235, 296,
  447, 450f.
Ohnmacht 43, 52, 132,
  354, 357
Ohren 138ff.
– -entzündung 210, 226
– -sausen 23
– -schmalz 143
– -schmerzen 91, 106,
  202, 210
Okklusionsbehandlung
  150
Öle, ätherische 66
Operation 126ff., 210ff.,
  229, 239, 241f., 261f.,
  269, 283, 397
– ambulante 127, 129
Östrogene 258

Parasiten 295
Parodontose 163, 171
Pfeiffersches Drüsenfieber
  333
Pflanzenpräparae 181
Pflaster 401f.
Pflege 65f., 129, 293, 310,
  313
Phimose s. Vorhautveren-
  gung 262
Phosphor 166
Pickel 311ff.
– Hitze 298

Pilze 314f.
Pilzerkrankung 39
– infektion 39, 137, 157f.,
  161, 256, 297, 300
Plaque 161
Platzwunden 399f.
Pneumonie s. Lungenent-
  zündung
Po, wunder 299f.
Polio s. Kinderlähmung
Pollen 204, 308, 349
Polypen 138, 197, 209
Prellungen 389f.
Pseudokrupp 194ff., 201
Pubertät 22, 132, 135,
  190, 255, 258, 263f.,
  308, 311,337

Quallen 371
Quarkwickel 199, 209

Rachenmandeln s. Poly-
  pen
Rachitis 439
Rauchen 200
Rechtshänder 274f.
Regelmäßigkeit 14
Reisekrankheit 226f.
Reize 18
Reizung 295
Rheuma 268
Ringelröteln 332
Rituale 14
Röntgen 128, 397
Rosmarinbad 16
Röteln 330ff., 416, 421f.
Rotlicht 208
Rückenschmerzen 245,
  266, 268, 381
Ruhepausen 17, 19, 26,
  215, 321, 440

Salmonellen 231, 233f.
Salz 166, 228, 232
Samenerguss 264
Schädelbruch 395
Schadstoffbelastung 14,
  107
Scharlach 256, 338
Scheidenentzündung 255
Scheidenverletzungen 256
Schermannsche Erkran-
  kung 268
Scherpilzflechte 137
Schielen 147ff.
– -operation 150f.
– -pflaster 150
Schlaf 12f., 16, 19f., 100,
  136, 268, 304, 441ff.
– -losigkeit 47, 87
– -mittel 15
– -störungen 106, 432,
  440
Schluckauf 194
Schluckbeschwerden 43,
  211, 338
Schmerzen 23ff., 43, 227
Schmusen 14, 25, 62, 310
Schmusetiere 125
Schnarchen 197
Schnittwunden 399f.
Schnuller 159
Schnupfen 35, 85, 107,
  138f., 190, 230, 256,
  322, 331, 333f.
– bei älteren Kindern 185
– bei Babys 181f.
– Hilfe bei 186
Schock 355, 370, 378,
  404
Schuhe 283ff., 315
Schulmedizin 78ff., 83, 86
Schuppen 137

Schürfwunden 401
Schüttelfrost 40, 48, 179, 338
Schwangerschaft 331f., 422
Schweißdrüsen 293, 298, 300, 315
Schwerhörigkeit 440
Schwimmen 16, 435f.
Schwindel 17, 147, 370, 394
Schwitzen 40, 42, 245, 378
Sehfehler 132, 135, 147f., 151
Sehschule 151
Selbstbewusstsein 62
Selbstheilungskräfte 79f., 82ff., 185
Selbstsicherheit 19
Selbstverantwortung 79
Sexualität 252ff.
Silberblick 148
Skoliose s. Wirbelsäulenkrümmung
Sonderurlaub 67f.
Sonne 438f.
– -brand 366ff., 439
– -schutz 142
– -stich 370
Soor 157, 301
Spiele 18, 20, 25, 118f., 177, 188, 208, 221
– damit Tropfen oder Pillen besser rutschen 110
– die ablenken 45
– die Bauchweh erträglicher machen 220
– die das Kranksein vergessen machen 57ff.

– die den Rücken stärken 270f.
– die die Sehfähigkeit überprüfen 155
– die die Wartezeit verkürzen 94
– die gute Laune machen 183f.
– die müde machen 15
– Fantasie- 25, 65, 393
– Finger- 276f.
– für draußen 434
– für zwei gegen Langeweile 119
– Trommel- 200
– um das Gehör zu überprüfen 146
– zum Einschlafen und Abschalten 443
– zum Entspannen 20
– zum Wohlfühlen 292
Splitter 386
Sport 16f., 132
Sprachfehler 172
Spucken 229
Spurenelemente 13, 166, 446, 450
Stabsichtigkeit 148
Staphylokokken 296
Steiner, Rudolf 82
Stiche 375f.
– Bienen- 375, 378f.
– Floh- 376
– Hornissen- 375f., 378
– Hummel- 375, 378
– im Mund 379
– Insekten- 297
– Mücken- 375
– Wespen- 375, 378f.
Stimmbruch 263
Stimme, beruhigende 61

Stoffwechsel 38, 244, 450f.
– -störung 308
Storchenbiss 302
Streicheln 14, 20, 24f., 62f., 195, 291
Streptokokken 211, 215, 296, 338
Stress 132, 231, 235, 259, 290, 311, 345, 348
Strom 365
Süßigkeiten 136, 166f., 233

Talgdrüsen 293, 311
Testosteron 263
Tetanus s. Wundstarrkrampf
Ticks 21f.
Tiere 211, 238, 350
Tollwut 383
Tonsillen 211
Tragehilfen 273
Trichotillomanie 137
Trommelfellschnitt 139
Trost 25, 60f., 102, 120, 125, 140, 206, 228, 404
Tubenlüftungsstörungen 210
Tumor 133
– Knochen- 278

Übelkeit 107, 135, 178, 224, 226, 233, 235, 239, 370, 394, 426
Überforderung 18f., 21, 163, 317, 430
Übergewicht 11f., 266, 279, 432
Unfälle 93, 226f., 353–405

Unfruchtbarkeit 261, 337
Unruhe 13, 47, 63, 133, 221, 448
Unterkühlung 373f., 437
Unterleibsbeschwerden 254, 256
Urin 247
– Blut im 93

Vaseline 188
Verätzung 384
Verbrennungen 361ff.
Verbrühungen 362
Verdauung 172, 222f., 231, 234ff., 446, 449
– -störungen 432
– -system 222, 225, 230
Vergiftungen 105, 226, 354, 358ff.
– Lebensmittel- 231
Verhaltenstherapie 22
Verletzungen 107, 235, 353–405
Verrenkungen 106, 392f.
Verse 26, 55, 110, 176f., 224, 364
Versprechungen, falsche 61f.
Verstauchung 392
Verstopfung 107, 234ff., 239
– Mittel gegen 236f.
Verwöhnung 56ff.
Vitamin A 451
Vitamin B 23, 447, 451
Vitamin C 447
Vitamin D 438f., 451

Vitamin E 451
Vitamin K 451
Vitamine 13, 85, 166, 180, 186, 446ff.
Vollnarkose 127f.
Vorhautverengung 262
Vorsorgeuntersuchungen 407–412

Wachstum 41, 280
– -schmerzen 277f.
– -schübe 132
Wadenwickel 40, 46ff., 93, 335, 370
Wärmesäckchen 141
Warzen 305f.
Wasserbruch 261
Wasserdampf 186
Wasserunfälle 370ff.
Wechselduschen 180
Wechselfußbad 199f.
Weitsichtigkeit 147, 150
Wetter 133f.
– -umschwung 10, 133
Wickel 247f.
Wickeln 299
Windpocken 297, 322, 328ff.
Wirbelsäulenkrümmung 269
Worte, richte 61
Wundstarrkrampf 382, 400, 416, 423f.
Würmer 237f.
– Band- 237
– Maden- 237
– Spul- 237
Wut 357, 443

X-Beine 279

Yoga 20

Zähne 166ff., 171f., 391
– erste 158ff.
– -putzen 169f., 233
Zahnen 158ff.
Zahnfleischbluten 162f.
Zahnfleischentzündung 163
Zahnschmerzen 138, 162
Zahnseide 162
Zahnspange 170ff.
Zahnstellungsanomalien 159
Zäpfchen 109
– Fieber- 45ff.
– Kortison- 196f.
– Reise- 227
Zappeln 17ff.
Zärtlichkeit 20, 25, 29, 60ff., 64, 101, 203, 214, 216, 291
Zecken 380f., 426
Zerrungen 106
Zigaretten 359
Zöliakie 230
Zucker 158, 166f., 232, 296, 449
– -krankheit 297
Zuckungen 43
Zunge, entzündete 158
Zuwendung 28, 64, 101f., 186, 221, 291
Zwerchfellkrampf 194
Zwiebelsirup 200
Zwiebelwickel 141